（原著第二版）

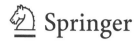

药学实践研究方法
Pharmacy Practice Research Methods

（英）扎希尔·丁·巴巴尔　主编
Zaheer–Ud–Din Babar

康　震　译

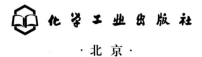

化学工业出版社
· 北 京 ·

内容简介

本书为原著第二版，旨在介绍药学实践研究在理论、方法论、模型和技术等方面当下的观点。全书由13章构成，涉及药学实践的定量、定性、作用研究和混合方法内容以及支撑药学实践变化研究的管理理论，这些内容的探讨有助于开展药学实践的研究项目，推动药学领域发展。

本书可供药师、临床药学研究人员、药事行政人员以及药学专业高校师生参考。

First published in English under the title
Pharmacy Practice Research Methods (2nd Ed.)
edited by Zaheer-Ud-Din Babar
Copyright © Springer Nature Singapore Pte Ltd., 2020
This edition has been translated and published under licence from
Springer Nature Singapore Pte Ltd.
Springer Nature Singapore Pte Ltd. takes no responsibility and shall not be
made liable for the accuracy of the translation.
本书中文简体字版由Springer Nature Singapore Pte Ltd. 授权化学工业出版社
独家出版发行。
本书仅限在中国内地（大陆）销售，不得销往中国香港、澳门和台湾地区。
未经许可，不得以任何方式复制或抄袭本书的任何部分，违者必究。
北京市版权局著作权合同登记号：01-2024-1951

图书在版编目（CIP）数据

药学实践研究方法/（英）扎希尔·丁·巴巴尔
(Zaheer-Ud-Din Babar) 主编；康震译. —北京：化
学工业出版社，2024.6
书名原文：Pharmacy Practice Research Methods
ISBN 978-7-122-45446-1

Ⅰ.①药… Ⅱ.①扎… ②康… Ⅲ.①临床药学-研
究方法 Ⅳ.①R97

中国国家版本馆CIP数据核字（2024）第075792号

责任编辑：杨燕玲	文字编辑：李 平
责任校对：王 静	装帧设计：史利平

出版发行：化学工业出版社
　　　　　（北京市东城区青年湖南街13号　邮政编码100011）
印　　装：中煤（北京）印务有限公司
710mm×1000mm　1/16　印张15½　字数303千字
2025年1月北京第1版第1次印刷

购书咨询：010-64518888　　　　　售后服务：010-64518899
网　　址：http://www.cip.com.cn
凡购买本书，如有缺损质量问题，本社销售中心负责调换。

定　　价：98.00元　　　　　　　　　版权所有　违者必究

当今医疗健康领域日益重视科学研究和证据支持，药学作为其中的重要组成部分，其实践和研究方法的进步对于提升整个医疗服务体系的质量和效率具有非常重要的价值。《药学实践研究方法（原著第二版）》的中文译本，正是在这样的背景下正式出版，为我们提供了一个非常宝贵的学习和参考资源。本书不仅是药学领域研究者、实践者的必备工具书，也是药师职业发展和药学教育不可或缺的重要学习资料。

首先，本书的出版填补了国内药学实践研究方法领域的空白。本书汇集了社会科学的多种研究方法，为药学实践提供了科学的研究工具和思路，在译者康震先生的努力下，这本书中文版得以出版，这对于国内药学领域的研究者和实践者来说，无疑是一大福音。通过本书，读者不仅能够学习到传统的定性、定量方法和混合方法研究，还能了解到质量改进研究、行动研究、公开和隐秘观察法等更为先进和多样化的研究方法。

其次，本书的内容丰富，涵盖了药学实践研究的各个方面。从药物治疗学、药学监护实践到药师服务的经济价值等，书中不仅广泛列举了世界各国的研究案例，还深入探讨了药师在患者用药监护、健康教育、公共卫生等方面的积极作用。这些内容不仅对于药学专业的学生和教师具有重要的教育意义，也将极大助力在职药师和医疗卫生研究者提升专业技能和服务水平。

更为重要的是，本书的出版和推广，将有助于推动我国药师职业的发展和药学实践的转型。随着医疗服务需求的增加和患者对于个性化、高质量服务期待的提升，药师的角色正在从传统的药物制剂和分销服务向临床服务转变。本书对于药师如何更好地适应这一角色转变，提供了科学的研究方法和实践指导，有助于药师提升自身的认知判断技能，更好地服务于患者。

我们有理由相信，随着本书的广泛传播和应用，将会激发更多人对药学实践研究的兴趣，推动药学领域的研究与实践深度融合，为提升人民健康水平做出更大的贡献。因此，我强烈推荐《药学实践研究方法（原著第二版）》中文译本给所有药学领域的药师、学者、学生以及其他相关专业人士。无论是作为教学参考书、专业提升读物还是研究工具书，本书都将是您不可多得的宝贵资源。

中国药科大学药品监管科学研究院执行院长

2024年5月

近年来，随着医疗卫生体制的改革深化，尤其是医保支付模式的变革以及药品零差率制度的全面实施，我国药学事业发生了翻天覆地的变化，药师在临床合理用药方面发挥的作用和带来的价值日益凸显。国家卫生健康委员会发文支持和鼓励医疗机构药事管理转向更优质的药学服务，促进传统药师角色的转变，而省级医保部门也纷纷发文提出建立药师服务补偿机制，良好的政策环境对于中国药师职业的发展至关重要。因此，也更需要我们推进对药师提供各种临床服务进行系统的科学研究，以制订科学合理的服务质量管理制度和办法，促进药师职业及药学实践的发展与进步。

20世纪90年代开始，由美国Hepler和Strand两位学者提出了药学监护实践的系统理论，支持和倡议药师应该介入监护和管理患者的药物治疗，以解决患者因不合理用药原因造成的门诊率、住院率和死亡率的急剧增长问题。然而，药师职业从传统的处方调剂角色转型到监护和管理患者用药过程，将

给整个传统的医疗服务流程以及法律制度建设带来极大的挑战。因此，亟需我们重新构建药师服务的角色定位、协作机制、监管制度、人才培养以及法律地位等。

欣闻康震先生的译著《药学实践研究方法（原著第二版）》即将出版，正当其时！这很好地弥补了我们研究药师职业转变以提供药学服务的相关研究方法及理论的缺失。这本译著介绍的专业理论与方法将给从事药事管理的学生和学者、感兴趣研究药师职业的学者和药师、相关政策制定者以及利益相关者很多启发，使我们通过深入了解欧美学者对药师服务以及药房业务进行的系统性研究以及典型案例，得以借鉴与提升。

本书不仅介绍了定性、定量等经典的系统性研究方法，还介绍了行动研究、服务质量改进研究、公开与隐秘观察研究、现实性研究、混合研究以及扎根理论等社会科学新的应用理论及方法，同时也介绍了医疗卫生研究常见的药物流行病学和随机对照试验方法在药学实践研究中的应用。本书将帮助我们梳理药学实践

研究中所需的信息来源及应用、系统综述和荟萃分析方法，以及药学实践研究的新视野、研究方法的未来应用与模型等。

我相信本书的出版对于推动我国药师职业及药学实践的发展具有非常重要的意义和价值。

中国药师协会副会长

中国药学会药事管理专委会副主任委员

南京中医药大学教授、博士研究生导师

2024年5月

2021年我偶然发现了《药学实践研究方法（第二版）》英文版，读完深感此书对我国药师职业发展意义重大，历经3年翻译，译本即将出版，备感欣喜。

"药学实践研究"诞生于20世纪90年代，是以患者为中心的药学实践活动。在过去几十年里，其范围持续扩大，充分验证了药学监护概念和实践模式理论的正确性与必要性。如今，药师除了承担制剂和调剂服务外，还肩负临床药师的重要职责，即患者教育、用药指导、治疗药物监测、健康宣教和疾病预防、参与用药管理、临床会诊以及向医疗团队提出临床用药建议等。

药学实践之所以出现新的执业模式是多种因素共同作用的结果。一方面，药物相关因素引发门诊率、出院率和死亡率的增加，导致医疗成本不断上涨；另一方面，人口结构的变化、技术的进步以及患者需求、偏好和期望的变化，也促使药学实践不断发展。此外，公众更易获得药房服务以及药学专业课程增加药物治疗学、药学监护实践等知识，也为药学实践的变革奠定了基础。

当今"药学实践研究"已成为卫生服务研究的重要组成部分，其重点在于评价药学实践的价值。药师的新角色与循证实践同步发展，临床循证实践已成为提供医疗服务的新范式。随着新的专业服务和实践模式的不断涌现，需要证明其服务的成本效益和成本效果。目前，已有不少研究对临床药学服务相关益处的证据文献进行了评价。然而，仍需要获得更多证据，以证明新服务的必要性或服务供给的不同方法。而药学实践的临床研究可以为政策制定提供有效的证据，确认潜在新角色和服务的价值或可行性。通过证明这些服务的必要性、有效性和价值性，能够提升药学实践在临床中的重要地位。可以说，药学实践研究是推进循证药学实践建设的重要基石，也是药学专业发展的关键组成部分。

本书英文版的出版无疑标志着"药学实践研究"正走向成熟。该书具有诸多突出特点：体现了药学实践研究的多样性，列举了世界各国无数的研究案例，不仅涵盖常见的药师服务研究，还涉足赋予药师处方权研究、药师与临床医师合作的行动研究、服务业务流程再造研究、药师实践行为的公开观察研究、工作情景的隐秘观察研究、社区老人用药管理效果的现实性研究、用药差错的混合方法研究、应用扎根理论研究社区药师扩展临床角色、如何应用随机对照试验方法研究药师服务的经济价值等。

本书共13章，汇集了社会科学的多种研究方法，旨在为药学实践提供科学的研究工具和思路。书中不仅介绍了传统的定性、定量方法和混合方法研究，讨论了质量改进研究、行动研究、公开和隐秘观察法，还说明了现实性研究、扎根理论的应用等社会科学方法。同时，也讨论了临床研究学科常见的药物流行病学、随机对照试验、系统综述和荟萃分析以及信息管理等方面在药学实践研究中的应用。因此，本书适用于药学类高校师生、药师、医药行业研究者、政策制定者以及其他利益相关者，希望本书能激发更多人对药学实践研究的兴趣，推动药学领域的研究与实践深度融合，以提升社会对药师价值的认知。

翻译本书是对药学实践研究方法的一次系统性学习，从中获得很多启发和感悟。但因本人水平有限，仍有很多不足之处，请业界同仁批评指正。最后，感谢南京医科大学唐少文教授的指导和帮助，感谢化学工业出版社编辑及业界同仁的支持和帮助！也感谢每位读者，希望本书能为您的学习和工作带来帮助，期待与您一同见证药学实践领域的发展与进步。

康震

2024.10.10 于北京

在全球范围内，药师和药房在促进安全有效的合理用药方面发挥了重要的作用。在过去大约30年里，"药房业务"发生了巨大变化，因此也影响和改变了消费者用药的方式。据估计，大约只有四分之一的处方药使用得当。在这种情况下，了解并研究影响患者和消费者决定用药上的因素、行为、实践和体验至关重要。数据和文献表明，有效的研究技术和方法可以产生可靠的结果，进而有助于"改善用药的质量"。

药学实践研究不是简单的观察研究，据说，有了完善的方法和技术，就可以得出有效的可靠结果，因此可以大大改善"药物使用的质量"。药学实践研究方法在这种背景下发挥作用，本书的第一版旨在突出展示该领域中使用的方法。也有一些其他药学实践研究相关的书籍，然而这些书的重点都是介绍如何开展药学实践的研究项目。

本版重点讨论了研究的技术、优劣势以及这些方法丰富药学实践文献的内容，增加了不少案例研究和示例以及产生证据和影响力的方法。而在第一版中，重点谈及"药学实践研究中的临床证据和影响力""药学实践研究中定性定量技术的应用""药学实践中的行动研究""药物经济学和药物流行病学的作用""混合方法研究"和"药学实践的未来"。

本版还增加了7个新章节，包括"药学实践研究的质量改进方法""药学实践研究的公开和隐秘观察法""药学实践的现实性研究""扎根理论在药学实践研究中的应用""随机对照试验和药学实践研究""药学实践研究人员的信息来源"以及"药学实践中的系统综述和荟萃分析"。还从新视角重新撰写了临床证据和影响力、药物流行病学、混合方法研究、行动研究、定性和定量技术等相关章节内容。

这本书的目的是推动药学实践研究的快速发展，希望本书对世界各地的学生、研究人员和学者有所裨益。

Zaheer-Ud-Din Babar
布里格豪斯（英国）
2020年3月

关于作者

Zaheer-Ud-Din Babar 是英国哈德斯菲尔德大学（University of Huddersfield）药物与医疗卫生专业的教授以及药物政策和实践研究中心的主任，也是一名受过培训的药师。他是享有声望的新西兰奥克兰大学"卓越研究奖"获得者。他不仅了解卫生和药学制度建设，还因在药物政策和实践方面的卓越研究而闻名，涉及用药质量、药物可及性、药物价格以及药物经济学等有关方面的研究。他曾在 *PLoS Medicine* 和 *Lancet* 等具有很高影响力的期刊上发表文章，并担任过世界卫生组织、英国皇家药学会、国际卫生行动组织、国际抗结核和肺病联盟、世界银行、国际药学联合会（FIP）以及为新西兰药品管理局的顾问。他的著作包括 *Economic Evaluation of Pharmacy Services*，*Pharmacy Practice Research Methods*，*Global Pharmaceutical Policy Pharmaceutical Prices in the 21st Century*，*Pharmaceutical Policies in Countries with Developing Healthcare Systems*，*Quitable Access to High Cost Medicines* 以及 *the Encyclopedia of Pharmacy Practice and Clinical Pharmacy*。这些著作都在 Elsevier 和 Adis/Springer 出版，且作为课程设计、政策制定以及全球读者的参考资料。Babar 教授是 BMC (BIOMED CENTRAL LTD) 的杂志 *Journal of Pharmaceutical Policy and Practice* 的主编。

目录

第1章

药学实践研究：临床证据、影响力和综合分析

Christine Bond

摘要

　　本章总结了当前在日益增长的医疗服务需求与医疗储备和融资提供能力匹配上存在的各种挑战。这些挑战推动了实施新服务时应根据其临床有效性和成本效益的证据重新设计现有的服务。然后参考药学和药品相关服务需求的证据质量，将这些基本原理转化为药学应用的场景。本章对实践、政策和研究之间的相互作用进行了讨论，并举例阐述研究可以不同方式影响政策的制定。本章最后总结了仍需解决的难题，以确保在药房中我们可以提供具有循证的药学服务。

1.1　证据与循证医疗及服务的再设计

　　在医疗决策中，重要的是既要考虑人群的也要考虑个体患者的治疗需求。推荐的治疗方案应该是有效且物有所值的。尤其是在北美、欧洲的大多数国家和澳大利亚（也就是所谓的大部分发达国家）对医疗的需求正逐渐增加的时候，这一点尤为重要，而且，如何满足这种持续增长的需求仍存在不确定性。这一增长很大程度是由于人口结构变化，寿命比以前更长的老年人占比越来越大。随着年龄的增长，健康状况恶化的风险也越来越大，因此，对治疗的需求也越来越高。劳动力方面的挑战也持续增长。医务劳动力则进一步女性化，这种现象对医学的发展和一直以女性为主导的传统护理和**相关健康专业（allied health profession，AHP）**的影响日益增长。这意味着会有越来越多的人因产假和陪护而停工，甚至离职。此外，随着社会规范的变化，对兼职工作的需求也越来越多。所有这些都给目前劳力规划人员带来

了不确定性，需要考虑培养一支更加灵活且具有可互换通用技能的劳力队伍。第三种因素需要考虑的是治疗技术的进步，诸如机器人、人工智能、药物基因组学和生物制剂的应用，其在融资能力和劳力能力方面都将带来各自的益处和挑战。

不管各个国家医疗体系资金来源的方式如何，所有上述因素对各国来说都体现出成本和机会的增加——即各国既有 Beveridge 模式，如英国国家医疗服务（NHS）体系是通过税收资助提供全民医疗；也有 Bismarck 模式体系，如德国或美国是由第三方保险制度支付医疗成本；还有以混合模式支付其医疗成本，如挪威。

确保高效使用有限的预算，核心问题是确定具有临床效果又有成本效益的治疗方案和医疗服务。这种认识既可以在全国层面影响政策制定者做出决策，也可以在患者个体层面影响医务人员与患者合作做出决策。确实，当前在患者层面倾向于进一步合作进行决策的驱动力都来自研究成果，可以说明这种决策方式将产生更好的临床结局，让患者更满意地依从他们的治疗方案。

1.1.1 研究的多样性

已有大量的研究从临床上解决医疗服务的有效性和成本效益问题。随着人们逐渐对这项研究越来越有信心，其专业知识逐渐掌握，同时对跨专业学科（如统计学、健康心理学、卫生经济学、社会学、流行病学和临床试验学）研究的重要性的认识也在不断提高。各种研究的范围从制药行业对许可上市前的药物研究和上市后的监督（通常在评审期刊中不刊登）覆盖到严格独立进行实质性研究。这些研究可能是以一种新的模式提供一种服务，例如由非医学的专业人员开具处方或视网膜自动筛查替代人工的比较。然而，并非每种变革在实施之前总是需要进行充分评估的。尽管常常对一些"大"问题进行详尽的研究，例如早期研究表明降低血脂水平对降低心脏病的发病率和死亡率具有临床价值，但在没有进行循证研究的情况下，需要进行一些变革，提出基于人口发展的公共卫生计划。在某种程度上，这是因为传统使用"金标准"的随机对照试验（RCT）方法很难在这种情景下实施。尽管重视罕见疾病的研究并占据了很大的医疗工作量，但是罕见疾病（低患病率的情况）的治疗研究仍然不够充分。因此，界定最佳的可用证据很复杂，也不一定可行。"大数据"技术蓬勃发展促进了真实世界数据的利用，这可能是一种可选的方法，而这种方法因其自身优势作为一门学科正在兴起。

然而，即使研究成果可以应用，仍有很多挑战。是否有一种通用的方法可以从同行评审文献中采集到各种研究报告，并经过整理和综合分析，诠释出结果，回答治疗罹患这种疾病的特定人群的"最佳方法"的问题？此外，虽然乍看之下已发表的文献似乎提供了一些研究的结果，可以理解但又时常存在矛盾，且在确切尚需要信息的情况下可能还未研究。例如，10年前在北美进行的一项研究，主要针对大量平均50岁的高加索人，其结果是否适用于澳大利亚地区一个混合种族且年龄超过65岁的社区人群？

1.1.2 研究质量

据报告所知，进行研究的方式可能影响基线的设定，也可能得出错误的结论。例如，一项实施的研究用于探索服用抗抑郁药没有对照组是否可以得出缓解抑郁症状的结论，这可能会过度估算药物的效果，因为目前已有一定数量的完整记录呈现其安慰剂的效果。然而，随机对照研究虽已被认为是最好的研究设计，却不能总是想当然地判定设计是严谨的。如果研究实施得不好，其结果可能无效。例如，重要的是，对分配到一个治疗组的所有参与者都在该组中进行分析，且那些在随访中无论是什么原因导致无法联系的参与者均应被归类为治疗失败。戒烟研究就是一个很好的例子，在戒烟研究中，戒烟成功者比戒烟失败者更有可能进行随访评估，从而导致对戒烟干预措施效果的高估，这到底是药物的作用还是行为的作用。因此，在决定一项研究可以在多大程度上有助于影响政策时，必须对研究设计和研究方法进行严格的评估。下面将更详细地讨论这一问题。

1.1.3 循证用药运动

难题是如何开发技术，从已发表的文献中提炼和综合分析，得出临床上最有效和最具成本效果的结论来"真正"回答临床的疑问，然后理解、阐述并转化为一线服务的实践活动。

对上述问题进行系统性思考的首批专家之一是Archie Cochrane先生，他是Cochrane协作网[1]（Cochrane Collaboration）的创始人，也是循证医学之父之一。在本章的后面部分，我们将更具体地讨论循证药学，因为目前循证医学的原理同样适用于循证药学。

Cochrane协作网的经典标志[2]说明了人们在试图理解众多研究报告对特定问题的启示时所面临的困境。Cochrane协作网标志本身是该协作组织最初回答的问题之一的示意图。这是为了确定正确方法，以管理具有反复早产史的妊娠妇女并防止这种情况在妊娠后期再次发生。标志中的每条水平线代表一项妊娠妇女接受了不同剂量的类固醇皮质激素治疗试验的临床结局，以及成功结局的预估优势比（odds ratio，OR）的可信区间。垂直线即OR=1的等效线，越过等效线则显示治疗无效。因此，在八项早产妊娠妇女的试验中，三项试验显示了使用类固醇后获益的结果。然而，如果

---

[1] 译者注：Cochrane协作网是一个国际性的非营利的民间医疗保健学术团体，协作网为全世界范围的用户提供信息、论坛和联络点，鼓励支持用户参与制作、保存、传播和更新医疗卫生领域的防治措施，以促进系统评价在医疗实践、健康保健、医疗决策者和用户中的广泛应用，促进21世纪的临床医学从经验医学向循证医学转变。

[2] 译者注：Cochrane协作网标志，由一个圆形图及围绕圆形图的两个粗体同心半环图构成。圆圈中心每一横线代表一个临床试验结果的可信区间，横线越短则试验精度越高，结果越肯定。垂直线即等效线（代表OR=1）将圆一分为二，可用于判断结果差别有无统计学意义，以区别治疗效果，一般来说具有疗效的试验结果分布于垂直线左侧；若横线落在垂直线右侧，则表明治疗无效。横线与垂直线相接触或相交，则表明该RCT中的不同治疗措施间差异无统计学意义。

将所有的研究结果合并起来，就好像一个大型试验一样，标志底部的菱形表示这种治疗方法对减少妊娠妇女早产产生的总体获益效果。在这项称为**荟萃分析（meta-analysis）**的技术中，所有的个案研究被处理成一项大型研究和一个大的人群；以这种方式增加样本量意味着预估效应量的可信区间变窄，但预估效应量更有说服力。在掌握这种方法之前，妊娠期间使用类固醇皮质激素仅为20%。使用比例逐步增长后，妊娠妇女早产率降低，预防了无数妇女的痛苦，也降低了NHS的成本。

现在，Cochrane 协作网本身是一个由卫生服务研究人员、信息科学专家、统计学专家和其他人员组成的国际组织，组成成员自愿对已发表的文献进行概述，以回答医务人员关注的热点问题。现在其拥有43个国家级团体以及来自130个国家（总共195个国家）的共计11000个会员及68000位支持成员；拥有54个主题组，范围涵盖了从急性呼吸道感染到伤口感染，包括针对特定疾病主题以及公共卫生或烟草成瘾问题的一般性主题；还有11个主题领域，包括医疗环境（如基层医疗）、消费者类型（如儿童）或服务提供者类型（如护士），尽管已有药学相关的综述（请参阅下文），但要注意的是在撰写本书时没有药学组；此外还有17个方法组（如不良反应方法组、患者自报结局组、统计方法组、行为研究组）。**Cochrane有效实践医疗组（Cochrane Effective Practice and Organization of Care group，EPOC）**（研究鼓励医务人员改变行为的方法）与本章药学部分特别有关，而且可以肯定药师的投入与这些小组关联紧密。

1.1.3.1 系统综述和批判性评价

虽然荟萃分析是一种广为认可的解决方案，可综合分析文献并影响最佳治疗方案的政策决定，但随着Cochrane综述的范围不断扩大，人们已经意识到，**统计学荟萃分析（statistical meta-analysis）**并不一定可行，**叙述性综述❶（narrative reviews）、元民族志❷(meta-ethnography)和现实性综述❸（realist reviews）**都是综合分析和解读文献思想的公认方法。此外，最初的**概况性综述❹（scoping reviews）**也有其专业地位。无论采用哪种方法报告综述，必须使用可描述、可复制的精确方

---

❶ 译者注：叙述性综述是围绕某一问题或专题，广泛搜集相关的文献资料，对其内容进行分析、整理和综合。

❷ 译者注：元民族志是综合定性研究证据的一种常见方法。1988年由Noblit和Hare两位学者提出。其特点是将归纳和诠释结合，通过提取定性研究中的原始概念，以特殊综合方法建立更高层次的综合思路，形成一/二级结构，再经"线性综合方法"形成三级结构。其结果是形成一种新的"高层次"的诠释或理论，较为完善地解释现有的证据。

❸ 译者注：现实性综述也叫元陈述综述（meta-narrative review）或质性证据综合综述（qualitative evidence synthesis review），是理论驱动的解释性综述。在这样的综述中，作者通过有意义地加工不同情况下应用复杂干预所获得的异质性证据，增强、扩展或补充传统的系统性综述，为制定政策提供参考。

❹ 译者注：概况性综述试图对一个特定主题的已有研究文献进行初步评估，主要涉及相应研究的可能规模和范围，旨在确定研究证据的性质和程度，通常包括正在进行的研究。

法来系统性地确定所有合格的研究项目，对于这一过程既重要又关键。这使人们可以了解到对已发表的主题研究使用电子文献数据库的检索方式。手动检索期刊结束后，才能确认足够的文献，以达到研究要求的程度。在系统综述中，希望找到所有相关论文，不管其最终结论如何，但可能在实践中很难实现。即使是技术娴熟的信息研究专家也无法找到所有的文献，但如果存在遗漏，这些遗漏应该是偶然的，而不是有意的。一旦确定了文献，就必须对其进行**批判性评价❶**（critical appraisal）。要考虑的问题之一是将各个研究合并为一个大型的实质研究项目以达到有效的程度。在人群特征、提供的医疗服务、参与者的合并症和风险因素、使用的结局指标以及随访期的确定方面，这些研究的相似性是否足够？在查阅最终数字值及其在单一环境中的适用性时，必须考虑所有这些因素。理想情况下，为了比较两种治疗方法，应该采用随机对照试验设计并考虑多个混杂因素，因为这些因素在进行简单的前后分析评估后，有可能会给出治疗的虚假结论。

1.1.3.2 证据等级

Cochrane协作网已制定了一套质量规范和标准，尽力在这些规范和标准下考虑已发表研究的局限性，以系统性检查文献及报告结论。Cochrane对不同研究设计的研究行为设定了标准，包括评估定性研究及结合元民族志分析的结果制定的最新标准。甚至还有评估系统综述的系统评价标准。其他组织（例如SIGN3和CASP4）也有一系列类似的工具。因此，这些广泛认可的质量工具可以根据研究设计的严格程度和研究质量对综述文献进行评判或分级。例如，对于一个随机对照试验，Cochrane偏倚风险工具评估随访中是否计入无反馈参与者，是否打算处理分析的结果以及是否对评估者采取盲法分组。

在评估确认的文献质量之后，需要进一步做出决策。是否应该放弃质量不佳的文献纳入最终的分析？界定"质量不佳"的标准是什么？是否有必须满足的关键要素？如果没有发表感兴趣主题的"良好"研究论文会怎么样？最近的研究工作已表明，药房相关的研究很少符合所有的必要标准，研究不佳的领域多数与**随机化（randomisation）**分组、**分配隐藏（allocation concealment）**分组和**盲法（blinding）**分组有关（Ritchie等，2019）。

在个体研究设计中，随机对照试验是金标准，其次是**对照试验研究（controlled trial）**、**队列研究（cohort study）**、**病例研究（case study）**和**病例报告（case report）**。然后，在评估影响基线结果的重要程度时，可能对研究质量和设计都要考虑。其中一些决策经GRADE（Guyatt等，2008）工具进行了规范化，GRADE是一

---

❶ 译者注：批判性评价是仔细和系统地评估科学研究结果（证据）以判断其在特定背景下的可信度、价值和相关性的过程。批判性评价着眼于研究的进行方式，并检查内部有效性、普遍性和相关性等因素。在文献检索中，批判性评价是系统地评估和评价所发现的（某个）研究的过程，以确定其质量和有效性。这对以证据为基础的实践至关重要。

个简单明了的系统，将证据质量分为高、中、低和非常低级别，并将综述建议分为强推荐或弱推荐。

在进行一次文献的系统综述后阅读单一文献时，有时很难找到信息，了解判断质量工具条目的方法。为了鼓励获得更好的报告，最终获得更好的研究，EQUATOR 网列举了众多研究设计的报告指南，其中最著名的是 CONSORT 指南，用于报告 RCT 研究。

1.1.4　借助证据影响实践

自 Cochrane 协作网成立以来，对现有研究进行系统综述和批判性评价的模型已成为影响医疗决策的公认方法，"循证服务"已成为流行语。尽管 Cochrane 协作网是一种国际性的协作交流平台，且由研究人员领导小组推动各种文献综述的发表，但各个国家已经意识到有必要建立自己的组织机构来承担此类综述的评价，解答国家优先推进解决的问题。

因此，例如，在英格兰和威尔士，NICE（国家卫生与临床优化研究所正式变更为国家医疗规范研究所）于 1999 年成立。NICE 承担并委托对卫生和社会医疗证据进行评价。最初，这一活动的重点是放在综合分析药品遴选的证据上，诸如新上市且价格昂贵的药物是否应该用于某一特定疾病。然而，最近发布的各种指南，也推荐了提供医疗服务的方式以及提出指导原则，还出版了 NICE 的质量标准和建议等（证据总结和简介）。

鉴于卫生服务的预算越来越紧缩而需求越来越大，人们不仅考虑到效果也考虑到成本，对此已迈出了坚实的一步。为了比较不同治疗方案的经济成本，专家学者提出了**质量调整寿命年（quality-adjusted life year，QALY）**的概念。QALY 是一种衡量**疾病负担（disease burden）**的指标，包括生活质量和生存年限，并提供通用的标准化指标，以比较不同治疗方案的经济价值，例如对新治疗方案和既定治疗方案之间或者药物与非药物治疗之间进行比较。这一概念的形成提供了一种衡量新疗法收益的客观方法，可以证明在无法承受的成本下可能的健康边际效益。评估健康状况是计算 QALY 的关键组成部分。SF36 是最早的健康状况衡量指标，而 Euroqol 是现在首选的衡量指标。

证据综合分析以支持 NICE 的决策可能需要委托实施。位于约克大学（University of York）的 NHS 评价与传播中心是英国经常承接这种证据综合分析的一个中心。

2001 年，在苏格兰，成立了苏格兰药品联盟（Scottish Medicines Consortium，SMC），其原因是需要消除当时 15 个独立卫生委员会的重复决策问题，并促进跨卫生委员会管辖边界之间药物使用的一致性。普遍认为 SMC 比 NICE 更能及时提供建议，但实践中，这两个小组协同工作并相互补充。英国以这种方式采用循证决策，这也是加拿大和澳大利亚等其他国家的做法。例如，有一个泛加拿大流程

[CADTH Common Drug Review（CDR）]，评价药物临床的有效性和成本效益，并为加拿大的公共资助药物保险计划提供建议。在澳大利亚，**药品福利咨询委员会**（**Pharmaceutical Benefits Advisory Committee，PBAC**）（Ritchie等，2019）可根据**药品福利计划（pharmaceutical benefits scheme，PBS）**（由澳大利亚政府经济补贴的药品）建议提供新药。任何新药进入计划清单前都必须获得该委员会给出的积极建议。令人欣慰的是，最近的一份学术出版物（Clement等，2009）表明，关于这三个国家得出的有效性和成本效益结论是一致的，但由于代理流程、价格谈判能力和社会价值等其他背景因素的差异，最终的建议也存在一定的差异。

除了高质量使用证据来影响政策制定外，个体执业者可能在面对过多的药物治疗管理和选择时，还需要借助循证指南来管理有特定疾病的个体患者。在苏格兰，**苏格兰校际指南小组（Scottish Intercollegiate Guideline Group）**对疾病治疗进行了广泛的评价，认识到在某些领域的证据水平不如在其他领域那么强，并且在最终建议中明确说明这一点。研究小组包括临床医生、研究人员和非专业代表，将研究结果作为指导实践进行传播，且随附供给专业人员快速参考指南并凸显优良实践要点。现在有158项具体指南，其中涉及哮喘管理的最新指南。超过10年的旧指南被取消。如果缺失临床证据的综合评价，就无法确定这些临床指南：

- 仍与NHS Scotland保持联系。
- 根据最近更新的临床证据，为最佳实践提供建议。
- 不推荐不安全的实践规范。
- 遵守当前的强制性建议或政府政策。

专科协会也制定了具体疾病的指南，例如，对于疼痛或高血压，有时各种机构会合作制定指南。例如，前面提及的哮喘指南是与英国胸科协会合作制定的。

1.2 循证药学

1.2.1 从药品研究到服务研究

如上所述，**循证医学（evidence-based medicine）**最初的重点主要是确定首选药物。人们越来越清晰地认识到，类似的技术也可以应用于不同服务流程或诊断测试的选择研究，也许是应用于提供不同服务模式的最新研究。这可能还包括对劳动力角色变化的研究（如药师承担更高级的服务角色）或改变提供治疗的服务环境（如应该是看专科，还是看全科医疗的问题）。这些发展从临床研究和药物研究转型时需要适宜的应用方法，也有助于**卫生服务研究（health services research，HSR）**学科的发展。HSR研究了社会因素、资助制度、组织结构和流程、医疗技术以及个人行为影响到医疗可及性、医疗质量和成本以及生命质量和数量。对比医学研究，HSR是将社会科学的观点与提供卫生服务的个人和机构的贡献结合起来，这是一门相对较新的学科，其方法学不断发展并变得越来越复杂。最初，HSR 是从基层医疗和二级医疗人员效率的角度，更多地关注理解和提供患者治疗的不同方式。然而，关键不是讨论一个医生是否比其他医务人员做得更有效或更高效，而是讨论医生更应该以哪种最佳方式提供服务，如外科医生应该使用技术 a 还是技术 b（Cooper 等，2019），或卒中患者应该在急性事件发生后的早期还是后期转诊的问题（Langhorne 等，2017）。

1.2.2 卫生服务研究和药学

将循证方法运用于药学专业之中，已经建立了卫生服务研究的二级专科研究领域，称为**药学实践研究（pharmacy practice research）**。其重点是探讨人们从药房获得服务的途径和原因、药房服务的成本以及患者得到服务的结果并将这些成本和结果对比其他医务人员提供的相同或类似的服务。其目的是提供循证支持政策的制定，以改变药师角色，或获得开具处方及用药的权利。药学实践研究经常挑战传统的专业界限，反映出目前在医疗服务中观察到平衡诊疗的变化。如许多原本仅在医院环境中重点管理的疾病现在转移到基层医疗进行管理，并且许多职责，尤其是一些以前由医生承担的职责，现在正变成由药师及其他医务人员承担。药学实践研究旨在从药师、患者和其他医务人员的角度，理解这些职能的变化对患者临床治疗、人文变化和经济结局产生的影响。国际上尚未使用"药学实践研究"这一术语，但该学科已被称为"**社会管理药学（social and administrative pharmacy）**"或"**社会药学（social pharmacy）**"了。然而，所有这些术语都面对一个共同的问题，即没有在药学专业内也没在广泛的医疗研究中得到研究界普遍的认可。现在有理由回到更广泛地理解的术语"卫生服务研究"并描述为药房的卫生服务研究（Bond 和 Tsuyuki，2019）。

1.2.2.1 研究的质量

药学实践研究中采用的方法可以概括为广泛的领域，即理解和描述获得和提供诊疗的方式，确定需要改进的地方以及使用严格的研究方法评价新服务的模式。然而，我们现在应该花一点时间反思，就像在医学中一样，需要严格的方法，并对使用未达高标准的研究去影响实践持批评态度。

随着药学实践研究的发展，其与药学的整体范式从供应技术功能向认知判断职业的转型密不可分，这种职业的转型利用了药师在药品及使用方面的特长，在全球范围内解决了医疗服务、成本管控以及劳动力短缺等需求不断增长的问题。不幸的是，人们热衷于用大量的小型研究来证明药师在医疗服务中可以发挥更大作用，这些研究的设计事前假设药师可以有效地发挥作用，例如对比目前的常规治疗，他们不仅可以改善患者药物治疗方案的效果，还可以提高其依从性。关键的是，除少数值得注意的外，大部分的研究工作都是药师自己完成的，通常对卫生服务研究中使用的越来越复杂的方式方法知之甚少。因此，这一研究体系不仅遭到卫生服务研究界的广泛质疑，而且因对政策改变并未提供必要的证据而遭弃用，这并不奇怪。作为回应，在英国，药学实践研究资源中心（位于曼彻斯特大学）委托了时任Belfast皇后大学卫生与医疗研究部主任Nicholas Mays对药学实践研究进行了一次综述评价。1994年他在一次学术会议上发表了这篇综述的结果，但药学实践研究界大多数人对这些结果却感到不舒服。综述的结论是，药学实践研究学科还很不成熟，并且仅限于进行一些小型描述性的可行性研究，而且最可悲的是，研究主要是由药师设计和实施的，显然其目的是证明药学本身的价值。其结果是有大量的研究只能作为概念验证的研究，提供的概括性数据价值不大，通常仅报告中间过程的结局，而不是患者的临床结局或人文结局，并且几乎没有卫生经济的投入。总之，在循证医学时代，这样的研究无法影响政策变革。

Nicholas Mays在综述中提出的一项核心建议是，由于药学实践研究需要整合几种研究模式和各种观点，因此这项研究应该由多学科小组实施。小组成员不仅需要包括药师和临床团队的其他成员，还需要包括统计学专家、心理健康专家、社会科学专家、卫生经济学专家和流行病学专家等。

1.2.2.2 药学相关研究的系统综述

就像在其他科学领域一样，应正式采用系统综述/评价方法，整理药学实践研究获得的证据，包括综合确定解决某个主题的所有论文，根据预先确定的纳入和排除标准选择证据，按其质量进行评估并报告。对于定量研究，理想情况下，应该进行荟萃分析。进行核心的质量评价确实对凸显研究中存在的缺陷很重要，例如缺乏客观的结局指标，评价同一人实施的干预和研究，数量少，未能随访无反馈者或未能使用意向治疗分析等，因为这些研究有可能只偏袒一些更积极的结局。*Annals of Pharmacotherapy*上新近刊登的一篇论文已经强调系统综述/评价对药学实践研究的价值（Charrois等，2009），并对研究结果的检索、评价、解释和传播提供了很好的指导。对药房作用方面的系统综述目前是越来越多，但是读者在引用任何结论之前，必须认真考虑评价方法和研究纳入标准的质量。为了推动药学专业向前发展，应该仅引用最高级别的证据。

实施系统综述本身就是一项研究，通常称为"二次"研究。正如可以对不同质量级别文献进行原始研究那样，也可以进行一次系统评价。如前所述，存在评价综述甚至对综述再评价的质量标准。通过Cochrane协作网发表系统综述在很多方面都是有益的。首先，所有Cochrane综述都具有一定的地位；那些寻找证据的人也很容易找到它们，因为最先实施的步骤之一始终是检索Cochrane数据库。其次，与上述情况相关的是，众所周知Cochrane的综述一直按最高标准进行评价；要达到以Cochrane的名义发表综述，必须先通过同行评审和编辑过程，先提交详细的治疗方案，再获得批准。最后，Cochrane综述具有其限定的生命期，如果不按预定间隔时间定期更新，则不再认为有效。

目前，Cochrane文库中拥有39篇药学相关的系统评价文献，尽管药师通常不是核心焦点。重要的是，评价团队几乎总是由多学科专家组成的。因此，在解释和报告方面不太可能偏向药学。例如一项对**非医师处方权（non-medical prescribing）**的评价（Weeks等，2016）表明，尽管非医师处方者在各种变化且高度自主处方权的环境中执业，但其开具的处方与医师常规诊疗的处方一样有效，该评价结论未区分药师和护士。

在撰写本章时，查阅了四篇专门针对药房服务的综述文献。最早的一项研究是研究门诊药师非处方调剂角色对患者结局和处方权模式效果的一篇综述（Nkansah等，2010）。在这篇综述最近的数据更新中，由于该领域研究论文的激增，该主题文献被分为健康促进（Steed等，2014）和其他服务两篇综述。其中第一篇评价"其他服务"的综述发表于2019年（de Barra等，2018）。尽管研究数量显著增加，但更新的综述结论并未改变先前综述的基线结论。各个研究之间存在很大的异质性，造成难以进行荟萃分析，结果往往变成没有定论，即无统计学意义。例如有人认为药师可以改善糖尿病患者的治疗 [5个试验，558名参与者，优势比值（OR值）为0.29（CI 0.04～2.22），证据确定性较低]，或者与常规治疗相比，可以改善患者血压的控制 [18个试验，4107名参与者，优势比值（OR值）0.40（CI 0.29～0.55），证据确定性低]。仅在中低收入国家的一篇类似综述中也找到了类似的混合结果（Pande等，2013）。

一项由受过培训的社区药师提供戒烟建议为其客户提供了戒烟辅导和记录支持计划的研究（Sinclair等，2004），显示，这一方法对戒烟率可能产生积极的作用。然而再次显示其证据强度有限，其原因为仅有其中一项试验显示出统计学意义的显著效果。

同样，在2012年，有一篇关于药学监护对老年人多重用药干预价值的Cochrane综述（Patterson等，2012），包括一系列研究设计，该综述显示干预措施减少了不适当处方和药物相关问题，但对患者再入院的结果存在相互矛盾，也就是说，是过程结局有变化，而不是临床结局。因此，结论是，尚不清楚改善适宜的多重用药的干预措施是否会对患者的临床结果产生显著性改善。

最后，2013年的一篇综述（Alldred等，2013年）再次研究了药师干预改善处方的结果，但这次仅限于对疗养院开具的处方进行研究，由于设计干预和结局繁多，未能得出明确性的结论！由于这篇综述仅涉及随机对照试验，因此这篇文献本可能被认为会成为一篇更有强说服力证据的综述。然而，单独对这些随机对照试验的质量评估获得高分的却很少。从7000条信息中选择后仅剩8篇研究把药师作为主要的干预者。

当然，除了Cochrane文库外，许多刊物也发表了一些系统综述。经过适当的同行评审后，学术期刊发表了这些综述，且因经常被引用，而受到期刊编辑的重视。

Holland等对药师主导对老年人用药评估的结局评价文献进行了综述评价（Holland等，2008）。只有随机对照试验的文献才有资格纳入评价，且对非计划性住院的主要结局进行了荟萃分析。作者对药学实践研究质量稳步提升进行了评论，但再次无法就"患者再入院或死亡的临床结局"变化给出明确的答案。不过一些过程的改善，如患者认知和依从性，已得到关注。

最后，一篇有关药师和其员工以及公众对社区药房扮演公共卫生角色的观点（Eades等，2011）综述得出了结论，总体而言，虽然药师对百姓提供公共卫生服务持积极态度，但这些服务不及用药指导和处方调配的作用。辅助性员工对提供公共卫生服务缺乏信心和积极性，同时，从大体上说消费者对药师提供这样的服务持肯定态度，但他们对此也没有任何期望，而且在实践中很少得到过这种服务。这篇综述确定为描述性研究，例如进行调查，其方法论上实施难度比干预研究小得多。该综述的作者再次对研究质量不佳的问题发表了评论。

对于药师来说，阅读这些综述评价，令人失望的事情之一是，通常这些数据表明利益结局除了在统计学上可能有所改善，其结局差异却没有显著统计学意义，因此认为没有结论。然而，在循证医学时代，即使结果积极也不能把非显著性意义的结果（无论多么积极）作为临床证据。研究确实不仅需要精心设计，还需要适当的样本量，才能确保其证据充足。实际上，遵循英国医学研究理事会（MRC）关于开发和评估复杂干预措施的指南，研究界现在已经完全认可采用迭代方法进行干预设计和测试的重要性。现在承担评估可能的效应规模并提供事实性数据，以指导确定性研究效度计算的试验工作是很严格的，如果没有这一点，就不可能在领先期刊上发表研究成果。

要实施一项符合上述诸条审查要求的强证据研究，需要经验丰富的团队和大量的经费。获得此类资金进行药学研究正变得更为容易，但是如果要评估药学相关研究的优先级别比起外科新手术的干预来说，仍然存在巨大的挑战。有时也很难让药房同仁从事临床研究，因为他们已经很忙，而且许多拨款机制都无法对药师付出的时间付酬。尽管他们了解研究的必要性，也意识到研究对专业未来的价值，但在繁忙的药房中缺乏优先事项，缺乏时间、动力、信心和能力都是造成这些问题的因素（Lowrie等，2015）。**英国皇家药学会（Royal Pharmaceutical Society）**和政策制定者提出了一些有限的激励计划，把研究融入每个药师的角色工作，但其进展依然特别缓慢，尤其是与医学的其他专业相比，在医学其他行业，积极参与研究是简历中要求的组成部分。在澳大利亚，已采取不少措施整合药学实践与研究，社区药房签约合同的预算总额包括资助药学相关研究。下一节将提供一个很好的例子来说明是如何实现的。

当然，小型研究也可以做出最高的品质，这是一种很好的培训，并且，如果很好地报告并了解研究是基于发展或试验进行的，那么能有利于文献的发表（Eldridge等，2016）。但是，研究不能是一项业余爱好，那些主要发挥临床作用的人应始终寻求学术建议，以确保研究成果小而精，且能发表论文！没有发表供他人阅读和受益成果的研究可能还不如不要做。

1.2.3 正确结局的重要性

Nkansah等在其Cochrane综述中，论述了研究的许多组成部分存在的差异性，包括干预措施的类型，强度和持续时间的变化性或随访评估时机的差异性。他们还解释说，论文没有对制定干预措施的过程，培训员工实施干预措施的方法，依从或忠实于设计的干预措施以及构成成功实施干预措施的因素进行详尽说明。这些都是所有研究人员在设计、实施和报告研究时要考虑的重要事项（de Barra等，2019）。许多上述项目的不确定性可能解释观察到相互矛盾的结果，也使得在荟萃分析中很难综合这些研究。然而，作者认为未来需要注意差异的核心领域是需要选择适当的结局指标。在研究设计阶段，应尽可能提出理论依据，以说明疑问的干预措施可能改变所选主要结局的原因以及选择的衡量指标是否可能更易确认变化。一般而言，选择评估干预产生临床成本效益结局指标的金标准是生活质量指标，例如SF36或EQ5D，可以转换为QALY。因此，NICE及等效机构可以在通用QALY指标的基础上比较各种干预措施，这样他们可以对其进行定价。

然而，在提供药学监护时，我们需要真实地问自己改变这些涉及几个领域的笼统措施的可能性有多大。例如，现在英国最受欢迎的EQ5D涉及五个领域，涵盖了行动能力、自我照护、日常活动、疼痛/不适和焦虑/抑郁。虽然评估量表有青年人版本，但没有老年人版本，且量表本身尚未在它应用的每种疾病中得到验证。Nkansah等指出，在老年人中，他们可能同时身患多种疾病，意味着即使改善其中一种疾病的结局，也可能很难影响患者总体生活质量。而对于改变整体评估结果来说，他们呼吁采用一种新型、普遍适用且有效、可靠的结局指标开发用于这些人群的监测评估，这些人群因使用多重用药方案，通常是接受药学监护干预的主要对象。

2007年，在由社区药师主导的一项冠心病患者用药管理研究中，社区药房（C. Bond首席研究员）用药管理项目评估小组，设置干预对照组，使用SF36测量患者的生活质量，尽管其主要结局指标没有变化，然而，患者获得药师的用药监护，其满意度有了显著性提高。这就留下一个令人费解的疑问，是什么改善了患者的满意度。事实上，人们普遍开始考虑使用更以患者为中心的结局指标，例如**离散选择实验（discrete choice experiments，DCE）**，以量化患者对干预的偏好。早期的工作表明，DCE可以通过这种方式来评价药房的投入，并扭转实际政策信息，使之变得更为积极（Tinelli等，2010）。

然而，尽管药学界和研究界都明白这种观点的逻辑，但是由药房提供的新型干预措施正在与其他令人振奋的新进展竞争资助。使用EQ5D和SF36 QUALY的理由是，它们可以为多种组合干预措施（甚至包括药物治疗和非药物治疗）提供一种单一普通获益单位。目前，尚不清楚政策制定者将如何看待一系列备选结局指标，也尚不清楚卫生服务部门是否准备为得到更多的满意患者付费！

1.3 药学的政策、实践和研究之间的三角关系 ------------

1986年，在英国，Nuffield报告（Nuffield，1986）首次明确指出社区药师可以在医疗服务中发挥更重要的作用。这一点特别重要，因为它被认为是专业外的意见领袖给予的客观的声明，他们给予的建议几乎没有既得专业利益。

Nuffield报告的总体内容已涵盖了医疗服务的方方面面。因此政策制定者立即在一系列文献中采纳了这个意见，这些文献使得药学界在扩大药学实践范围以及促进其专业从药品供应技术职能主导转变成既互动服务患者也互动协助其他医务人员的临床职业，更加雄心勃勃。过去这些年间的药师角色变化一直处于变革之中。尽管英国在许多方面引领了扩大药师的角色的实施，但这种情况在其他地方也在发生，尤其突出的首先是加拿大，其次是澳大利亚。在循证医疗体系中，回顾驱动这种变化的因素以及研究影响变化的程度是很有意义的。

现实情况是，要实现与药房一样重要的角色变化，需要的不仅仅是职业研究。要实现这种角色转变，必须让社会、公众、医务人员同行和药学专业本身所接受，必须满足政策需求，并且必须有一些可行性的效益证据。

正如本章前面所述，根据这些观点，人口结构发生变化意味着未来对医疗需求将不可避免地增加。因此，外部因素促进了劳动力的功能改变，包括扩展药师的角色和提供高级服务。另外，技术的进步意味着，以前可以通过外科手术治疗并且需要长期住院的许多疾病现在可以通过药物治疗管理方法进行有效的治疗，即作为日常病例进行药学监护。换句话说，我们正看到患者从二级医疗机构转到基层医疗机构进行诊疗，诊疗功能从院内走向院外，并且医务人员的复合型技能优化也在发生变化。与此同时，目前存在医疗人员短缺，延长诊治时间而导致的患者人流量减少，轻微小病需要找医生看病的文化正发生变化，以及需求尽管不断增加但可以说不需要等情况。人们已经认识到药学等其他医疗专业有能力填补这一能力缺陷，而药学扩展其角色功能的雄心确实也符合政策的需求。因此，药师已经越来越非正式地扮演着新的角色，例如在医院中，药师为医务人员提供患者最佳药物治疗方案的建议，在社区则提前规范地为患者续方开具处方药，以确保满足患者持续用药的需求，并且长期为轻微小病患者提供治疗建议发挥传统的作用。如今，在越来越多的国家里药师开具处方药已是一种正式的职能，诸如，按NHS的要求，免费在药房为患者开具等效的处方药；管理患者的续方配药；给予患者改善依从性建议；对临床进行用药评估并调整患者用药方案；承担多种公共卫生职责包括给予正式强化戒烟的建议，发放紧急避孕药，筛查患者衣原体感染，给予简短干预措施以解决有害饮酒，提供冠心病健康检查和接种流感疫苗；提供旅行建议等。最后，这些药房提供的服务通常已得到公众和医疗团队其他成员的普遍认可，这意味着药房的延伸服务已被整合进入NHS保障体系，而不是像许多其他欧洲国家（例如西班牙和意大利）那样仍然被视为一种平行服务。最近，在英国，越来越多的药师开始在全科医疗机构和疗养院工作，其明确的角色职责是改善医师的处方质量。

关于药学实践研究在政策制定方面发挥的作用，可以分为四大方面。第一，是研究为政策提供依据，激发政策的创新（例如戒烟辅导、续方配药、新药指导服务和PINCER），以及在明确服务需求或推出服务之前进行的研究。这可以被视为蓝天研究。第二，是在服务推出之前且在做出政策决定之后进行的研究，换句话说就是要支持计划出台的政策（例如用药管理）。第三，是在引入新服务后已进行的研究，以确认实施政策的适宜性（例如，给予药师开具处方的权利）。第四，是用来评价一项创新政策或服务，以便了解现有流程，确定其优缺点并提出未来的改善建议（例如，评估英格兰社区药房合同新协议），以及随后的发展。这些研究的每一项均需逐个思考，很明显，在阅读这些描述时各组之间存在一些重叠，但在许多方面它属于同一体系。由于许多的职业变革都是在英国率先进行，且作者来自英国，因此以下示例均来自英国。

1.3.1　影响政策的研究

1.3.1.1　戒烟服务

1991年，作为一种发展趋势，许多国家扩大了安全便利获得药品范围，英国解除了首个**尼古丁替代疗法（nicotine replacement therapy，NRT）**（尼古丁口香糖2mg）的管制，从**处方药品**❶（prescription-only medicine）转为**药房销售的药品**❷（pharmacy only medicine）。从那以后，许多其他更高剂量、配方不同的尼古丁替代疗法也解除了管制，现在许多药物可以作为**一般销售清单的药品**❸（general sales list medicine）随意购买。NRT的广泛使用可以帮助药师履行非常明确的公共卫生职能来促进民众的戒烟。这也产生了一个构想，即药师及其员工可以接受培训以提供正式的戒烟服务（smoking cessation）。因此，研究设计一项随机对照试验并给予资助，用于检验患者接受受训药师服务的戒烟成果到底与那些参加社区药房按照常规提供戒烟建议患者产生的效果有何不同。换句话说，社区药师通过培训是否可以提高其

---

❶ 译者注：处方药品是持有医生或者其他医疗资格的专业人员所出具的处方，可以在药店或配有药房的GP诊所（dispensing GP surgery）取药。

❷ 译者注：药房销售的药品是不需要出具医生处方，可以自己去药店按照自己的需求直接购买的药品，不过这些药需要在药师的监督下购买。一般药店药品只存放在柜台后面或者药房里，而不是在药店的货架上，药师会问你问题，以确保你可以安全使用这些药物。

❸ 译者注：一般销售清单的药品是不需要医生处方的药品，可以在药店，甚至是超市或者其他零售商店购买。

服务质量？根据行为改变理论的要求，为药师及其员工开发了2小时的培训课程。药师对首次接受戒烟辅导的吸烟者在第1个月、第4个月和第9个月分别进行了随访。该研究表明，对比未受训的药师，受训的药师在三个时间点对吸烟者进行随访戒烟辅导，其戒烟成功率更高（Sinclair等，1998），强化药师服务的成本为每位戒烟者300英镑，戒烟者获得延长每个生命年价值为83英镑（Sinclair等，1999）。尽管有这一较好的获益证据，并获得Cochrane综述（Sinclair等，2008）的认可，但一段时间后，给予患者戒烟建议才变成苏格兰所有社区药师的一项核心工作，并得到适当的认可和专业报酬。药师在签订第一份本地小型服务合同协议后，即开始了专业权限之争。药师逐渐地证明他们可以把戒烟服务作为一种专业服务，终于在2008年这项服务被纳入了英国国家服务合同之中。如今，在苏格兰，超过80%的戒烟尝试是在社区药房完成的，而社区药房则帮助了70%以上的患者成功戒烟。因此，社区药房正在应对解决21世纪最大的公共卫生问题之一。强调从产生临床证据到政策的实施需要一个漫长过程是有益的，同时也要记住，导致这一变革并不完全是研究的因素。之所以发生这种变化，是因为社会已做好戒烟的准备，也因为吸烟被突然确定为优先解决的公共卫生政策问题。

1.3.1.2 续方配药

20世纪90年代中期Bond等在相似的时间段对药师负责慢病患者**续方配药**（repeat dispensing）服务进行了一次随机对照试验的研究（Bond等，2000），最终促成了授权药师直接为患者续方配药的权利，并使之作为纳入英格兰和苏格兰社区药房服务合同协议的重要内容。最早随机对照试验研究发现，在药师负责为患者续方配药时，发现的患者存在的药物相关问题比常规诊疗对照组发现的更多，药师减少了医疗体系中每位患者每年处方药的费用，使得全科医生、项目经理和患者都喜欢这项服务。在学术论文发表之后几年，该项服务的小型试点项目在苏格兰各地得到广泛的实施，最终该服务成为所有药师的标准服务，整合为更正式的用药评估服务，作为慢病用药管理的一项服务。

1.3.1.3 新药指导服务

这类服务的最后一个案例是英格兰近期引入和评价的新药指导服务（new medicines service）。人们普遍认为，很多患者在开了一种新的处方药后，会因种种原因，几周内就停止服用。实际上，很多患者甚至可能连第一剂都没有服用。2006年发表的一项研究（Clifford等，2006）显示，通过电话随访处方新药治疗慢病的患者，可改善他们积极服用药物的信念。对比没有接受电话随访的对照组患者，接受随访的患者，其不依从及用药问题明显减少。这项研究为新药指导服务奠定了基础，这项新药指导服务于2012年试点一年而被纳入英格兰社区药房服务合同协议，在获得积极的评价报告后，最终被确立为常规业务。实际上，新药指导服务也纳入下一类研究中，以确认政策的适宜性，因为在实践中提供服务的方式并不是通过原始研究所采用的服务中心电话沟通，而是通过药师个人服务完成的。

1.3.1.4 PINCER随机对照试验

PINCER是2012年Avery等进行的一项实用的随机对照试验研究的缩写。参与该项试验研究的药师根据全科医疗要求，确定了有可能发生严重差错的高风险患者，并与业务团队合作，反馈患者情况，教育患者和推广这项服务，并支持提供帮助，以减少这些患者的用药差错风险。对照组患者可以获得简单的在线反馈。6个月时的数据显示，在干预组中，发现原来有胃溃疡病史的患者在开具NSAID药物后未能进行胃保护，而有哮喘疾病的患者在服用β-受体阻滞剂治疗和/或患者服用ACEI或袢利尿药时也尚未得到适宜的监测等，这些情况发生的概率在药师干预下减小了很多。其结果证明干预措施具有成本效益的价值，因此在英格兰得到推广，并增加专项资金支持药师服务。迄今为止，已经培训了400名药师，参与了对2175名GP医师处方行为的干预。

1.3.2 支持政策规划的研究

在21世纪初期，英国制订了社区药房服务的新合同协议，以反映政策文件的愿望，并推动药学专业向承担临床判断职能的方向发展。尽管当时大多数专业人员相信，这是药师职业的未来发展方向，但是服务合同的付款协议受到处方调配数量要求的限制，因此，社区药房服务的重点不太可能发生改变。药师在成功践行基层医疗服务时，人们才认为社区药师可以整体提供药学监护服务，其中社区药房至少可以发挥一些作用。药师践行药学监护时，将负责患者用药管理及解决存在的药物相关需求。英国卫生部委托进行的一项研究，得出了具有证据的结论：社区药房提供药学监护可以使冠心病患者获益。当时，已有发表的文献证明药学监护或用药管理服务中各项工作（例如，改变生活方式的建议、监测血压、辅导依从性）可以使患者获益，但还没有对整体服务进行的研究。只是进行了一项大型的确定性随机对照试验。本章前面曾将这项研究称为选择结局指标至关重要的研究。尽管如前所述，参与这项研究的患者，其满意度有所提高，并观察到个人处方的改善，但这项研究未能显示出对治疗适宜性和患者生活质量的提升。尽管一些社区药师确认很多方面得到改善，但其他方面却没有那么有效，因此平均而言变化不大（Krska等，2007）。药房实施服务新合同时，强调了实施"用药审查"工作是帮助患者正确用药，而不是提高治疗的适宜性。这项研究还显示了从自选参与患者的小型试验扩大到较大型整体人群试验具有一定的挑战。前者更有可能取得积极成果，因为参与者是那些更有可能对项目感兴趣并全力参与该项目的人。较大的整体人群研究更可能反映出随后国家实施政策的情况，但其收益估算可能更为保守。

1.3.3 确定实施政策适宜性的研究

在引入一项服务后，通常会委托相关机构正式对服务进行评估研究，以维护政策的制定。例如，英国在引入授权包括药师在内的非医师专业人员开具处方服务之后，情况就是如此。

1.3.3.1 药师的处方权

1999年英国卫生部成立了CROWN评估小组之后，开始提出非医师处方权的概念。该评估小组为了审查药品供给和管理情况而成立，认识到当前的许多执业做法都已走到了现行法律法规框架边缘上。该评估小组建议应首先实施非医师补充性处方权，这项规定允许受训的护士或药师，在患者和医务人员同意的前提下，可以继续为患者开具特定处方药品，必要时在商定的临床治疗管理计划内，调整患者用药。2003年英国引入**补充性处方权（supplementary prescribing）**，随后很快设立了非医师专业人员的**独立处方权（independent prescribing）**（2007），赋予受过训练的护士和药师有权在其专业能力范围内不受限地处方药物，包括限制性药物。最近，更多的其他医疗专业人员，例如足疗师和验光师也被赋予了一些处方权。英国从2015年开始实施药学专业学位认证标准，尽管目前药学毕业生只有在获得资格2年后才有权在执业中开具处方，但应培养他们开具处方药物的必要能力。这些重大变革是在没有获得安全性或收益的证据的情况下引入的。其理由可能是从补充性处方权开始，然后逐步引入独立处方权，分阶段委托进行评估，以研究支持这项政策的出台（卫生部，2011）。这些评估主要集中在患者体验和安全性方面，不包括对比传统方法的有效性或效率的证据。现在，有大量关于非医师处方权的后续研究，主要集中在护士和药师上。但是，这项研究的大部分内容都是描述性探索政策实施的程度，讨论大多数非医师的处方在专科医师那里开出的问题，以及了解患者、医生和新处方者本人对政策的看法和经验。几乎没有多少研究是关注非医师的处方产生的临床结局。一项探索性研究表明，在慢性疼痛管理中，对比传统全科医生的处方治疗来看，药师开具的处方可以显著改善6个月的疼痛结局（使用验证的慢性疼痛等级评估量表），但有趣的是，只有一些对SF36精神健康量表显示有效。这也再次反映出本章前面讨论的有关选择正确结局指标的重要性。

1.3.3.2 基层医疗的药学

20世纪90年代末和21世纪初，药师在实践中与全科医生紧密合作，其价值显而易见。该角色是纯粹的咨询辅导，此后药师在医院中很好地确立了临床药学的角色。对于大多数早期任职者而言，其岗位职责包括审核执业处方，从实践层面审视处方趋势，遵守指南和处方集，并提出改正的建议，以提高执业效率和改善患者个体的有效性。在患者个体服务层面，有些职位涉及药师面对面问诊患者（McDermott等，2006），在药师拥有处方权之前（见前面的示例），任何建议的更改都必须由医师主导。

在英国，工作于全科医疗机构的药师都已被称为**基层医疗药师（primary care pharmacist）**。大约10年时间，药学专业已从原来分类为医院药师和社区药师发展到提供临床服务的第三类基层医疗药师。尽管小型非对照研究和病例报告似乎证实了药师为患者开具处方符合当前指南且节省了医疗费用，但从未有过大规模的确定性研究，证明药师团队实践的有效增值。这是药学界发生巨变的一个非常有趣的例子，这种变化的出现是基于缓慢建立起来的描述性证据体系和当地的推广，而不是进行大规模的研究和国家实施。对药学实践服务进行的一项系统综述（Fish等，2002），研究来自北美（7个）、英国（5个）、澳大利亚（2个）和瑞典（1个），其研究显示尽管研究规模通常很小且没有动力，也不谈及测量成本效益，但大多数发表的随机对照试验表明药学实践服务发挥的作用让患者获益。一项更新的系统综述评价了28项研究文献（Hayhoe等，2019），结果表明患者预约全科医生和急诊的数量减少了，整体就诊基层医疗药师的数量增加了，但有证据说明整个卫生系统的用药费用节省了。因此，PINCER研究显示药学服务具有直接的相关意义，因为至少有一个方面强有力证据，说明药师在基层医疗发挥的作用，得到了很好评价并显示具有成本效益的结论，如上所述，这种高质量的证据已被业界认可，服务也得到了实施。的确，在过去的5年中，英国国家授权委任药师参与临床实践已成为一项政策。在英格兰，自2015年开始实施全科临床药师计划以来，已提供了1000个全职药师岗位，并设置专门的培训计划和激励当地发展的绩效评估制度。英国NHS委托对该计划进行了独立评估。评估方法包括观察性研究、员工和患者一对一访谈、患者焦点小组和案例研究现场访谈。结果表明，临床药师显著提高患者预约药学服务的数量，大大减轻了全科医生压力。

1.3.4 影响未来服务评价的研究

在最后一类研究中，说明了药学实践研究为服务提供者和政策制定者提供了建设性反馈的价值，即如何改进服务以提高效率和有效性。2005年，一项工作计划受托开展，以评估英格兰政府签订社区药房服务新合同框架的实施情况。如前所述，这项新合同与早期合同相比发生了重大变化，因其在专业指导服务、传统处方调配等职能以及服务报酬给付等方面规范了合同的结构而获得认可。对服务评估的重点是描述实施服务的过程，并就解决障碍提供最佳服务，给予建设性的建议。例如在合同中增加了一个选项，鼓励当地卫生机构委托具有资质的社区药师提供高级药学服务，其中的一项服务是**用药审查（medicine use review, MUR）**服务。这项混合方法的研究表明，不同地区和不同药师参与这项服务的差异很大。定性数据显示，全科医生、药师、患者和委托专员对提供MUR服务目的的理解存在偏差。全科医生也以为药师是为患者提供全面的临床检查，而不是给予患者一些支持性答疑。还有人对保存执业记录、不能评估质量以及与全科医生共享信息感到担心。因此，该研究报告还可能强调存在这些方面的问题，并提出一些当地的解决方案。随后，对MUR 服务进行的一些小规模研究已经能够证明了服务可以给患者带来获益，并且越来越多的药师继续提供这项服务。然而，在英格兰最新的政策文件中指出，MUR 服务将在 2020 年之前被逐步淘汰，被更具临床意义的"结构化用药评估"（structured medication review）服务取代。由于患者获益得到了体验并增强了对服务的信心，这项政策表明了可能存在的机会，并持续演化促使药学服务逐步整合成 NHS 提供的核心服务。随着临床影响范围的不断增加，也越来越获得其他医务人员和公众的支持。同样，在新协议合同中，社区药房基于"蓝天"研究计划（Hassell 等，2001）提供**"轻微小病治疗服务"（minor illness service）**，随后被证明具有临床有效性和成本效益的优势（Watson 等，2015），也是正被纳入 NHS 的一项新服务，即 NHS 社区药师间诊咨询服务，该服务还将利用非工作时间提供 NHS111 热线服务，帮助患者转诊就医，因此将最终确定社区药房作为患者首次电话呼叫的服务端口，并成为 NHS 紧急医疗体系不可或缺的一部分。

1.3.5 整合案例

澳大利亚政府引入的**"居家用药评估服务（home medicines review，HMR）"**提供了一项有趣的服务参照标准以及一个服务供给与研究完美融合的示例。自 20 世纪 90 年代中期以来，根据澳大利亚政府提供 5 年期的**社区药房合作协议（community pharmacy agreements，CPA）**分配资助药房提供专业服务的全面预算总额已从第二次签约 CPA（1995—2000 年）的 500 万美元增加到第五次签约 CPA（2010—2015 年）的 6.63 亿美元。20 世纪 90 年代后期，英联邦资助实施过几个研究项目，以评价药师参与"用药评估"服务对居家患者产生的影响，随后在养老院成功进行了一项随机对照试验研究。之后这项研究为第三次签约 CPA 的谈判提供了重要依据，以资助药师和全科医生共同参与"居家用药评估"计划。HMR 包含了**用药综合评估**（comprehensive medication review），由具有资质的药师实施。这一流程经全科医生将患者转诊到他们优选的药房或药师那里而开始实施。然后，药师通常到患者家中对患者进行问诊，记录具体用药评估的结论和建议，再将建议报告发给转诊的全科医生。之后，全科医生再会诊患者，根据药师的报告制订患者新的药物治疗计划。悉尼大学的陈教授、南澳大利亚大学的吉尔伯特教授和昆士兰大学罗伯茨教授领导的研究开发并迭代建立了这个成功的计划。这是政策制定者和研究人员共同努力，以创新一项服务造福患者的真实案例。

1.4 挑战

在过去的十年中，有关处方行为的成本效益和临床有效性以及药物供给与使用等方面的高质量研究的数量呈指数增长。然而，在承认这种改进的同时，本章还展示了这些研究仍存在许多不足之处。我们的同行仍然需要在这方面提高能力和效能。无论证据的质量如何，解决政策与研究的分歧仍然面临很多挑战，当政策出台时无证据或者存在证据但似乎未被考虑时，对于研究人员来说是令人沮丧的。这在实践中反映出来，政策很少只是以证据为基础的，许多决策是基于政治性的实用主义，甚至是没有任何证据或明确逻辑的！

下面简要介绍其中一些挑战及其原因。

1.4.1　专业知识、时间和资金

一项有说服力的研究之所以产生金标准的证据，不仅需要一支经验丰富的团队，还需要适当的迭代开发、试点工作、时间以及大量资金。所有这些对于参与实践研究领域的人员来说，仍然有很多挑战。大学和职场能发展能力和专业知识，但是在一名研究人员可以胜任带领团队完成相当分量的工作计划之前，需要在短期内掌握全新的知识。博士和博士后经验对于一名研究人员是核心，同样还需联络和学习其他相关互补学科的内容。涉及国家优先课题的委托研究项目通常在初始招募和提交申请之间可能只有很短的时间，给予的费用不多却要解决较大的目标，并且提交结果的时间也很紧迫。与其将精力、专业特长和资源分散开来，不如专注做好委托的部分工作。

1.4.2　吸纳同道

每个药师都需要理解研究并参与研究，但仅有一小部分药师成为研究领袖和专职研究人员，他们可以与更多的同行交流，提出想法并有效进行适当的研究设计。药学相关课题研究常常取决于在实践中参与研究收集信息、招募参与者或提供新服务（通常称为干预）的同行。重要的是，所有这些角色，都必须得到足够的培训和监督辅导，以确保信息记录的一致性和准确性，客观招募患者以及按计划提供新服务。这需要研究团队成员的耐心和同事的投入，对于他们而言，维护服务意味着工作量的不断增加，更不用说监管带来的障碍。大不列颠皇家药学会推出了一项计划名为"提升社区药师的研究"，该计划对个体社区药房进行了认证，其管理者对药房在这些领域的能力进行自我评估，但参与药房相对较少，这也证明将他们与合适的项目匹配比预期的更难。

1.4.3　需要改变现状

许多新的药房角色本身并不是新角色，只是对药房来说是新角色。这些工作很可能以前是医生同仁提供的服务，医生同仁对其他专业人员接手服务会产生一些抵制，尤其是相关资金可能转向其他职业。所有人包括医生都认为目前医生没有足够的精力提供患者所需的一切服务，且需要确认新的工作方式，所以这种态度有点令人惊讶和沮丧。其次，如果患者认为治疗服务转移的目的是"省钱"或者新的服务

者资质不够，开始时可能会抵制。最后，其他非医师的同仁也可能渴望承担正在移交的职能，比如处方权。因此，研究的作用是提出临床证据来证明，患者获得的治疗没有降级；邀请利益相关者参与并设计新的服务，以便解决所有顾虑问题；并且新服务不会因错误的原因而失败，例如，在药物治疗管理或用药审查情况下，全科医生没有将患者转诊至这项服务。

1.4.4　患者与公众参与研究❶

在过去的十年中，文化已经发生了变化，从家长式的医疗模式转变为以患者为中心的诊疗模式，尽可能让患者了解情况并能够就治疗共同做出决策。这种以患者为中心的方式也影响了新服务的开发以及研究设计和实施。然而，想获得有意义的PPI可能很困难，尤其是考虑到即使在特定病种中也没有单个患者可以代表所有患者。尽管如此，理解有意义地执行此操作方法很重要，并且对药学的研究应在设计和执行过程中始终考虑患者的想法。当作出资金支持决定时，也要给予点赞和支持！患者代表可以对他们认为重要的事情提出建议，将其归入最终结局，确保非专业人员理解面向患者的记录文件，并对新发现的结果发表意见（Massey，2018）。

1.4.5　如何面对负面研究结果

如果积极的研究结果对实施一项新服务来说至关重要，那么负面研究结果可能很难被揭示。这就是在设计阶段要考虑纳入平行研究的重要之处，该研究不仅关注结局，而且具有解释性。例如，培训是否足以让药师掌握技能提供新服务，新服务对患者来说是否可以接受，或者全科医生是否执行了药师的建议？如果有什么地方出了问题，请找出问题所在，并提供改进建议。最重要的是，尽管可能困难不少，但不能被说服掩盖负面结果，并且确保项目开始时，研究人员具有独立发表研究结果的权利。在出版中被确认的一种欺诈行为被称为**选择性报告**（selective reporting），即研究人员仅发表了自己希望得到的部分研究结果。这不仅具有误导性，而且妨碍其他人从问题中吸取教训。这种对事情发生的深度理解越来越多地被重视，因此英国医学研究理事会（MRC）发布了有关如何处理和报告此类过程评价的指南（Moore 等，2015）。

1.4.6　资金筹措

确保提供足够的资金用于研究也是一个挑战。无论是何种途径申请资金，始终

---

❶ 译者注：患者与公众参与研究（public patient involvement，PPI）包括患者、家庭成员、护理人员和公众参与医疗工作的各个方面，以有意义和知情的方式帮助推动和改进NHS提供的医疗服务。这一举措是为了让患者和公众有话语权，也是NHS体系专业人员倾听和回应患者和公众的意见的体现。因此，这一举措促进了变革，旨在改善患者对NHS服务的体验。

都存在竞争。一般而言，药学专项资金规模不大，因此明智的做法是尝试获得其他资金来源，并与其他学科的同事合作，将研究以更广泛意义的卫生服务研究语言进行包装，使用可推广的理论方法，并将药房作为研究场所而不是研究目的。对比癌症治疗新方法的开发，说服资助机构优先资助用药管理（例如，改善依从性或提高处方的适宜性）或症状管理等方面的服务似乎也具有挑战性。然而，在每个人都高度重视患者安全的时候，减少处方差错至关重要，提高依从性也是用药安全的一个方面，不依从性会导致药物浪费和治疗不佳而产生成本。最后，在社区药房中对患者进行合适的症状管理可以提高对癌症和慢性阻塞性肺疾病（COPD）等严重疾病的早期诊断，而早期治疗的预后更好。还有国家的优先领域，药房可以提供解决方案，并且已经有证据显示获益，例如改善患者心理健康服务，减少**不恰当的多重用药（inappropriate polypharmacy）**，精简抗胆碱药的处方，支持减少滥用药物者的伤害以及抗生素管理。

1.4.7　复制研究成果

　　最后，在多大程度上有必要在一个国家重复另一个国家进行过的研究？政策制定者是否会认识到从不同医疗环境，对不同种族人群和不同文化态度的研究中可以概括出什么关联性？问题的答案并不简单，因为这将取决于讨论中确切的干预或进展，但是向他人学习并借鉴他人的经验很重要。北美对澳大利亚引入HMR服务有兴趣就是一个很好的示例。尽管美国对扩大药师参与药物治疗管理作用产生的价值，其证据越来越多，但最近一篇论文的作者也明确地运用了来自澳大利亚（Zagaria和Alderman等）的证据。其作者强调"看看其他国家建立和发展类似的实践模式方法更有启发"。这是一个有趣的案例，说明可以精选其他地方的研究成果作为补充，为当地提供比在同一时间段内得到的更有力的证据。

1.4.8　与政策制定者沟通

　　如本章开头所述，如果未来的需求要在可承受的预算范围内进行管理，就需要重新配置医疗服务资源。然而，无论是改变特定疾病下的处方业务还是重新设计药师的服务，将研究成果付诸实践都非常困难。这两件事都涉及改变专业人员和患者的行为，而新兴的实施科学学科（Bauer等，2015）是确保推动循证变革基础的关键。那些有兴趣提供证据以确定药学在重新设计这项服务中的作用的学者，不仅要反思他们研究的质量，而且还应反思如何改善沟通方式，提交研究结果影响政策制定者。这可能不只是重新利用学术论文作为政策简报，还要建立真实和虚拟网络，并使用社交媒体来提高认识和广泛传播研究结果。众所周知，政府相关部门的公务员都能及时了解社交媒体上的信息，而社交媒体的传播形式迫使学者将其研究成果提炼成简短且令人难忘的陈述。

1.5 总结

在过去30年中，药学已经在成为真正的临床专业的路上取得了长足的进步。最近的一篇论文（Mossialos等，2013）对药学角色拓展的作用描述为"在缺乏相关证据下的政策制定"，并指出需要进一步的研究。我们不会就此展开争论，但也会断言，已有大量证据证明了这种模式的转换对患者治疗的价值。然而，随着我们向前推进药学服务，还需要更多地思考提高证据质量，确保服务的成本效益和临床有效性问题，以及确保选择正确的结局指标，最终与政策制定者建立更好的沟通渠道，以保证在规划适合未来的研究战略时，能建立更大的合作伙伴关系。

参考文献

Alldred DP, Raynor DK, Hughes C, Barber N, Chen TF, Spoor P. Interventions to optimise prescribing for older people in care homes. The Cochrane Library. 2013, issue 2 https://doi.org/10.1002/14651858.CD009095.pub2.

Avery AJ, Rodgers S, Cantrill JA, Armstrong S, Cresswell K, Eden M, Elliott RA, Howard R, Kendrick D, Morris CJ, Prescott RJ, Swanwick G, Franklin M, Putman K, Boyd M, Sheikh A. A pharmacist-led information technology intervention for medication errors (PINCER): a multicentre, cluster randomised, controlled trial and cost-effectiveness analysis. Lancet. 2012;379:1310–9. https://www.thelancet.com/journals/lancet/article/PIIS0140-6736(11)61817-5/fulltext

de Barra M, Scott CL, Scott NW, Johnston M, de Bruin M, Nkansah N, Bond CM, Matheson CI, Rackow P, Williams AJ, Watson MC. Pharmacist services for non-hospitalised patients. Cochrane Database Syst Rev. 2018;(9):CD013102. https://doi.org/10.1002/14651858.CD013102.

de Barra M, Scott CL, Scott NW, Johnston M, de Bruin M, Nkansah N, Bond CM, Matheson CI, Rackow P, Williams AJ, Watson MC Do Pharmacy Intervention Reports Adequately Describe Their Interventions? A Template for Intervention Description and Replication Analysis of Reports included in a Systematic Review. BMJ Open. 2019;(9):e025511. https://doi.org/10.1136/bmjopen-2018-025511.

Bauer MS, et al. An introduction to implementation science for the non-specialist. BMC Psychol. 2015;3(1):32. https://doi.org/10.1186/s40359-015-0089-9.

Bond C, Tsuyuki R. The evolution of pharmacy practice research—Part II: time to join the rest of the world. Int J Pharm Pract. 2019;27:219–20. https://doi.org/10.1111/ijpp.12545. This paper is jointly published by CPJ and IJPP

Bond CM, Matheson C, Williams S, Williams P. Repeat prescribing: an evaluation of the role of community pharmacists in controlling and monitoring repeat prescribing. Br J Gen Pract. 2000;50:271–5.

Charrois TL, Durec T, Tsuyuki RT. Systematic reviews of pharmacy practice research: methodological issues in searching, evaluating, interpreting, and disseminating results. Ann Pharmacother. 2009;43:1118–22.

Clement FM, Harris A, Li JJ, Yong K, Lee KM, Manns BJ. Using effectiveness and cost-effectiveness to make drug coverage decisions: a comparison of Britain, Australia, and Canada. JAMA. 2009;302(13):1437–43. https://doi.org/10.1001/jama.2009.1409.

Clifford S, Barber N, Elliott R, Hartley E, Horne R. Patient-centred advice is effective in improving adherence to medicines. Pharm World Sci. 2006;28(3):165–70.

Cooper K, et al. Laparoscopic supracervical hysterectomy versus endometrial ablation for women with heavy menstrual bleeding (HEALTH): a parallel-group, open-label, randomised controlled trial. The Lancet. 2019; https://doi.org/10.1016/S0140-6736(19)31790-8.

Department of Health. Review of prescribing, supply and administration of medicines. Final report. London: Department of Health; 1999.

Department of Health. Evaluation of nurse and pharmacist independent prescribing in England—key findings and executive summary. Final report, London: Department of Health; 2011.

Eades CE, Ferguson JS, O'Carroll RE. Public Health in community pharmacy: a systematic review of pharmacists and consumer views. BMC Public Health. 2011;11:582.

Eldridge SM, Lancaster G, Campbell M, Thabane L, Hopewell S, Coleman C. Christine Bond Defining feasibility and pilot studies in preparation for randomised controlled trials: using consensus methods and validation to develop a conceptual framework. PLOS One. 2016;11(3):e0150205. https://doi.org/10.1371/journal.pone.0150205.

Fish A, Watson MC, Bond CM. Practice based pharmaceutical services: a systematic review. Int J Pharm Pract. 2002;10:225–33.

Guyatt GH, Oxman AD, Vist GE, Kunz R, Falck-Ytter Y, Alonso-Coello P, et al. GRADE: an emerging consensus on rating quality of evidence and strength of recommendations. BMJ. 2008;336(7650):924–6.

Hassell K, Whittington Z, Coutrill J, et al. Managing demand: transfer of management of self-limiting conditions from general practice to community pharmacies. BMJ. 2001;323:146–7.

Hayhoe B, Cespedes JA, Foley K, Majeed A, Ruzangi J, Greenfiled G. Impact of integrating pharmacists into primary care teams on health systems indicators: a systematic review. BJGP. 2019;69(687):e665–74. https://doi.org/10.3399/bjgp19X705461. Accessed 1 Oct 2019.

Holland R, Desborough J, Goodyer L, Hall S, Wright D, Loke YK. Does pharmacist-led medication review help to reduce hospital admissions and deaths in older people? A systematic review and meta-analysis. Br J Clin Pharmacol. 2008;65(3):303–16.

Krska J, Avery AJ, on behalf of The Community Pharmacy Medicines Management Project Evaluation Team (including Jaffray M, Bond CM, Watson MC, Hannaford P, Tinelli M, Scott A, Lee A, Blenkinsopp A, Anderson C, Bissell P). Evaluation of medication reviews conducted by community pharmacists: a quantitative analysis of documented issues and recommendations. Br J Clin Pharmacol. 2007;65:386–96.

Langhorne P, Wu O, Rodgers H, et al. A Very Early Rehabilitation Trial after stroke (AVERT): a Phase III, multicentre, randomised controlled trial. Southampton (UK): NIHR Journals Library; 2017. (Health Technology Assessment, No. 21.54.) https://www.ncbi.nlm.nih.gov/books/NBK453581/ https://doi.org/10.3310/hta21540

Lowrie R, Morrison G, Lees R, et al. Research is 'a step into the unknown': an exploration of pharmacists' perceptions of factors impacting on research participation in the NHS. BMJ Open. 2015;5:e009180. https://doi.org/10.1136/bmjopen-2015-009180.

Massey K. Not just a 'tick box exercise'—meaningful public involvement in research. Int J Pharm Pract. 2018;26:197–8. https://doi.org/10.1111/ijpp.12450.

McDermott E, Smith B, Elliott A, Bond CM, Hannaford PC, Chambers WA. The use of medication for chronic pain in primary care, and the potential for intervention by a practice-based pharmacist. Fam Pract. 2006;23:46–52.

Moore GF, et al. BMJ. 2015:350. https://doi.org/10.1111/ijpp.12450. https://doi.org/10.1136/bmj.h1258 (Published 19 March 2015)

Mossialos E, Naci H, Courtin E. Expanding the role of community pharmacists: policy making in the absence of policy relevant evidence? Health Policy. 2013;111(2):135–48.

Nkansah N, Mostovetsky O, Yu C, Chheng T, Beney J, Bond CM, Bero L. Effect of outpatient pharmacists' non-dispensing roles on patient outcomes and prescribing patterns. Cochrane Database Syst Rev. 2010;(7):CD000336. https://doi.org/10.1002/14651858.CD000336.pub2.

Nuffield. Pharmacy: a report to the Nuffield Foundation. London: Nuffield Foundation; 1986.

Pande S, Hiller JE, Nkansah N, Bero L. The effect of pharmacist-provided non-dispensing services on patient outcomes, health service utilisation and costs in low- and middle-income countries.

Cochrane Database Syst Rev. 2013;(2):CD010398. https://doi.org/10.1002/14651858. CD010398. Accessed 23 Sept 2019

Patterson SM, Hughes C, Kerse N, Cardwell CR, Bradley MC Interventions to improve the appropriate use of polypharmacy for older people (Review). The Cochrane Library 2012, Des Issues 5.

Ritchie A, Seubert L, Clifford R, Bond C. Do randomised controlled trials relevant to pharmacy meet best practice standards for quality conduct and reporting? A systematic review. Int J Pharm Pract. 2019. https://doi.org/10.1111/ijpp.12578.

Sinclair HK, Bond CM, Lennox AS, Silcock J, Winfield AJ, Donnan P. Training Pharmacists and pharmacy assistants in the stage of change model of smoking cessation: a randomised controlled trial in Scotland. Tob Control. 1998;7:253–6.

Sinclair HK, Silcock J, Bond CM, Lennox AS, Winfield AJ. The cost effectiveness of intensive pharmaceutical intervention in assisting people to stop smoking. Int J Pharm Pract. 1999;7:107–12.

Sinclair HK, Bond CM, Stead LF. Community pharmacy personnel interventions for smoking cessation. Cochrane Database Syst Rev. 2004;(1):CD003698. https://doi.org/10.1002/14651858. CD003698.pub2.

Sinclair, H.K., Bond CM, Stead LF. Community pharmacy personnel interventions for smoking cessation (Review) 2008. The Cochrane Collaboration issue 2.

Steed L, Kassavou A, Madurasinghe VW, Edwards EA, Todd A, Summerbell CD, Nkansah N, Bero L, Durieux P, Taylor SJC, Rivas C, Walton RT. Community pharmacy interventions for health promotion: effects on professional practice and health outcomes. Cochrane Database Syst Rev. 2014;(7):CD011207. https://doi.org/10.1002/14651858.CD011207.

The Community Pharmacy Medicines Management Project Evaluation team (C. Bond Principal Investigator). The MEDMAN study: a randomized controlled trial of community pharmacy-led medicines management for patients with coronary heart disease. Fam Pract. 2007;24(2):189–200.

Tinelli M, Ryan M, Bond C. Discrete choice experiments (DCE's) to inform pharmacy policy: going beyond quality-adjusted life years (QALYs). Int J Pharm. 2010;18(S1):1.

Watson MC, Ferguson J, Barton GR, Maskrey V, Blyth A, Paudyal V, Bond CM, Holland R, Porteous T, Sach T, Wright D, Fielding S. A cohort study of influences, health outcomes and costs of patients'health seeking behaviour for minor ailments from primary and emergency care settings. BMJ Open. 2015;5:e006261. https://doi.org/10.1136/bmjopen-2014-006261.

Weeks G, George J, Maclure K, Stewart D. Non-medical prescribing versus medical prescribing for acute and chronic disease management in primary and secondary care. Cochrane Database Syst Rev. 2016;(11):CD011227. https://doi.org/10.1002/14651858.CD011227.pub2.

Zagaria MA, Alderman C. Community based medication management in the US and Australia. US Pharmacist. n.d. http://www.uspharmacist.com/content//d/senior_care/c/38678/. Accessed 16 Oct 2014.

第 2 章

药学实践研究的定性方法

Susanne Kaae, Janine Marie Traulsen

摘要

为了改善**药学实践**（pharmacy practice）状况，药学实践中的**定性研究**（qualitative research）更关注于了解药房职员、药房业主、患者、其他医务人员和政客等角色的行为、潜在动机、感知和想法，以探讨现行药房的各种类型业务和思想理念。在定性研究尝试回答其"原因"问题时，详尽描述药房在当地环境中所处的状况及发生的复杂问题是很有用的。常用的方法包括**访谈调研**（interview）、**观察调研**（observation）、**文献分析**（documentary analysis）、**网络社群调研**（netnograph）和**视觉方法调研**（visual method）。定性研究必须符合研究行为的一系列质量标准，以便得出值得信赖的结果，有助于该领域的进一步发展。

定性方式和方法（qualitative approaches and methods）被认为是卫生服务研究的一种有效补充。同时，近年来报告药学实践定性研究的科学出版物呈指数增长（Guirguis 和 Witry，2019）。甚至基于自然科学定量方法的传统研究也已认识到了**定性方式**（qualitative approach）的必要性。这些方式可以更细致地洞悉患者和处方者的行为和观点。在最近的一本教科书中描述了这种认知过程，该书专门章节讨论了定性方法在药物利用研究中的重要性（Almarsdóttir 和 Rahmner，2016）。

更进一步说，有证据表明定性研究的有效性对药学实践和政策改变都会产生影响。受世界卫生组织（WHO）欧洲区域办事处的抗菌药物消费网（Antimicrobial Medicine Consumption Network）的启发，进行了一项研究，图解了定性研究产生影响的一个实例。这项定性研究是在几个非欧盟的东南欧国家开展的，其研究的总体目标是降低抗菌药物的耐药性。这项研究的目的是通过对全科医生、药师和患者进行访谈，揭示了了解患者、医务人员在抗生素治疗之前和治疗期间的认知和行为。其结果提供了宝贵的数据，使得公众活动和医务人员教育材料有可能促成对抗生素耐药性更好的有针对性的认识（Kaae 等，2019）。

另一个示例是Wisell的一项研究（Wisell和Sporrong，2016），该研究使用了定性方法深度探讨瑞典放宽对社区药房限制的背景原因和结果。研究结果的传播促成了邀请各种研究人员参加有关北欧国家药房最佳监管的政治听证会和公开辩论会。这只是两个通过采用定性方法使研究项目成为可能的案例。

2.1　为什么在药学实践研究中采用定性方法

2.1.1　引言

在卫生科学领域，其定性研究已经发展为一种有效工具，收集学者深度了解人类的行为并找到管理此类行为的根本原因、态度和动机。定性研究已经从社会学、人类学、历史学、教育学和语言学等众多学科中发展出来。定性方式关注到人们决策的原因和方式。这意味着研究通常是由较小的重点样本组成的。定性研究方法有很多，例如访谈调研、观察调研、文献分析、网络社群调研和视觉方法调研，这些方法通常分为不同的类型。

在药学实践研究中，定性方法最常用的研究目标是发现、改善和发展当前药师的实践活动，例如，探讨药房各种类型的现行业务和理念。这样做是为了通过提出一些问题来理解隐藏在这些个人和团队实践行为背后的态度、价值观和观点——各自对药房/药师角色的认知是什么？其业务如何运作？哪些业务无效，为什么？

研究的典型问题包括：
- 药师与其他医务人员的合作有何特点？
- 实施服务的促进因素和障碍因素是什么？
- 药房人员、患者和其他医务人员对现有业务有何看法？

研究人员使用定性方法，其基本假设是，人们从自己的经验中获得理解，从而创造自己的现实生活，并能够与他人分享这些经验。此外，假设人们所说的是有效、可靠和有意义的。定性研究并不寻求验证某些"真相"。他们假设存在多种真相、现实和意义，其目的是试图了解人们如何理解自己。

多年来，以患者为中心的诊疗理念一直是研究的重点。对于药学实践研究，应该意识到去尝试理解患者对药物的需求和疑虑，以及药学实践（药房业务）如何充分满足这些需求等问题。此外，应考虑到有什么因素以及谁会告知并影响患者对药品和治疗的看法？运用定性方法可以帮助回答以下问题：
- 患者对药物需求的看法和理解是什么？
- 药房人员与患者之间的沟通有何特点？

● 与患者沟通的适宜方法是什么？
● 患者对药房服务的看法和体验是什么？

定性研究通常要求受试者尽可能在自然环境中进行。例如，在医院、家中或社区药房那里采集患者的信息。定性数据采集的形式多种多样，包括访谈（interview）、叙述（narrative）、日志（diary）、焦点小组访谈（focus group）、在线资源和影像等。

一般而言，定性方法可提供有关特定案例研究的具体信息。更笼统的结论仅以见解（知情断言）的形式提出。因此，在进行药学实践研究时，既没有正确或错误的方式，也没有正确或错误的方法，**经验法则（the rule of thumb）**是找到回答研究问题的适当方法。通常，定量和定性方法相结合是最合适的，这就是**三角互证评估法（method triangulation）**（Thurmond，2001）。例如，在探索和确定药学实践新趋势的调查之后，可以通过与药房从业者的访谈表达药房人员的思想和体验。

2.1.2 定性研究的步骤

所有科学的研究都包括系统地收集特定主题的数据，以回答特定问题。因此，包括定性在内的研究都是通过多个阶段完成的，这些阶段可以大致分为概念形成阶段、设计计划阶段、经验数据生成阶段（准备和数据收集）、分析阶段和传播阶段。定性研究与其他所有研究（定量研究和实验研究）的不同之处在于，不同阶段的执行方式不同，通常传播阶段除外。

定性分析涉及四个基本要素，可确保各个阶段及其之间的联系都具有较高的研究质量。第一，参与者的选择必须有充分的理由，并且入组参与者必须与研究问题具有相关性。第二，方法必须适合研究目标和环境。第三，方法可能包括访谈、实地观察、文献分析和网络社群调研，且必须非常全面，足以提供对事件研究充足的详尽描述。第四，必须使用多种信息来源，对数据进行适当的分析，研究结果得到充分证实，负责收集和分析原始数据的研究人员一位以上，另一位研究人员检查确定参与者的观点是否得到充分诠释或运用现有的社会科学理论和文献进行比较。

2.2 访谈方法 -

访谈是一种常见而有用的方法，用于调查受药学实践影响或试图改变药房业务的受访者[如患者、医务人员（包括药房人员以及政策制定者）]的主观理解、感受、价值观、态度、体验和/或想法。通过访谈，可以确定当前业务中的关键问题，然后加以诠释和解决。访谈同样可以发现药房业务是否运作良好，以支持这些业务进一步发展。访谈涵盖药学实践（药房业务）的主题示例包括药房员工对新推出**认知服**

务[1]（cognitive service，也称判断性服务）或工具的体验，如哮喘服务或电子处方传输（Emmerton等，2012），药房客户对药房及药师角色的认知（Cavaco等，2005），或患者接受认知服务的原因（Latif等，2011）。

2.2.1 访谈法的类型

访谈是研究者与一个或多个受访者之间进行的一种对话交流方式，其目的是探讨受访者的生活世界观。访谈根据内容结构的程度（即受访者可以影响对话方向和内容的程度）而有所不同。访谈也根据受访者的数量而有所不同。同时与多个参与者进行的访谈称为**小组访谈**（group interview）或**焦点小组访谈**（focus group interview）。

2.2.1.1 个人访谈

个人访谈通常分为三种类型：**完全结构化**（fully structured）**访谈**、**非结构化**（unstructured）**访谈**和**半结构化**（semi-structured）**访谈**。这些之间没有严格的界限，并且可以根据研究问题将它们混合在一起提问交流。

结构化访谈[2]（structured interview）与预先定义的问题和答案类别的问卷调查非常相似（几乎没有偏差或没有偏差）。在进行结构化访谈时，研究人员将大声朗读问题并勾选答案框。结构化访谈通常涉及**定量研究**（quantitative research）的方法论原则。

相比之下，非结构化访谈的特点是研究人员询问的问题越少越好，并且避免影响受访者回答偏向某个方向。理想情况下，受访者可自由而深入地交谈形成访谈的流程，即创建有关他们对问题主题体验的叙述氛围。因此，最终的非结构化访谈就是叙事。**叙事访谈**（narrative interview）是收集人们讲述自己故事经历的一种方法，而尽量不会受到研究人员的干扰。讲述自己健康和疾病经历的故事是人们理解生活的一种方式。作为一种方法，叙事将人们置于研究过程的中心，从而验证他们赋予自己故事的意义（Anderson和Kirkpatrick，2016）。

最常用的访谈形式是半结构化访谈[3]，研究人员专注于相对较少的特定问题。然而，问题的顺序和重要性取决于受访者的回答，其目的是挖掘受访者更深层次的观

---

[1] 译者注：根据 Cipolle 等的说法，认知服务也称为判断性服务，是指药师使用专业知识且需要临床判断能力为患者提供促进药物治疗有效和安全的专业服务。

[2] 译者注：结构化访谈又名标准化访谈，结构化访谈是一种定量研究方法。这种访谈的访问物件必须按照统一的标准和方法选取，一般采用概率抽样。访问的过程也是高度标准化的，即对所有被访问者提出的问题，提问的次序和方式，以及对被访者回答的记录方式等是完全统一的。

[3] 译者注：半结构化访谈指按照一个粗线条式的访谈提纲而进行的非正式访谈。该方法对访谈对象的条件、所要询问的问题等只有一个粗略的基本要求。访谈者可以根据访谈时的实际情况灵活地做出必要的调整，至于提问的方式和顺序、访谈对象回答的方式、访谈记录的方式和访谈的时间、地点等没有具体的要求，由访谈者根据情况灵活处理。

点。研究人员通常会进行调查（要求受访者进一步阐述他们给出的回答），以便更好地了解当前的问题。

2.2.1.2 焦点小组访谈

焦点小组访谈最初被认为是一种市场研究的工具，也是一种定性方法，在卫生服务研究以及药学实践中越来越受到重视（Frisk等，2019）。当要求不同参与者之间必须互动（"乒乓球"式交换意见或互相挑起话题）才能产生数据和见解，即在一个小组中如果无法互动就难以获得数据时，通常首选焦点小组访谈。通过开放性询问复杂性的问题，例如药房组织文化等团体规范，他们会提供细微差别的数据（Morgan，1988；Smith，1998）。回答问题还可以激发出一些细微的反馈，而这些细微的反馈很难捕捉到，例如，患者在药房就诊的体验。这些主题都非常适合进行探索性工作的研究。

为了促进小组互动，建议六至十人参加（Hassell和Hibbert，1996）。但是，与较少的参与者进行焦点小组访谈也可以产生有价值的见解。小组访谈的形式通常采用非结构化和半结构化访谈混合的形式。尽管研究人员可能有几个研究问题需要回答，但他们将允许参与者之间进行自由讨论（Hassell和Hibbert，1996）。

2.2.2 准备访谈

在进行访谈之前必须做出一些方法上的决定，例如访谈指南的内容结构，即主题，包括问题的数量和类型以及应征的访谈人数和类型。此外，还必须考虑如何记录数据以供之后分析，以及在何处进行采访。最后，确保受访者的同意是非常重要的。

访谈指南是研究人员用来组织和跟踪访谈进展并确保所有相关问题都得到回答的工具。访谈指南的主题可以有各种各样的不同来源。资料来源包括文献评论、理论或专家共识。访谈指南中的所有主题都必须合理，这一点很重要。

2.2.3 采样

对参与者采样是创造有价值结果的另一个重要步骤。由于访谈的特点是创建大量数据，因此研究人员通常必须考虑限制参与者的数量。定性研究的目的之一是确定与特定群体的感受、态度或经历具有相似性的模式。这需要最少量的参与者，以确保找到所有相关模式并使其始终如一。因此，在没有发现新的总体模式之前，招募工作可以持续进行；这就是所谓的**数据饱和**❶（data saturation），它要求分析与数据收集阶段并行进行。对于半结构化访谈，通常需要约20次访谈才能达到饱和。然而，饱和是否真的是高质量定性研究的真实反映，目前仍处于争论之中。

---

❶ 译者注：数据饱和是指研究过程中在数据分析中没有发现新的信息点，这种冗余向研究人员发出数据收集可能停止的信号。

　　研究人员还必须反思受访者代表的人。研究人员的目标是使案例/受访者之间的差异最大化或最小化？参与者是否要说明有关将要调研的罕见案例、关键案例或典型案例？通常，采样会受到实际问题的影响，包括接受采样受限。一种选择是"滚雪球"，通过这种方式，可以询问参与者和该领域的专家是否可以推荐符合纳入标准的潜在参与者。

2.2.4　进行访谈

　　叙事访谈通常始于研究者要求参与者讲出自己病情的"故事"，包括其最初症状、诊断、治疗方法、对日常生活的影响等细节。理想情况下，研究者很少提出补充问题。

　　对于半结构化访谈和非结构化访谈，通常建议采取开放式问题提问，以激发受访者敞开心扉回答更多的问题，然后再提出封闭式问题，以阐明参与者的具体看法。Kvale（1996）描述了在访谈中可以使用的九种类型问题，其中包括"缄默式"聆听技术，以使受访者有时间去反思和表达自己。还建议提出"解释性问题"，即澄清研究者的理解是否与受访者表达的看法相吻合（Kvale，1996）。

　　由于非结构化访谈、半结构化访谈和焦点小组访谈中患者的陈述详尽而丰富，往往超出研究人员即时理解的范围，在访谈中记下受访者的回答也不足以捕捉到所有的相关信息。这就是为什么访谈时需要录音。重要的是在访谈过程中营造一个信任的环境，以便受访者可以放心表达自己的真实观点。因此，反思如何进行采访以营造这种氛围是至关重要的。

　　如果制定了完善的**访谈指南/手册（interview guide）**，通常就不需要进行试点研究了。由于生活世界的叙事很复杂且无法完全预测到，因此，强烈建议进行归纳性访谈，即从一次访谈到下一次访谈的总结应用，以便更准确地探究叙事细节。

2.2.5　道德规范

　　进行访谈时应遵守道德规范（ethics），尤其要充分告知受访者研究项目的目的。此外，在整个研究过程中保护受访者的匿名性（anonymity），并意识到在访谈中研究者经常定义过程的权力不对称性（asymmetry of power），例如，明智的做法是不要询问和探讨受访者谈及时感到不舒服的问题，这很重要。反思一下访谈过程如何影响受访者也很重要，也许由于访谈，他们自己开始或多或少地思考某些主题。还应该注意最近欧盟引入**通用数据保护条例（General Data Protection Regulation，GDPR）**有关个人敏感资料的存储以及其他国家的道德要求。

2.2.6　分析访谈

　　分析访谈的第一步是将录制的音频转换成书面资料。如果受访者在访谈过程中的某些时候表现出特殊的身体反应（肢体语言），那么保持准确的措辞是必不可少的，并且在抄录的文本中应补充说明。较小的停顿声、" 哦"、"嗯"之类的声音可能会被忽略掉。

无论使用哪种类型的访谈方法，要使定性资料集有意义，就需要开发一个编码框架，以便将数据量减少到更易于管理的部分，例如主题。因此，没有严格定义的方法来分析抄录的访谈。常见的方法包括**观点浓缩（meaning condensation）/内容分析（content analysis）、专题分析（thematic analysis）、理论分析（theoretical analysis）和扎根分析（grounded analysis）**。然而，在分析叙事访谈的数据时，分析通常涉及确认整个数据集中的故事，还常常关注叙事的结构以及语言和隐喻使用等其他方面（Anderson 和 Kirkpatrick，2016）。

根据 Kvale（1996）的观点，浓缩方法是"将受访者表达的含义浓缩为较短的表述"，实际上，它通常与访谈手册制订好讨论的主题相呼应（说明研究人员已经事先了解/优先排序）。在每个受访者访谈指南的每个主题内，特定主题相关的引述将突出显示并移到特殊的表格中，以获得过程的概述（例如使用软件）。在这一点上，研究人员应该对受访者发表的新的、有趣的以及当下意想不到的话题陈述持开放态度，这些陈述也许不能直接与现有主题相关联。以这种方式对整个访谈进行编码后，研究人员会对一位受访者在一个主题内浓缩不同引述，并以自己的语言尽可能简短地解释受访者所表达的含义。对每个参与者进行此过程后，就可以确定参与者之间相似或不同的模式（Kvale，1996）。

根据**初始编码（initial coding）**，研究人员还可能尝试超越受访者的自我理解，以了解诸如哪些因素表征或驱动并影响受访者的观点。这种分析被称为"**批判性常识（critical common sense）**"（Kvale，1996）。

其他分析方法涉及理论分析，即通过应用特定且相关的理论或**扎根理论（grounded theory）**的技术来解释文字稿（transcript），扎根理论在结构化的过程中通过阅读文字稿而无需预先假设即可产生新的理论。然后，可以通过将这些假设或模式思想以及模式含义对所有涵盖的案例进行应用测试，以对其进行完善，或者如果与数据资料不完全一致，则可以放弃这些想法或测试其他模式。

2.2.7 访谈方法的优劣势

访谈的优势是举例说明一组参与者的看法、态度、想法等模式，例如，在药学实践领域里，指出参与者之间的相似点和不同点。访谈反映了参与者对自己现实生活中的行为描述，而这些行为不一定理解为实际发生的行为（Kaae 等，2010）。

访谈可以帮助研究人员更好地了解人们的经历和行为；然而，也存在一些缺陷。例如，有些人觉得向研究人员讲述自己的故事比（更匿名的）问卷中回答问题更具有挑战性和/或让人不舒服。正如所有定性研究一样，少数采访的结果不能推广到整个群体。访谈本质上是主观的，所以，如果研究的目的是描述正在发生的行动，那么诸如观察之类的方法可能更合适。

2.3　观察方法 --

　　在药学实践研究中，观察研究越来越获得认可。作为一种研究方法，它需要观察和描述对象在自然环境中的行为。在药学实践中，观察法被用于药房组织行为的研究，如技术对员工工作流程的影响（Walsh 等，2003）、药房员工与患者之间的沟通（van Hulten 等，2011）以及患者在药房的行为（Mobach，2007）。

　　观察研究涉及定量和定性方法。在运用观察法进行定性研究时，研究通常旨在描述参与药学实践专业人员行为模式的细节。这可能是研究药房业主的领导风格（Kaae 等，2011）或沟通行为的特征，即药师和患者在互动交流过程中的"角色"或"双方如何互动"（Murad 等，2014）。

2.3.1　观察类型

　　定性观察研究有不同的类型，这取决于研究人员是否参与到接受观察的活动中。因此，研究人员可以选择完全隐藏于发生的行动之外；也可以选择公开/可见但不参与活动；还可以投入并积极参与接受调研的活动。

2.3.1.1　非参与性观察法

　　非参与性观察法（non-participatory observation）的理念是在研究人员还施加任何影响的情况下捕捉现实世界中某些行为的发生方式。根据参与者是否知道自己正接受观察调研，这种观察可以是秘密的也可以是公开的。非干扰性的秘密观察提出了许多实际和道德挑战，这些问题也必须得到有效解决。

　　如果选择公开观察，则必须考虑实用性，例如在哪里站立才能听到和看到所有相关情景。必须考虑所谓的**"霍桑效应❶（Hawthorne effect）"**的风险，即研究人员的存在对行为者行为的影响。根据霍桑效应，人们试图达到现有规范或研究人员的预期。然而，研究表明，参与者在被观察时会表现出不同的反应。因此，很难准确预测观察者是否以及如何影响参与者的行为（McCambridge 等，2014）。有人建议，在可能的情况下，研究人员应该在观察之前花一些时间与参与者相处，使他们习惯观察者的存在（Smith，1998）。为了减少霍桑效应，可以选择使用音频或视频作为观察工具。

2.3.1.2　参与者观察法

　　为了更深入地了解所发生的行为，参与者的观察是相关的。对于药师研究人

---

　　❶ 译者注：霍桑效应是管理学中的一个名词，它是指由于受到额外的关注而引起努力或绩效上升的情况。究其来历，则源于一次失败的管理研究。霍桑效应起源于1924年至1933年间的一系列实验研究，其后，从1927年到1932年，乔治·埃尔顿·梅奥（George Elton Mayo）教授持续多年对霍桑实验结果进行研究、分析。霍桑一词源于用于实验的工厂，它是美国西部电气公司坐落在芝加哥的一间工厂的名称。实验最开始研究的是工作条件与生产效率之间的关系，包括外部环境影响条件（如照明强度、湿度）以及心理影响因素（如休息间隔、团队压力、工作时间、管理者的领导力）。

员而言，在药学实践中进行参与者观察的理想机会是存在的。但是，同时观察环境中发生的行为具有挑战性，因此根据Robson（2002）的要求，需要进行大量的培训。

对于神秘顾客（mystery shopper），在药学实践中使用了一种特殊的秘密参与者观察法。此方法通常用于评估药房柜台员工的沟通行为。它主要用于定量。

2.3.2 准备观察

准备观察研究包括有关采样环境的决策，即在什么地方进行行为观察，如何收集数据，将收集哪些数据以及收集足够数量的数据所需的时间。

根据研究问题（另请参见"准备访谈"），可能会涉及典型的代表或特别案例。开始观察之前，应考虑不同环境的数量以及同一种环境中的不同情景。例如，如果探讨柜台上的沟通情况，则应确定所涉及药房的数量和特征（例如城市或乡村），以及应观察多少和哪些工作人员。确定一天中观察的时间也很重要。最后，必须确定柜台上不同的会面次数或何时停止观察。这通常需要并行的数据收集和分析。

用于观察的收集工具可以采取多种形式。基于Spradley的研究，Robson（2002）建议从九个维度进行观察，为了获得详尽的丰富数据，必须在开始时对所有这些维度进行全面描述。这些维度包括空间、行为者、活动、对象、行为、事件、时间、目标和感受。因此，描述既包括身体因素，也包括对受访者的目标和感受的即时解释。其优势是，既记录行为本身也记录所处环境。由于行为无可争议地取决于发生行为的环境，因此可以描述和分析这一因素。

Robson（2002）设计的方案，在大多数情况下，必须补充与特定兴趣要素相关的新类别/维度。例如，在药房柜台观察专业人员与患者的交流时，非语言行为、空间行为（如果两者彼此靠近或远离）、语言外行为（例如说话速度或响度）和语言行为（实际谈话的内容和结构）都可以整合（Robson，2002）。音频或视频记录的使用也可能会提供有用的补充数据。这些工具在操作过程中不可避免地会记录各种细节，而在手工记录时，这些细节绝对无法达到相同的程度（Murad等，2014）。

2.3.3 分析观察的情况

使用音频或视频记录时，分析的第一步可能是将记录内容转录为书面叙述。直接在记录上编码也是可行的。然后，由Robson（2002）开发的9个类别可以作为分析的第一步。

然后定义行为话题（或事件）。可以通过多种方式定义话题或事件——柜台上患者与员工的一次相遇，药房老板1天内的行动等。下一步是选择话题或事件内的口头陈述或/和当下行为，并开始编码这些能够表征话题或事件内观察到的典型行为特性。

在根据第一组类别对数据进行编码之后，研究人员可以开始更深入研究不同代码的内容含义。哪些代码是关联的，以什么方式关联？什么在一个代码中真正定义行动？在这里也可以考虑场合因素。行为会根据不同的场合而有所不同吗？然后开发并再次命名新的含义和代码，最终对第一个话题或事件的特征有了全面的了解。此后，可以将该话题或事件与其他话题或事件进行比较，以探索它们之间的相似性和差异性。

2.3.4 观察方法的优缺点

观察有助于调查人们的实际行为，而不是依靠人们所说的他们做了什么。在某些情况下，人们对自己实际行为的认知与其他人记录的情况相一致（Fedder等，1998）。如果出现差异，与调查问卷或访谈中自我报告的做法相比，观察到的通常认为是"真实的"。但是，切勿将表达的看法当作假的，而应理解为事件中代表的另一个角度，即人们在某种情况下如何感知或希望被感知。由于人们通常不知道自己的行为，或者永远无法详细解释他们的实际举止，因此观察对于记录这种行为是很有用的。

观察只是启动改进实践的一种有限研究，因为观察研究无法让从业者反思自己的行为，例如，有机会对特定方式行事找出原因和提供论述。因此，参与者行为的推理和感知是非常有用的信息，可作为激励他们未来改变其实践行为的路径。三角互证评估法的一种非常有效的思路是先进行观察，然后让受访者直接对观察到的情况进行评论（Kaae等，2010）。

2.4 文献分析法

文献（document）是一种提供社会世界的某些方面相关的信息或证据的书面、印刷或电子材料，通常作为一种官方记录。文献揭示了人们的所作所为和重视的方面。通常，文献中显示的行为都发生于自然环境，这使此类数据具有较强的有效性。

文献分析法（document analysis）是将文献作为研究对象的方法。分析的目的是发现和解释数据中的形式，对形式进行分类，有可能的话，概括结果。文献分析法在药学实践研究中很有用，以探讨政策影响实践的发展。实例包括分析达成的公开补偿**认知服务（cognitive services）**的方法和原因（Kaae等，2009）以及法律中表达社会对药师与患者进行医疗交流的期望（Svensberg等，2015）。

文献研究既可以定量，也可以定性。这完全取决于研究问题。文献分析的定性方法包括通过描述性和分析性方法解释资料中提供的信息，特别是研究文献中的上下文和多种含义。文献分析作为一种研究方法通常可以避免伦理问题，因为大多数情况下，要分析的文献都是公开的文件。

2.4.1 文献的类型和来源

文献来源很多，种类繁多，可以在很多地方找到。例如**文献综述（literature review）**，这是研究者通过阅读、分析、评估以及进行学术性总结文献的过程。再如**医学文献（medical document）**，包括**患者期刊（patient journal）**，经常是药学实践研究的研究对象。在研究中关注患者的看法，可以使用个人文件，例如患者日记以及他们与医务人员之间信件的副本。

官方文件（official document）（例如政府出版物、法律文件、公开听证会的文件、指南和报告）通常是药学实践中政策分析的信息来源。例如，对特定药品政策（诸如假冒药品问题）的文件分析可能包括卫生部门制作的白皮书或报告，以及WHO或其他国际组织制作的立场文件。大多数官方文件的意图应被视为对事实的客观陈述，然而，在研究中，文件被认为是社会衍生出来的，作为一种证据或证明，因此可以揭示一些潜在的含义和动机。但人们也应该意识到，可能存在一些行为者有意不想公开的观点和看法。

2.4.2 准备文献分析

准备文献研究时，最重要的是辨别并最终确定所需要/想要分析的文献，换句话说，基于所研究的问题，哪些文献可以回答或至少部分回答这些问题。

此外，保持文献和笔记有序很重要。有时，将文献扫描到计算机上并使用定性分析软件包是很有用的。

2.4.3 分析文献资料

分析文献资料的第一步是粗略地整理文献，剔除不相关的文献。然后，最好总结一下相关文献的内容。

接下来，返回主要和补充研究的问题，以查看是否找到答案。可以通过寻找重复并尝试找到模式来从原始数据（文献本身）转向对材料的理解和/或解释（Hodson，1999）。

工作表（worksheet）是文献分析中有用的工具。基本类别包括文献的标题、作者、可能的作者偏见、来源出处和出版日期。工作表中应留有备注的空间，可以在其中解决以下问题：重要的事实是什么？可以从本文献中得出什么推论？重点/想法是什么？如何在研究问题中使用它？（以任何方式回答了研究问题或对此有所帮助吗？）是否存在任何意外的但又相关的信息？目标是找到对项目中要解决问题的解释并予理解。答案可以采取多种形式。例如，对特定药品包装插页的分析可能发现包装插页存在的大多数问题很可能是由沟通造成的。换句话说，客户不理解插页中提供的建议，因为该表述也许过于技术性。

2.4.4 文献分析的优劣势

通常，当找到研究问题相关的文献时，文献研究会很有用；当意识到如果不分析这些文献，且无法观察或访谈人群时，研究就会出现漏洞。尽管计算机可帮助组织和分类数据，但是没有计算机可以管理数据——这取决于设计用于所有文献和注释的归档和调用的系统（Traulsen和Klinke，2005）。

2.5 网络社群方法 ---

网络社群方法（netnography）是一种在线研究方法，它起源于民族志（该术语是"网络"与"民族志"的复合词），并在市场研究领域获得了普及和推动。市场营销和社交媒体教授Robert V. Kozinets将其定义为将在线社区，例如新闻组、博客、论坛、社交网站、播客、视频广播，照片共享社区和虚拟世界等用于研究目的（Kozinets，2010）。有些人将网络社群方法称为一种方法，另一些人则称其为一门学科（discipline）。基本上，它使用计算机作为支持研究的工具，并使用互联网作为生成/提供数据的来源。药学实践相关的网络社群方法研究示例包括对药师处方激素避孕药的公众意见进行分析（Irwina等，2018）以及研究社区药房的在线情况（Domínguez-Falcón等，2018）。

网络社群方法最初被设计为探讨消费者行为的一种工具，是药学实践研究中的一种有用工具/方法，用于研究患者群体和组织在线文化和社区情况，或进行市场营销和消费者研究。

网络社群方法比焦点小组或访谈等其他定性方法更具自然性和包容性（然而，存在其他道德困境）。网络社群方法探讨文化现象（例如博客、微博群组和其他基于互联网的社交媒体、推文等），其中的研究目的是从研究主题的角度观察社区和社会团体，有人称之为"撰写团队的文化"。通过提供有关在线消费者群体、药房人员等的符号、含义和行为模式的信息，网络社群方法还可以用于了解基础设施、群体和网络调研。

2.5.1 分析网络社群材料

通常，可以通过与其他文献资料相同的方式来分析互联网获得的数据（请参阅"文献资料法"）。数据基本上由离散的实体组成，这些实体在没有解释的情况下被客观地描述（例如，访谈记录或文献中文本的转录），因此必须整理数据，进行结构分类和解读。此后必须对其进行合成，以便可以确定相互关系并将其形式化。

2.5.2 网络社群方法的优劣势

社交媒体为药学实践研究带来了巨大的机会，使研究者与患者、患者协会以及药师和医务人员之间的联系和对话变得容易。例如如果研究的目的是了解年轻女性中抗抑郁用药的增加，则可以建立博客和/或"群聊室"并邀请年轻女性参与。最近的一项举措包括一项研究，该研究建立了一个全国性药房远程在线沟通服务，药房免费提供用药指导服务，然后分析查询的类型，以识别客户的需求并改善药房服务（Ho等，2014）。

网络社群方法存在一些伦理问题，就像观察方法一样，关注参与者是否意识到您的存在。例如，如果您调查某个微博小组的讨论，该小组的成员是否知道您正在关注他们？如果是，他们可能会保留原本会传播的信息。与其他类型的研究一样，需要征得参与者的知情同意后才能使用引语等。但是，在出版物中使用互联网来源引语的一个特殊方面是，可以相对容易地追踪它们，从而会损害参与者的匿名性（Eysenbach 和 Till，2001）。

解决网络社群存在的某些道德困境的一种方法是，使用离线研究方法来补充在线资源中的数据。因此，使用在线社交团体、博客等可以成为对特定主题和倾向获得启发的一种方式，然后，可以更深入地探索，例如通过脱机进行访谈。

2.6 视觉研究/视觉方法

当下，社会世界的很大部分是视觉的，近几十年来，**视觉方法**（visual method）在定性（和定量）研究中的快速增长，反映在社会科学中。通常认为，这种现象某种程度上与视觉图像在当代社会和文化实践中的重要性日益增加有关（Rose，2013）。视觉研究方法建立在早期参与性需求评估工作的历史基础上，其中包括医疗卫生、健康教育和健康促进。

视觉研究是一种学术认可的方法，起源于人类学和社会学，然后发展到心理学和健康研究学科。这个蓬勃发展的学术研究最终产生了无数的书籍和期刊，并致力于传播社会科学视觉研究的成果。

这些方法使用各种形式的视觉材料作为产生证据研究过程的一部分，以试图回答研究的问题。这些方法因使用的视觉材料类型以及这些材料所遵循的程序而不同。

2.6.1 视觉方法的类型

虽然照片、海报和电影是最初分析的对象，但随着社交媒体的引入和传播，今天很多人会说我们已经进入了一个以视觉为主导的社交世界，每天我们都接触到大量的**视觉图像**(visual image)。这一发展为研究人员提供了多种视觉媒体，可将其作为重点。学术界使用的视觉材料包括照片、电影、视频日记、拼贴画、图画、影像发声和照片日记，这只是其中的一些示例。

有时，视觉材料是由研究人员生成的：专门为研究而开发的视觉材料。在其他时候，研究参与者会创建材料：可能会要求儿童"画出"他们的病情或说明他们如何使用药物。有时，视觉材料是"找到的"：可能要求参与者描述/解释健康促进海报的含义。各种视觉材料都可以通过不同的方式进行理论化、情境化和分析（Rose，2013）。

尽管考虑每种视觉材料的空间有限，但由于其当前的流行，在这里值得一提。这就是**影像发声法**❶(photovoice)，这是一种定性的视觉方法，给参加者提供一部相机，

---

❶ 译者注：影像发声法是一种行动研究的定性方法，也称为参与式的研究方法，使用该方法时要让行动者用手中的相机拍摄相关主题的照片、记录其真实的生活，由研究者组织行动者以小组为单位讨论照片，共同分享各自独特的经历和知识，通过多次拍摄与讨论活动，提高行动者对问题的认识，找到相关问题的原因以及可能的解决办法，从而激发行动者和社会的改变。

要求他们拍摄记录在特定情况下自己的经历和/或那些对自己很重要的视觉事件。早在20世纪90年代，影像发声法就作为参与性健康促进的一种策略（Wang等，1998），并成功地用于患者教育、残疾研究和公共卫生研究等领域，表明其广泛的适用性。

影像发声法是基于假设，即通过产生视觉图像来提高参与者对资料形成的管理，将有助于强调参与者亲身经历的重要事件，以免研究人员可能忽视或忽略参与者的这些事件。影像发声法通常用于在公众领域不愿发声的人群研究。该方法通常是在社会科学研究和健康研究中，以促进个人和社区变化的一种手段。影像发声法已被描述为进行参与式的需求评估，进行参与式评估并传达给政策制定者的有效工具（Wang和Burris，1994）。

2.6.2　准备视觉方法

准备采用视觉方法时，最重要的是确认并决定使用材料的形式。在使用现有图像（例如海报、照片、录像）时，请确保在见到参与者之前将材料准备好并且状态良好。在要求参与者创建视觉影像（例如照片、影像发声或绘图）的情况下，提供必要的设备非常重要。对于绘图，这意味着确保有足够的耗材，即纸张、钢笔、墨水和颜料。当要求参与者拍照或进行影像发声的讨论时，三件事很重要：首先，保障和测试必要的设备（相机、音频设备）；其次，培训参加者纪实性摄影的基本技术以及设备使用和保养；最后，支持参与者，并给予时间和机会，以展示和讨论他们摄影的照片/视频。重要的是要营造一个安全和支持性的环境，让参与者可以学习新技能并获得信心和能力表达自己的思想和观点。

2.6.3　分析视觉方法

大多数接受过学术训练的研究人员都会同意，所有的观察和研究方法都充满了理论。换句话说，世界上的学术观点都具有理论基础。尽管所有研究并非都提出了明确的理论主张，但经过进一步分析，训练有素的学者将能够找到"隐性"（尚未提及）的理论基础（Lau和Traulsen，2017）。许多人会认为选择一种理论可能很困难。众所周知，明确的理论框架为研究中解决可研究问题的类型设定了研讨议程。话虽如此，正是这些明确的理论为分析奠定了基础。因此，研究采用的理论框架构成了分析视觉现象的方法。

有许多途径可以通过视觉方法生成分析的数据。**文本分析（textual analysis）**旨在摆脱传统内容分析对视觉数据的密切关注。回答研究问题是分析的核心切入点，同时也是理论方法所建立的研究框架，这些理论方法可能是结构主义、认知人类学和民族志方法论。在所有情况下，关注视觉表现的象征意义都是至关重要的。

2.6.4　视觉方法的优缺点

视觉方法的主要优势之一是它们不依赖一种特定的语言。因此，研究人员可以从庞大的样本库中选择参与者，从而可以招募那些文盲、未受过教育者或残障者。此外，参与者可以包括由于严重的精神疾病而难以交流的人，或那些与研究团队无法共享相同语言（包括口音和口语）的人。

大多数视觉方法的局限性在于，通常要求研究人员预算购买必要的设备，例如照相机、音频设备、墨水和打印机。另一个潜在的问题可能是谁拥有照片的问题。虽然研究团队可能提供了设备，但参与者拍摄了照片。当研究人员获得知情同意书时，应考虑到这一点，以避免出现潜在的问题。

在数字传播和公开获取出版物的时代，仔细考虑知情同意书尤其重要。在数字经济中图像可以被重新加工、重新转发和再循环使用，这些方式可能在研究期间并未想到（Mannay，2014）。

2.7　定性研究的有效性和转化性

就像一切的科学研究那样，定性研究必须符合研究界内对研究行为要求的质量标准（Malterud，2001）。这些标准既不严苛也不固定，包括有效性、研究过程的**转化性（transferability）**以及结果。定性研究不是一个统一的范围。有一些已发布的现成标准可以进行高质量的研究，指导研究过程并得出值得信赖的结果。由于药学实践研究交织于各种不同的研究思路之中，包括自然科学、社会科学和人文科学，因此对于确切运用哪种质量标准以及如何应用这些标准，仍存在一些矛盾或补充的看法。因此，每项个体研究的适宜标准应来自该项研究出现的理论和方法框架（Cohen 和 Crabtree，2008）。最后，重要的是要记住，某些指南可有助于提高研究结果的质量和可信度；然而，采用这些指南并不能保证结果的质量。

药学实践的研究，除了遵守质量标准外，还应该根据其对该领域发展的贡献进行评估。这取决于研究问题的目的，而这些问题的产生往往是研究者既期望深度了解这个领域，也想获取更多的知识和理解形成的，或期望在一个困惑的新领域，开启探索性的研究。一个好的研究问题不一定能产生高质量的研究。然而，一个构想不佳的问题不可避免地会影响研究后续阶段的所有问题（Agee，2009）。

2.7.1　有效性

有效性（validity）是研究可靠性的一种指标，适用于检验研究的设计和方法。有效性是通过检验研究人员是否成功地完成他们计划的任务来衡量的，即充分展示计划研究的真实性。确保有效性涉及验证研究过程的每一个步骤，即从提出相关的研究问题到结果的传播。如何管理这又是一个问题，即研究人员认同哪种研究思路的问题。

透明度（transparency）是建立有效性的一个关键因素，因为研究中进行的过程本身都不需要解释。为了获得项目的透明度，需要对项目研究期间所有的相关研究步骤进行完整描述，包括所选择的有力论据。有力的论据应包括研究人员对项目事先理解的论述，即研究人员之前获得的先验理解、信念以及态度等。在研究项目中做出明智的理解和决策也有助于将不同的阶段彼此联系起来，以确保数据收集工具与研究问题、相关的理论和对该领域文献的综述保持一致。

定性研究的另一个重要质量要素是获得丰富的数据，这使得解释超越了纯粹的描述性陈述。这就要求采用对细节敏感的研究方法，包括良好的访谈技巧。

最后，坦诚寻找和承认数据中出现的意外情况对于定性研究的有效性也很重要。

2.7.2 转化性

转化性是指定性研究的成果可能归纳或转化用于其他环境或情景的程度。在尝试归纳或转化成果时，务必要考虑研究的背景情况。成果的转化性是有意义的，因为研究的主要目的之一是汇集知识，以便更好地深度了解相关领域，从而进一步发展这些领域。药学实践研究的成果在不同的国家之间往往表现出很强的相似性，使得成果转化性的问题变得更有意义。举个例子，实施药学监护时在不同大洲的几个国家/地区都分别遇到了障碍，其中包括药师对此的态度（Mak等，2012；Gastelurrutia等，2008）以及其他医务人员认可的缺乏等（McDonough和Doucette，2001；Bradley等，2012）。

当然，转化性直接与研究中涉及的案例（药师、患者、药房等）关联。到底谁参与了研究？他们代表谁的利益？是否可以说具有相似特征的其他人员也表现出相同的行为、想法和见解？有人认为，读者往往比作者/研究者更擅长评估在一种环境中产生的研究的结果是否适用于另一种环境，因为读者通常最知道具有比较意义的环境是什么。这要求研究人员保持透明的态度，以便读者进行充分的评估。

由于定性观察中取样的目的不是归纳成果，而是探讨不同的观点/经验、确定模式等，因此，一个经过精心选择的示例在理论上可以证明其特征和类别对许多其他示例有借鉴意义（Mays和Pope，1995）。例如**选择偏倚（selection bias）**常常是不可避免的，即包括案例和参与话题的人多于拒绝参与的人。与其尝试更改无法绕开的话题，不如在撰写成果时描述偏见，然后评估其对成果产生的影响，这一点很重要。

最后，重要的是要记住，如果要在实践中利用成果并将成果转化成药房业务（药学实践），则研究质量的评估是很有必要的。

2.8 定性研究的优势和局限性 ----------------------------

2.8.1 优势

定性研究试图回答"为什么"，因此可用于详细描述存在于当地环境的复杂现象。例如，不恰当使用抗生素的根本原因是什么？当定量数据收集与定性方法并行使用时，有助于解释出现这种反应的原因，并且通过揭示态度、感受和行为来给出详尽的细节，从而形成关于人们以某些方式行动以及他们对这些行为的想法和感受的详尽画面（Denzin 和 Lincoln，2010）。

开放和灵活的定性研究具有一大优势。因为是在非正式、轻松的氛围中进行的，所以促使参与者保持开放和诚实的态度，鼓励参与者放开去谈论自己的反应。反过来，这又可以打开最初没有考虑到的新的兴趣领域，同时还可以让受调查者尽可能详细地回答问题。

定性研究在自然的环境中收集数据，这使得人们可以获得更多关于受调查者的态度、价值观和观点的有效信息，因为它打开了人们解释这些信息的可能性。定性方法特别适合于当地情况、条件和利益相关者的需求。

2.8.2 局限性

定性研究的主要局限在于通常研究的对象很少。这会带来多种后果，如研究结果不可能代表特定人群的整体情况。这意味着其成果很难直接比较或运用于其他人/患者类型、其他环境或其他研究成果。

定性研究非常依赖研究人员的技能，尤其是进行访谈时。始终存在这样的风险，即研究人员的个人偏见和特质可能容易影响结果。因此，鼓励研究过程透明。

就资源而言，定性研究在数据收集和数据分析方面既费时又费力。批评人士认为，定性研究对于通常偏爱百分比、统计数据和表格的一些管理人员和政策制定者可信度不高。

2.9 总结

定性研究通过与受研者建立密切的个人联系来回答"为什么"的问题；它强调通过深入研究对人们的言语、行为及书面、视觉记录的理解。定性研究对当地情况、条件和利益相关者的需求作出响应。尽管定性研究既费时又费力，而且所研究的对象/人员数量有限，但定性研究对受访者态度、价值观和观点给出了更完整详细的描述，因此可提供更细微的信息，这样对药学实践的改进更有价值。

参考文献

Agee J. Developing qualitative research questions: a reflective process. Int J Qual Stud Educ. 2009;22(4):431–47.

Almarsdóttir AB, Rahmner PB. Qualitative methods in drug utilization research. In: Drug utilization research: methods and applications. Wiley; 2016.

Anderson C, Kirkpatrick S. Narrative interviewing. Int J Clin Pharm. 2016;38:631–4.

Bradley F, Ashcroft DM, Noyce PR. Integration and differentiation: a conceptual model of general practitioner and community pharmacist collaboration. Res Soc Adm Pharm. 2012;8:36–46.

Cavaco AM, Dias JP, Bates IP. Consumers' perceptions of community pharmacy in Portugal: a qualitative exploratory study. Pharm World Sci. 2005;27(1):54–60.

Cohen DJ, Crabtree BF. Evaluative criteria for qualitative research in health care: controversies and recommendations. Ann Fam Med. 2008;6(4):331–9.

Denzin NK, Lincoln YS. The SAGE handbook of qualitative research. London: Sage; 2010. isbn:978-1-41297-417-2.

Domínguez-Falcón C, Verano-Tacoronte D, Suárez-Fuentes M. Exploring the customer orientation of Spanish pharmacy websites. Int J Pharm Healthcare Marketing. 2018;12(4):447–62.

Emmerton LM, Smith L, LemAy KS, Krass I, Saini B, Bosnic-Anticevich SZ, Reddel HK, Burton DL, Stewart K, Armour CL. Experiences of community pharmacists involved in the delivery of a specialist asthma service in Australia. BMC Health Serv Res. 2012;12:164. https://doi.org/10.1186/1472-6963-12-164.

Eysenbach G, Till JE. Ethical issues in qualitative research on internet communities. BMJ. 2001;323:1103–5.

Fedder DO, Levine DL, Russell RP, Lewis C, Lamy PP. Strategies to implement a patient counseling and medication tickler system—a study of Maryland pharmacists and their hypertensive patients. Patient Educ Couns. 1998;11:53–64.

Frisk P, Holtendal C, Bastholm-Rahmner P, Sporrong SK. Competence, competition and collaboration: Perceived challenges among Swedish community pharmacists engaging in pharmaceutical services provision and research. Int J Pharm Pract. 2019;27:346. https://doi.org/10.1111/ijpp.12518.

Gastelurrutia MA, Benrimoj SI, Castrillon CC, de Amezua MJ, Fernandez-Llimos F, Faus MJ. Facilitators for practice change in Spanish community pharmacy. Pharm World Sci. 2008;31(1):32–9.

Guirguis LM, Witry MJ. Promoting meaningful qualitative research in social pharmacy: moving beyond reporting guidelines. Int J Pharm Pract. 2019;27:333–5.

Hassell K, Hibbert D. The use of focus groups in pharmacy research: processes and practicalities. J Social Adm Pharm. 1996;14(4):169–77.

Ho I, Nielsen L, Jacobsgaard H, Salmasi H, Pottegård A. Chat-based telepharmacy in Denmark: design and early results. Int J Pharm Pract. 2014;23(1):61–6.

Hodson R. Analyzing documentary accounts. London: Sage Publications; 1999.

van Hulten R, Blom L, Mattheusens J, Wolters M, Bouvy M. Communication with patients who are dispensed a first prescription of chronic medication in the community pharmacy. Patient Educ Couns. 2011;83(3):417–22.

Irwina AN, Stewart OC, Nguyena VQ, Bzowyckyj AS. Public perception of pharmacist-prescribed self-administered nonemergency hormonal contraception: an analysis of online social discourse. Res Social Adm Pharm. 2018; https://doi.org/10.1016/j.sapharm.2018.08.003.

Kaae S, Traulsen JM, Søndergaard B, Haugbølle LS. The relevance of political prestudies for implementation studies of cognitive services in community pharmacies. Res Social Adm Pharm. 2009;5(2):189–94.

Kaae S, Søndergaard B, Haugbølle LS, Traulsen JM. Development of a qualitative exploratory case study research method to explore sustained delivery of cognitive services. Pharm World Sci. 2010;32:36–42.

Kaae S, Søndergaard B, Haugbølle LS, Traulsen JM. The relationship between leadership style and provision of the first Danish publicly reimbursed CPS—a qualitative multi-case study. Res Social Adm Pharm. 2011;7:113–21.

Kaae S, Ghazaryan L, Pagava K, Korinteli I, Makalkina L, Zhetimkarinova G, Tentiuc E, Ratchina S, Zakharenkova P, Yusufi S, Maqsudova N, Druedahl L, Sporrong SK, Cantarero LA, Nørgaard LS. Knowledge, attitudes and behaviors around antibiotics in six countries in the Eastern WHO European region: Armenia, Georgia, Kazakhstan, Moldova, Russia and Tajikistan—a qualitative, comparative analysis. Res Social Adm Pharm. 2019;16:238. https://doi.org/10.1016/j.sapharm.2019.05.014.

Kozinets RV. Netnography: doing ethnographic research online. London: Sage; 2010.

Kvale S. Interviews: an introduction to qualitative research interviewing. London: Sage

Publications, Inc.; 1996. isbn:0-8039-5819-6.

Latif A, Boardman H, Pollock K. Reasons involved in selecting patients for a Medicines Use Review (MUR): exploring pharmacist and staff choices. Int J Pharm Pract. 2011;19(Suppl 1):31–3.

Lau SR, Traulsen JM. Are we ready to accept the challenge? Addressing the shortcomings of contemporary qualitative health research. Res Social Adm Pharm. 2017;13(2):332–8.

Mak VS, Clark A, Poulsen JH, Udengaard KU, Gilbert AL. Pharmacists' awareness of Australia's health care reforms and their beliefs and attitudes about their current and future roles. Int J Pharm Pract. 2012;20(1):33–40.

Malterud K. Qualitative research: standards, challenges, and guidelines. Lancet. 2001;358(11): 483–8.

Mannay D. Story telling beyond the academy: exploring roles, responsibilities and regulations in the Open Access dissemination of research outputs and visual data. J Corp Citizenship. 2014;2014:109–16.

Mays N, Pope C. Observational methods in health care settings. BMJ. 1995;311:182–4.

McCambridge J, Witton J, Elbourne DR. Systematic review of the Hawthorne effect: new concepts are needed to study research participation effects. J Clin Epidemiol. 2014;67(3):267–77.

McDonough RP, Doucette WR. Developing collaborative working relationships between pharmacists and physicians. J Am Pharm Assoc. 2001;41(5):682–92.

Mobach MP. Consumer behavior in the waiting area. Pharm World Sci. 2007;29(1):3–6.

Morgan DL. Focus groups as qualitative research. London: Sage Publications, Inc.; 1988.

Murad MS, Chatterley T, Guirguis LM. A meta-narrative review of recorded patient-pharmacist interactions: exploring biomedical or patient-centered communication? Res Social Adm Pharm. 2014;10:1–20.

Robson C. Real world research. A resource for social scientists and practitioner-researchers. In: Observational methods. Oxford: Blackwell; 2002.

Rose G. Visual methodologies: an introduction to researching with visual materials. 3rd ed. London: Sage; 2013.

Smith F. Focus groups and observation studies. Int J Pharm Pract. 1998;6:229–42.

Svensberg K, Sporrong SK, Bjornsdottir I. A review of countries' pharmacist-patient communication legal requirements on prescription medications and alignment with practice: Comparison of Nordic countries. Res Social Adm Pharm. 2015;11(6):784–802.

Thurmond V. The point of triangulation. J Nurs Scholarship. 2001;33(3):254–6.

Traulsen JM, Klinke BO. Project handbook—from idea to project—a handbook for pharmacy projects: The Danish University of Pharmaceutical Sciences; 2005. isbn:87-990703-1-6.

Walsh KE, Chui MA, Kleser MA, Williams SM, Sutter SL, Sutter JG. Exploring the impact of an automated prescription-filling device on community pharmacy technician workflow. J Am Pharm Assoc. 2003;51(5):613–8.

Wang C, Burris M. Empowerment through photo novella: portraits of participation. Health Educ Q. 1994;21:171–86.

Wang CC, Yi WK, Tao ZW, Carovano K. Photovoice as a Participatory Health Promotion Strategy. Health Promot Int. 1998;13(1):75–86.

Wisell K, Sporrong SK. The Raison D'être for the community pharmacy and the community pharmacist in Sweden: a qualitative interview study. Pharmacy (Basel). 2016;4(1):3. https://doi.org/10.3390/pharmacy4010003.

Wisell K, Winblad U, Sporrong SK. Stakeholders' expectations and perceived effects of the pharmacy ownership liberalization reform in Sweden: a qualitative interview study. BMC Health Serv Res. 2016;16(1):379.

扩展阅读

Almarsdottir AB, Kaae S, Traulsen JM. Opportunities and challenges in social pharmacy and pharmacy practice research. Res Social Adm Pharm. 2014;10(1):252–5.

Almarsdóttir AB, Traulsen JM. Multimethod research into policy changes in the pharmacy sector—the Nordic case. Res Social Adm Pharm. 2009;5:82–90. https://doi.org/10.1016/j.sapharm.2008.04.005.

Denzin NK, Lincoln YS. The SAGE handbook of qualitative research. Thousand Oaks: Sage Fifth Edition; 2017.

Flick U. An introduction to qualitative research. London: Sage Publication, Inc.; 2009. isbn:978-1-84787-323-1.

Giacomini MK, Cook DJ. Are the results of the study valid? For the Evidence-Based Medicine Working Group. JAMA. 2000;284(3):357–62. https://doi.org/10.1001/jama.284.3.357.

Kozinets RV. The field behind the screen: using netnography for marketing research in online communities. J Marketing Res. 2002;39(1):61–72.

Kozinets RV. Netnography initial reflections on consumer research investigations of cyberculture. Adv Consum Res. 1998;25:366–71.

Rolfe G. Validity, trustworthiness and rigour: quality and the idea of qualitative research. J Adv Nurs. 2006;53(3):304–10.

第3章

药学实践的行动研究

Lotte Stig Nørgaard, Anna Bryndís Blöndal

摘要

行动研究是基于研究人员与客户之间建立一种协作解决问题的关系而进行的。本章介绍如何在行动研究中使用数据收集的方法。提到行动研究相关的概念，包括研究人员的多重角色。描述了行动研究的优势、劣势和数据质量，以及四个行动研究步骤及其相关的关键特征。然后，本章介绍了关于如何进行行动研究的经验性建议，并总结了推进行动研究方法的建议。最后，描述了三个不同国家进行的三项具体行动研究。

3.1 引言

如果您做的研究涉及以下几个方面，那么您就是在进行行动研究：①具有教育意义；②参与者是社会团体的成员；③以问题为核心，针对具体情况，且面向未来；④涉及干预措施；⑤旨在改进和参与；⑥涉及循环过程（其中研究、行动和评估三者相互关联）；⑦建立在一种方法之上，即参与研究的人是与研究人员合作实施变革的参与者（Hart 和 Bond，1995）。

行动研究[1]（action research，AR）被定义为一种基于研究人员与客户/参与者之间建立协作式解决问题关系的方法，旨在解决问题和产生新知识。关键思想是，AR 使用科学方法与直接经历这些问题的人一起研究并解决社会和组织的重要问题（Coghlan，2019）。

在行动研究中，通常使用定性和定量研究方法。此外，行动研究通常被描述为

---

[1] 译者注：行动研究是埃巴特（Ebbutt D, 1985）将行动研究视作是由众多参与者通过他们的实际行动及其对这些行动结果的反思来提高教育实践的系统研究。

努力填补实践与理论之间空白的方法（Meyer，2000；Reason 和 Bradbury，2007）。它完全不同于其他方法，因为传统的研究人员倾向于对"人"进行研究，而行动研究人员则是与他人一起研究（McNiff，2010）。简而言之，研究范围包括行动、反思和伙伴关系。其目的不仅在于了解社会布局，还在于在赋能利益相关者的同时促进变革（Bradbury-Huang，2010；Brydon-Miller 等，2003）。行动研究的总体特征是利用持续性的周期变化，彻底进行监测、分析和评估，以解决实际问题。众所周知其流程步骤包括诊断和分析问题、计划、实施/采取措施以及评估。评估之后，可以根据新情况开始进入新的周期，并相应地采纳更改建议。

在过去的几年，国际期刊描述了大量涉及药师与药学实践的过程和结局的行动研究案例（Blondal 等，2017c；Bradley，2013；Donovan 等，2019；Elliott 等，2017；Mc Namara 等；2019；Meijer 等；2004；Sørensen 和 Haugbølle，2008；Stupans 等，2015），并且通常在医疗系统内进行（Bate，2000；Montgomery 等，2015）。近年来，有关理论思想和实践指南的书籍和文章也已纷纷出版，既涉及一般的行动研究（Coghlan，2019；McNiff，2013；Reason 和 Bradbury，2007），也特别涉及其在医疗中的应用（Babar，2015；Koshy 等，2010）。

在本章中，我们将从药学实践研究的视角，明确地论述行动研究的历史和相关概念。我们讨论了 AR 人员的优势以及面临的局限性和挑战。通过上述循环过程的每个步骤，讨论并说明了 AR 方法论的核心特征。最后，我们描述了如何计划行动研究的建议，并提供了一些药学实践领域的研究示例。

3.2 行动研究的历史及相关概念

传统意义上的行动研究起源于**行为科学（behavioral science）**，但此后在更有组织性的背景下发展起来。这种方法来自社会心理学家 Kurt Lewin（1890—1947）的工作，他被认为是 AR 理论的创建之父。行动研究有许多起源和方法论，且已经从组织对其环境和社会影响的方法发展到更加民主、更为赋能的变革方法。在组织研究和社区发展、教育和护理方面都呈现了相关的发展（Waterman 等，2001）。

行动研究的另一种方法是从社会学领域发展起来的，着眼于社区作为社会政治制度实现社会变革的方法。这种方法是**参与式行动研究（participatory action research，PAR）**。PAR 专注于对权力和无权力的关注。它研究了如何将无权力的人排除于决策之外，并赋能人们构建和使用他们的知识。Fals-Borda 是这种方法的奠基人之一（Fals-Borda，2001）。

参与性研究被解释为：研究人员与参与人员之间建立合作关系共同进行研究，而参与人员就是受到问题影响的研究对象或者承担对问题研究的行动责任人（Elliott 等，2017; Jagosh 等，2012; Lalonde 等，2014; van Buul 等，2014）。

社区参与式研究（community-based participatory research，CBPR）一定发生

于社区环境，涉及社区成员参与研究项目的设计和实施。CBPR的研究示例可以参见Tapp等（2014）和Rudolph等（2010）发表的论文。

其他类似的AR方法是"共建研究""行动学习""行动科学"和"反思性实践"（Coghlan和Brannick，2009）。

3.3 行动研究的优劣势和数据质量

AR的优势是认同参与性和民主性以及在特定情况下解决实际问题的能力。因为它具有教育指导作用，并且使参与者能够处理复杂的问题，因此，实际上，许多"研究人员"都可以胜任这项工作。此外，项目组知识和技能的多样性可能是行动研究成功的必要因素。在AR研究中，需要更多地学习，尤其要吸取教训。

当然，AR也存在一些弱点。例如，指导小组的参与者并非自主做出决策。而是在过程中的集体决策，这使得决策程序相对复杂。因此，对比传统的项目管理，各方的集体决策更加耗时。这也意味着项目负责人必须意识到何时需要运用集体决策形式以及何时需要较小范围研讨进行决策。

人们可能想知道，在行动研究中可以和应该遵循哪些质量标准，并努力实现这些标准，因为与许多其他研究相比，行动研究确实有所不同。 Reason和Bradbury（2007）认为可以通过以下问题来判断一项行动研究的质量：

● 这项研究是否明确既针对实践世界又立足于实践世界？

● 这项研究是否既明确又便于积极参与——与人合作，为人服务又由人执行，而不是对人进行研究？对于所有相关人员而言，它是否具有意义？

● 这项研究是否借鉴了广泛的知识，包括直觉的、经验的、表象的以及概念性的知识，并且它是否与形式理论有关联？

● 这项研究有意义吗？

● 这项研究是否会面向崭新和持久的基础建设？是否推进变革？是否会促使行政管理制度发生变革？

变革（change），尤其是可持续性的变革，通常很难实现。因此，行动研究不仅应该根据所产生的变化来判断，而且还应该根据从参与这项工作学到的经验知识来判断。因此，至关重要的是要尽量详细记录和描述行动研究中的所有步骤（Meijer等，2004）。

行动研究人员还必须考虑如何以最可能的方式验证和检验研究结果的可靠性（reliability）（Tanna等，2005）。可以通过回答其研究描述详细数据的质量问题得以实现（Waterman等，2001）：

● 是否明确概述了研究的不同阶段？

● 是否明确描述和解释研究参与者和利益相关者？

● 在实施变革时是否考虑了当地的情况？

● 是否充分考虑了研究人员和参与者之间的关系？

3.4 行动研究方法论的核心特征 ----------------------------

AR和其他类型的研究之间的主要差异是研究者的角色以及运用解决问题的持续循环周期。AR项目通常形成一个连续且重叠的螺旋式周期（图3.1）。

文献中提供了不同的AR周期模型（Bradbury-Huang，2010; Coghlan，2019; McNiff，2013; Reason 和 Bradbury-Huang，2013）。所有这些模型的核心步骤如下，见图3.2。

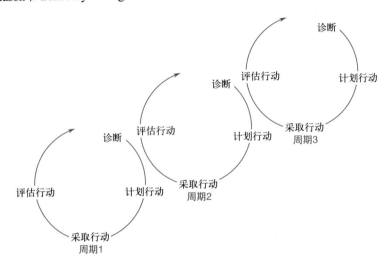

图3.1 **行动研究的螺旋式周期**

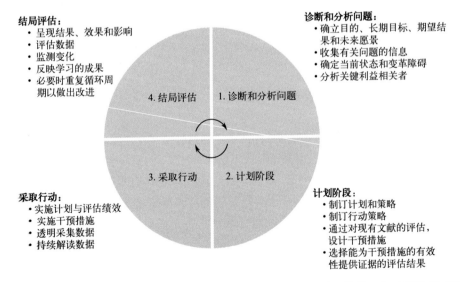

图3.2 **行动研究周期每个步骤的关键特征**（Coghlan，2019; Hart 和 Bond，1995; McNiff，2013; Reason 和 Bradbury-Huang，2013）

① 诊断和分析问题——目的、长期目标、期望结果和未来愿景。

② 计划阶段——制订计划和策略。

③ 采取行动——实施计划与绩效表现。

④ 结局评估——结果、效果和影响。

行动研究绝不是直接通往终点的线性过程。相反，这是一个不断进行评估再调整的过程。在许多方面，AR是在不同阶段之间不断地往返变化发展的过程。这方面对药学实践研究特别有用，使其可以在医疗环境中获得新知识，而医疗环境通常很复杂，药师的角色也不尽相同，且需要与其他医务人员合作。对药师来说，在AR研究期内可以持续进行评估和改进，因此AR比其他传统方法能更好地支持医疗服务的发展（Tanna等，2005）。对于研究人员而言，了解AR的要素对于避免数据采集和分析中出现的常见问题都是至关重要的。AR大概都是实时变化的，因此，所有参与者的各种选择都必须明确和透明。

3.4.1 行动研究者的角色

行动研究者（action researcher）是与人进行研究，而不是对人进行研究，因此拒绝客观无价值方法的想法（McNiff，2013）。行动研究者并不试图通过观察和不偏倚研究结果来达到研究者保持中立这种不切实际的目的，实际上行动研究者就是研究的参与者。AR的主要目的始终涉及参与度，并且可能与参与者的个人发展或组织变革有关。这个过程使研究人员专注于改革，通过与他人合作，他们的研究不仅会带来组织变革，而且会促进个人的进步（Brydon-Miller等，2003）。成为一名反思型执业者是研究过程的必需要素。反思型执业者是指那些定期检查自己完成的工作和工作流程并考虑如何改进工作的人（Verma和Paterson等）。由于AR总是与他人一起完成，因此行动研究人员的作用还在于以这样一种方式实施AR，以便为某个领域或组织的所有参与者产生相互认可的结果，并在随后由他们维护这一过程（O'Brien，2001）。

3.4.2 诊断和分析问题

研究周期的第一步是实时开始收集有关问题的信息并寻求对项目的理解。为什么这项研究是必要的，我们要努力完成什么？要把问题发展为AR的对象，需要将其制订为更详细的研究计划，使之易于改变或改进。在这一周期中，有必要分析关键利益相关者是谁，并使他们参与研究（Hart和Bond，1995）。更重要的是，与那些拥有所有权或需要拥有所有权的人建立协作关系，这样他们才能在以后保持研究的结局。将研究认知和当地认知相结合，其结果对于利益相关者更有效，并且更有可能引导人们的做法或实践状况发生变化（Reason和Bradbury-Huang，2013）。

步骤1的主要特征：

● 确立目的、长期目标、期望结果和未来愿景。

- 收集有关问题的信息。
- 确定当前状态和变革障碍。
- 分析关键利益相关者。

3.4.3　计划阶段

　　既然已经确定了问题所在，那么第二步就是制订系统性行动策略，其中包括关于如何成功解决问题的可衡量结果。通过综述相关文献，根据最佳数据制订了行动计划（Bradbury-Huang，2010）。运用定性、定量方法或混合研究方法通常取决于具体问题，这些方法在其他章节中已做了详细介绍。行动研究人员必须确保用于证明其行动合理性的数据既有效又可靠。在AR中，研究人员的个人反思能力是研究运用的基本要素之一。因此，定性数据采集始终是AR的一部分。行动研究区别于其他研究的地方在于行动研究人员的个人反思和分析结果可以用作定性研究的数据（Meyer，2000）。

　　表3.1概述了AR中已经应用或可能应用的数据采集和生成方法。制订这份表格的灵感是来自Bradbury-Huang（2010）、McNiff（2010）、Coghlan和Brannick（2009）、Reason和Bradbury（2007）、Bradley（2015）及哥本哈根大学（2019）（"方法——创新"和教育中的企业家精神）。表3.1中定义了可能尚不知名的方法和工具。

　　步骤2的主要特征：

- 制订计划和策略。
- 制订行动策略。
- 通过对现有文献的评估，设计干预措施。
- 选择能为干预措施的有效性提供证据的评估结果。

表3.1　**概述行动研究中已经或可能适当应用采集的数据和生成方法**

"我们怎么能……？"方法（用于构建有效构想的短语）	文献分析
观察方法（直接或间接）	调研
访谈方法（个体访谈或焦点访谈）	试验
Etnoraid（一种用于研究人们文化行为的民族志方法）	机械性观察
研究者个人反思	模拟
影像发声法（一种定性的方法，通过摄影和基层社会行动组合来记录和反映现实）	挑战导图法（一种定性方法，通过使用用户的图片和引用，以及解决问题、障碍或主题的解释性文本，精确指出实际工作中的具体挑战）
问题树（问题层次集体分析的结构化方法）	生活史、叙事和讲故事

续表

社会/参与性导图（注意机体/社会特征的研究环境图解）	通过点投票或加权标准选择创意
维恩/蜘蛛图（关系图）	利益相关者分析
SWOT分析	"五个WHYS"工具（用于查找问题的单一基本原因或同一问题的多个原因的分析工具）
脑力写作❶/大脑行走❷（传统头脑风暴❸的变体）	生态系统方法（提供复杂关系的概述和小组讨论的图形化出发点）
CONFUSION TOLERANCE工具（在15min内创造100个想法！）	思维导图工具（思维导图用于利用由主题激发的输入和想法，并将它们的关系可视化）

3.4.4 采取行动

第3步是根据第2阶段的计划采取行动并实施干预措施。要使AR符合高质量研究的标准，数据采集必须做到明确和透明。为了建立对AR结果的可信度，必须采用并遵守质量评估标准，以实现可信性、有效性和可靠性（Bradbury-Huang，2010）。因此，研究绩效表现以及采集和持续解读数据都至关重要。

步骤3的主要特征：

● 实施计划与评估绩效。
● 实施干预措施。
● 透明采集数据。
● 持续解读数据。

3.4.5 结局评估

在这一阶段，对数据进行评估，并反映出研究结局。在此步骤中，对所有数据（包括研究人员的个人数据）进行分析，以寻找积极和消极变化的特征。最初的问题是否解决了，是否需要进入另一个周期进一步改进？如果是这样，必要时重复执行步骤1至4（Bradbury-Huang，2010；Coghlan，2019；McNiff，2013；Reason和Bradbury-

---

❶ 译者注：脑力写作（brainwriting）让参与者将他们的想法写在纸上以匿名的方式进行传递，之后其他参与者继续接力书写，每位参与者都可以在前人想法的基础上进行补充和拓展。这种方法让参与者在完全沉默的情况下进行，该循环可以重复多次，并且可以应用于要解决的问题的各个部分。脑力写作的美妙之处在于它提供了一个公平的竞争环境，避免了集体头脑风暴的许多障碍。

❷ 译者注：大脑行走（brainwalking）和脑力写作非常相似，但它们之间有一个极其重要的细微差别。参与者不需要把想法卡片或笔记从一个参与者传给另一个参与者，而是必须从座位上站起来，通过移动的方式来获取新灵感。大脑行走让人们离开座位走动起来保持精力充沛，这样整个团队就不会在同一条单行道上止步不前。在快速推翻或从头开始时，大脑行走效果最佳。

❸ 译者注：头脑风暴（brainstorming）是为获取大量的设想、寻找多种解题思路而召开的会议，它依赖于一支身经百战的团队和训练有素的主持人。头脑风暴需要创造一个自由思考的环境，让参与者意识到他们可以畅所欲言而不用担心被批评和质疑。

Huang，2013）。

步骤4的主要特征：

· 呈现结果、效果和影响。

· 评估数据。

· 监测变化。

· 反映学习的成果。

· 必要时重复循环周期以做出改进。

3.5 对如何规划行动研究的建议 ----------------------------

根据我们自己对AR的体验，对如何实施行动研究给出以下建议和评论。这份由 Haugbølle 和 Sørensen（2006）制订的第一版清单是来自9个欧洲国家的13位参与者在一场题为"发展药学监护的参与性行动研究"研讨会上提出的（Haugbølle 和 Sørensen，2006）。

在规划药学实践研究时，需要编写标准项目描述（导言、背景、目标、研究问题、设计、方法和项目计划）。然而，与其他形式的研究不同的是，在行动研究的学习中，建议在最早制定目标和研究问题时就让参与者或利益相关者参与进来。

（1）对利益相关者的承诺

通过描述研究的初步目的和背景来启动研究项目。研究人员的下一步是了解项目背景、含义、环境、人员和机构：谁参与这项研究，谁支持但不直接参与项目以及对研究项目需要确定哪些工作安排。研究人员还必须评估可能阻碍研究项目的利益相关者或相互冲突的优先事项。一旦确定，就可以决定邀请谁参加项目组。为了实现研究目标，每个项目负责人都需要有一个激励策略，以建立并保持参与者对项目的激情。为了使成员完全投入并愿意做出改变，必须考虑并明确激励和奖励措施。例如，这些可以包括个人发展和积极的组织变革。

（2）始于正确的时机（并持续注意"时机成熟"的时间）

应该何时开始研究？研究人员的时间表必须与医院病房或药房的优先事项、期望和能力保持一致。例如，这是要确保临床团队能够在各方方便时开始产生数据。

（3）绘制组织结构图

重要的是要绘制实施行动研究的组织结构：谁是领导者（正式和非正式），组织的目的和任务是什么（病房、社区药师等），员工的能力，以及是否与该组织的其他部门有合作。还需要了解与行动研究可能"竞争"的其他活动，因为这项新研究需要作出时间承诺，且必须在组织中协调其他活动并达成一致。

（4）积极参与，共享信息，授权工作，分配任务和协调方案

研究人员作为项目组的一部分与他人合作，共同诊断问题并提出研究的问题和议题。这与其他类型的研究恰恰相反。而且，这种合作的性质要求研究人员在一定

程度上具有超然的毅力和灵活性，可能会"毁灭他们的最爱"。这是因为某些问题可能对研究人员来说很重要，但从参与者的角度看可能并没有用。尽管如此，重要的是要记住，即使所有参与者对这一过程都不完全满意，行动研究人员有时仍必须继续执行下去。在这种情况下，有必要在较小范围的讨论会中进行决策。

（5）利用现有的组织结构

在繁忙的日常工作中召开新会议总是很耗时的，尤其是对于参与者（例如医务人员）而言。因此，明智的做法是如何在临床团队工作的现有交流渠道中整合共享信息和讨论研究问题。可以通过每月或每周的会议、简讯或会议记录进行交流。

（6）设定多个里程碑目标

规划组织中的变革将是很困难的，这些变革将持续很长时间（甚至是几年）。因此，将项目划分为较小的里程碑目标是很重要的，这样在每次突破时都可以很容易地去发现和庆祝。

（7）计划-执行-观察-反思的过程（给予反思机会）

行动研究周期的基本要素是诊断、计划、行动和评估。这个循环是行动研究概念的重要组成部分。随着研究持续进行，提出了解决这些问题的方法。为了取得进展，可能需要执行几个周期。第一个周期就是试点，首先可以尝试执业者的日常生活。学到的知识使项目团队能够在下一个周期中进行测试检验，以更好地适合所有参与者。

（8）回答问题：变革的动力是什么？

了解参与者参与其职业生涯和药师职业角色发展的动机，是来自个人，还是来自环境（例如第三方支付药学服务）。如果两者兼而有之，那么这样的影响可能是变革过程的强大动力。

（9）专注于研究产品的传播

行动研究人员的一项基本任务是规划各种研究信息的传播，不仅需要研究人员在国际期刊上发表学术论文或教育论文，而且还要告知参与者、支持者、员工、社区成员和其他人有关研究的结果。

（10）应该注意：这种研究是很耗时的

尽管我们非常热衷于基于行动研究的研究方法，但我们承认，基于行动研究的项目研究需要花费更多时间，甚至往往需要持续数年时间。

有时试点周期结果会令人失望，因为在研究的早期阶段，研究人员和从业人员都没有达到研究开始时确立的期望。然而，一旦对计划和行动进行了重新评估并且对情况有了更好的了解，团队就会变得更加适应这种工作方式。

3.6 向前推进 --------------------------------------

目前行动研究已经存在了数十年，甚至也应用于药学实践研究（Blondal等，

2017c; Bradley，2013; Donovan 等，2019; Elliott 等，2017; Mc Namara 等，2019; Meijer 等，2004 ;Sørensen 和 Haugbølle，2008; Stupans 等，2015）。尽管这种方法的应用文献可能尚未广泛发表，但这并不意味着药学实践研究人员的思维缺失行动研究的核心思想。相反，诸如创新、共建、患者预约以及参与等相关概念、理论和方法已成为药房执业者的词汇和工具箱的一部分；如何"给孩子取名"其实并不很重要。我们认为，重要的是，根据利益相关者的观点和患者的偏好，基于实践的研究应该具有参与性和民主性的特性，并且在真实世界中至少能解决患者和/或医务人员遇到的一些复杂问题。而且，通常在医疗体系中尤其是在医院环境中，对药房进行结构化的常规研究非常具有挑战性。这是因为患者群体各不相同，涉及许多专业人员，并且研究的时间不确定。此外，必须认识到，在这样的环境中可能会出现复杂的情况，员工的日常工作始终是重中之重，以满足员工和患者不断变化的需求。即使材料合格，这也是造成医院药房环境发表文章太少的原因。在医院环境中进行更多的行动研究可能是帮助在这样的环境下发表更多文章的一种方法，这也将有益于实践，因为医疗机构和医院尤其对变革非常抵制。

因此，行动研究是一种有价值的方法，可以产生解决当今社会、政治、经济和环境变化所需的协作认知和行动。如前所述，行动研究是一种利益相关者高度参与的方法，当项目周期结束时，会在日常业务和政策实施中增加行动研究成果运用的可能性。在完成下述冰岛研究项目（案例 1）之后，对冰岛的基层医疗诊所真正产生了影响。任命研究型药师与全科医师进行合作并建立药学监护模式。目前在冰岛的基层医疗诊所内该模式正在发展之中。正如下述南非开普敦研究项目（案例 2）所述，参与研究的经理和药师都提到参与式行动研究的积极贡献，通过对药师转型管理者的新角色和所需能力的共同理解，以帮助他们真正做到职能的转型。当时，这项研究特别为药房经理制定了新的职位描述。自从开展行动研究以来，过去几年中，这些职位的药房经理在这些新岗位上已取得了明显的进步，一个关键特征是他们积极参与地区和区域管理团队的工作。下述丹麦研究项目（案例 3）为在丹麦的药学课程中强制性纳入用药评估内容铺平了道路，正如该研究在完成后近十年后那样，对丹麦药房当前实施用药评估的方式产生了积极的影响。

在所有这些行动研究中使用多种多样的方法似乎不必要过于复杂，但在不断变化的基层医疗体系中可持续地实施**认知服务（cognitive service）**本身就是一个复杂的过程，必须在方法选择时反映出这一点。对于下文所述的全部三项研究，伙伴关系均受益于卫生服务利益相关者的背景和实践经验以及研究人员的研究经验。特别是在南非研究项目（案例 2）中，广泛的利益相关者群体对于共享学习和理解非常重要，这种方法促进了组织行动和转型变革。

行动研究的核心组成部分，例如民主性、所有性、参与性以及通过研究者与受研究问题影响和/或负责行动问题研究的人（例如医务人员）之间的伙伴关系共同构建研究项目，越来越被认为是医疗体系中所有活动的关键问题。

3.7 药学实践的行动研究实例 ----------------------------

3.7.1 案例1：冰岛基层医疗引进药学监护服务（Blondal等，2017c）

3.7.1.1 目的

尽管1994年冰岛就立法要求提供药学监护服务，但只有医院提供**药学监护服务**（pharmaceutical care services）而其他医疗环境却无法实现。目前冰岛的主要挑战是**社区药师**（community pharmacist）与**全科医师**（general practitioner，GP）就患者的临床问题很少进行沟通交流。全科医师既不认可药师为**医务人员**（healthcare provider），对药师提供的临床服务也没有任何体验（Blondal等，2017b）。迄今为止，研究还没有关注到药师与全科医师密切合作建立一种新型门诊服务时所承接的实际过程。问题是如何在冰岛的基层医疗诊所引入和适应药学监护服务。因此，本研究的目的是利用行动研究与全科医师合作，在基层医疗中引入和研究药师提供的药学监护，并测试不同的医疗环境和诊疗模式，其目的是满足冰岛当地居民的特定需求。

3.7.1.2 资料、方法和环境

预计需要几个行动研究周期才能得出对现有组织可行同时对患者有利的流程。通过让全科医师积极参与实施决策，可以期望他们更愿意接受药师提供的药学监护。使用积极参与的策略；第一位作者积极介绍和启动这项服务，即成为一名执业者，同时又是一名研究人员。该过程首先从理解全科医师的观点并引入服务开始，然后在整个行动研究周期中对其进行修改。研究环境是雷克雅未克地区的一家**基层医疗诊所**（primary care clinic）以及在家接受药师实施药学监护的患者。

来自基层医疗诊所的5名全科医师和125名患者参加了行动研究过程。根据澳大利亚居家用药评估项目（Ageing AGD）制定的标准，全科医师选择了65岁以上患者参与，随后将其转诊给药师提供药学监护服务。

整个研究的数据是从2013年9月至2015年10月对患者实施药学监护干预、进行研究记录、召开会议讨论以及对全科医师的深度访谈等中收集的。

（1）药学监护干预

研究人员在整个研究过程中按照药学监护文献（Cipolle等，2012）的定义为125位患者提供药学监护服务。在试点阶段，25名患者得到了治疗，在第一轮的行动研究过程中有50名没有病历的老年居家患者，最后在第二轮中，50名正在按剂量服药的居家老年患者在基层医疗诊所接受了药学监护服务，药师在那里可以查阅患者的病历（Blondal等，2017a）。

（2）对全科医师的深度访谈

对5名全科医师都分别进行了3次深度访谈。对访谈过程进行录音并逐字记录，并由第一位和最后一位作者单独进行专题分析。主题最终在研究人员之间进行了讨

论并达成共识。使用常规内容分析和NVivo软件进行编码和主题分析。第一轮深度访谈研究了全科医师对各种问题的看法，例如冰岛过去10年中基层医疗的发展、当前用药监测的现状、全科医师与药师合作和对药师的看法以及他们对未来基层医疗发展的愿景。在第二轮和第三轮中，向全科医师询问了药师提供服务的优缺点以及他们与药师合作对临床问题的看法。此外，在第三轮中，征求了全科医师对提供药学监护的两种方式之间差异的看法，采集他们对未来在基层医疗提供这项服务最佳方式的想法，以及当前他们对药师表现及其在患者治疗中发挥的作用的看法。

（3）会议讨论

在项目进行期间，参与项目的药师和全科医师共举行了3次会议讨论。举行会议是为了探索项目的进展，并找到前进的共同基础。三次会议没有录音，但对想法、讨论内容以及做出的决策作了记录。

（4）研究记录

贯穿整个项目，参与项目的研究人员都记录了自己的体验。这些记录包括项目过程和进度相关事件的描述，这些描述补充了更多数据信息，并用于深度了解项目、干预措施、全科医师会面和访谈。参与项目的研究人员通过反思在这个过程中的问题以及已计划、发现和实现的成果，持续对这些数据进行认真思考。

3.7.1.3 结果

在整个研究过程期间，出现了两个周期（图3.3）。

这项研究主要的发现是，全科医师似乎不了解药师在患者治疗中发挥的作用，他们对药师作为患者治疗提供者的认识是在研究期间发展起来的。全科医师几乎完全接受了药师对患者药物治疗的建议和意见。他们支持在临床决策中与药师并肩工作，并且希望每天都能接触到药师。最后，很明显，药师必须获得病历是获得最佳服务的必要条件。

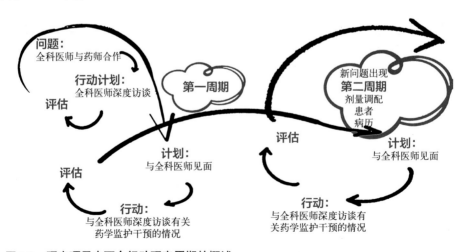

图3.3 研究项目中两个行动研究周期的概述

通过使用行动研究方法论，研究干预有可能适应背景和环境，从而使实施成功的可能性更大。这些方面在这项研究中至关重要，因为它使该项目能够在基层医疗诊所中不断发展并持续变革。另外，通过与全科医师的合作，可提出了不同的想法，从而提高了项目的有效性和效率。

3.7.1.4 结论

在实施药学监护实践时，文献中已提到了许多障碍。在冰岛，全科医师和药师之间缺乏沟通是其中的障碍之一。该研究表明，行动研究是促进和发展这两个基层医疗服务者之间关系的有用方法。最有效的合作是药师和全科医师在基层医疗诊所并肩工作。

3.7.2 案例2：开普敦区域药师的角色和胜任能力（Bradley，2013）

（1）目的

本研究（博士学位论文）的目的是探讨在南非医疗卫生体系下区域及下属基层药师的角色和相关胜任能力，促进医疗体系的发展，并通过试点，实施他们的干预措施，以提高他们的服务能力。

（2）环境

调研对象为开普敦市卫生和都市区域卫生服务部门的管理者以及区域和下属社区药师，时间为2008年至2011年。

（3）方法

卫生服务利益相关者的背景和实际经验以及研究人员不断发展的研究专长有益于参与式行动研究的合作伙伴关系。吸纳更多利益相关者团体参与被认为对于发展共享学习以及理解推动组织的行动和变革是很重要的。新兴灵活的PAR方法也曾被认为适合于在变化中研究复杂的医疗体系。在初始阶段之后，研究发展为一系列行动和思考的5个迭代循环，每个循环周期都使人们对基层及下属区域的药师角色和相关胜任能力，以及他们在过渡到这两种组织机构新的管理职位时的经历有更多理解。该研究主要围绕两个系列的三次互动式研讨会，会议由研究人员主持，药师和管理人员参加。在研究期间的各个阶段进行了半结构化访谈和焦点小组访谈，形成概念后，再补开研讨会，随后再思考两种不同层级结构下药师的真实体验。

（4）结果与结论

该研究确定了基层和下属区域药师各自的5个主要角色。其中4个角色相同：①基层机构（或下属区域）管理；②药品的计划、协调和监控，人力资源，预算和基础设施；③信息服务和建议；④质量保证和临床管理。第5个角色不尽相同：基层药师侧重于研究角色，下属区域的药师侧重于诊所的配药角色。尽管看起来很相似，但是两个组织机构中各自药师角色之间存在很大差异。确定了两种层级管理药师的5个能力集群，每个集群都应具备几种能力：药学专业实践，医疗体系/公共卫生，管理，领导力以及个人、人际关系和认知能力。尽管胜任能力看起来很相似，但是角色之间却有所不同，因此，不同的管理者在这些能力集群中需要不同的胜任能力。转型承接这些新的管理职位处于发展初期，需要药师从践行药学专业实践的临床技术职能转变为在基层或下属区域之间协调用药管理服务的职能。他们从在药房工作转变为在基层机构下或下属区域中多专业团队的成员。调整适应这些新的管理职位需要花费时间，并且也受到两种组织中个人和组织功能差异的影响。管理人员和药师提到，PAR方法通过建立对DHS的共同理解以及工作于这些管理职位的药师角色和职能来协助这种转型产生的积极作用。

3.7.3 案例3：MEDISAM——药师合作模式实施居家用药评估

（1）简介

在丹麦，通过开展大学教育计划，建立药学实习生、其药房导师以及其他相关伙伴的合作，摸索出一种成功建立社区药房临床工作的方法（Sørensen和Haugbølle，2008）。因此，2008～2010年，在丹麦实施MEDISAM研究的目的是，通过药房实习生、他们的药房主管和医生的共同参与、开发、实施和评价**居家用药评估（HMR）**和**用药重整（medicine reconciliation）**的合作模式。将行动研究方法用于开发和实施服务的设计。在整个研究过程中，遵循4个AR阶段：诊断/研究问题、计划、行动和评估。使用的方法包括对话会议，对医生、药师和药房实习生进行访谈和问卷调查，记录与外部合作伙伴的会议讨论，以及实习药师在监督初期的讨论和意见。同时记录了其他的信息资料，包括各方的变更和了解情况、药物相关问题、药师的建议以及医师接受药师建议的程度。

（2）成果

2008年20家提供实习的社区药房，21名全科医师和52名2型糖尿病患者参加了这项研究。2009年共有27家社区药房和2家医院药房提供实习，22名全科医师和118名2型糖尿病患者参与。2010年，丹麦所有91家药房提供实习（包括11家医院药房），308名患者（来自不同患者组）参与这项研究。仅在2010年，就确认了749项药物相关问题（平均每位患者2.4个问题），这些药房给予医师601项对患者治疗的干预建议，其中接受并实施了17%。另一项成果是建立了哥本哈根HMR模式，最终对居家患者实施访诊服务以及对参与研究的药师与医生之间达成了书面合作协议，界定了他们的各自角色和职责（Kaae等，2014）。至于具体的变化，该研究为HMR服务成为药房实习生的一项强制性实习任务铺平了道路。这项研究之后，全科医师和药师之间建立了几种不同的合作模式（Krabbe等，2013）。

（3）结论

MEDISAM研究历时3年，建立和实施了药房实习生、药师和医师之间合作，为患者提供HMR服务的模式。通过专注于HMR合作模式的开发，该研究有助于为患者实施统一的治疗方案，并减少了患者的药物相关问题。

致谢 本章是Lotte Stig Nørgaard和Ellen Westh Sørensen于2015年在Zaheer-Ud-Din Babar的*Pharmacy Practice Research Methods*一书中撰写的"药学实践的行动研究"一章的更新版本。我们非常感谢Ellen Westh Sørensen在该章中所做的贡献,毫无疑问,在我们努力做出和改进本章的更新版本的过程中,我们是"站在她的肩膀上"。我们也非常感谢Hazel Bradley对案例2提出的建设性意见。

参考文献

Ageing AGD. (n.d.). Home medicines review program qualitative research project final report. http://www.health.gov.au/internet/main/publishing.nsf/Content/hmr-qualitative-research-final-report.

Babar ZUD. Pharmacy practice research methods. Cham: Springer International Publishing AG; 2015.

Bate P. Synthesizing research and practice: using the action research approach in health care settings. Soc Policy Adm. 2000;34(4):478–93. https://doi.org/10.1111/1467-9515.00205.

Blondal AB, Almarsdottir AB, Gizurarson S, Jonsson JS. Lyfjafræðileg umsjá á Heilsugæslunni í Garðabæ—greining á fjölda og eðli lyfjatengdra vandamála eldri einstaklinga [Pharmaceutical care in primary care in Gardabaer—types and number of drug therapy problems identified among elderly patients]. 2017a;103(11):481–6.

Blondal AB, Jonsson JS, Sporrong SK, Almarsdottir AB. General practitioners' perceptions of the current status and pharmacists' contribution to primary care in Iceland. Int J Clin Pharm. 2017b;39:1–8. https://doi.org/10.1007/s11096-017-0478-7.

Blondal AB, Sporrong SK, Almarsdottir AB. Introducing pharmaceutical care to primary care in Iceland—an action research study. Pharmacy. 2017c;5(2):23. https://doi.org/10.3390/pharmacy5020023.

Bradbury-Huang H. What is good action research?: Why the resurgent interest? Action Res. 2010;8(1):93–109. https://doi.org/10.1177/1476750310362435.

Bradley H. Roles and competencies of district pharmacists: a case study from Cape Town. 2013. http://etd.uwc.ac.za/xmlui/handle/11394/3255.

Bradley H. Participatory action research in pharmacy practice. In: Barbar Z, editor. Pharmacy practice research methods. 2015. https://www.springer.com/gp/book/9783319146713.

Brydon-Miller M, Greenwood D, Maguire P. Why action research? Action Res. 2003;1(1):9–28. https://doi.org/10.1177/14767503030011002.

van Buul LW, Sikkens JJ, van Agtmael MA, Kramer MHH, van der Steen JT, Hertogh CMPM. Participatory action research in antimicrobial stewardship: a novel approach to improving antimicrobial prescribing in hospitals and long-term care facilities. J Antimicrob Chemother. 2014;69(7):1734–41. https://doi.org/10.1093/jac/dku068.

Cipolle RJ, Strand L, Morley P. Pharmaceutical care practice: the patient-centered approach to medication management. 3rd ed. New York: McGraw-Hill Medical; 2012.

Coghlan D. Doing action research in your own organization. London: Sage; 2019.

Coghlan D, Brannick T. Doing action research in your own organization. London: SAGE Publications; 2009.

Donovan G, Brown A, Von Hatten E, Armstrong C, Hardisty J. Introducing pharmacy students to the structure and function of general practice through undergraduate placements. Curr Pharm Teach Learn. 2019;11:1055. https://doi.org/10.1016/j.cptl.2019.06.013.

Elliott RA, Lee CY, Beanland C, Goeman DP, Petrie N, Petrie B, et al. Development of a clinical pharmacy model within an Australian home nursing service using co-creation and participatory action research: the Visiting Pharmacist (ViP) study. BMJ Open. 2017;7(11):e018722. https://doi.org/10.1136/bmjopen-2017-018722.

Fals-Borda O. Participatory (action) research in social theory: origins and challenges. In: Bradbury H, Reason P, editors. Handbook of action research. London: Sage Publications; 2001.

Hart E, Bond E. Action research for health and social care. Buckingham: Open University Press; 1995.

Haugbølle LS, Sørensen EW. Workshop IV: developing participatory action research in pharmaceutical care. In: 4th international working conference on pharmaceutical care research—beyond the pharmacy perspective. Workshop leadership and lectures, Hillerød, February 2005; 2006.

Jagosh J, Macaulay AC, Pluye P, Salsberg J, Bush PL, Henderson J, et al. Uncovering the benefits of participatory research: implications of a realist review for Health Research and Practice. Milbank Q. 2012;90(2):311–46. https://doi.org/10.1111/j.1468-0009.2012.00665.x.

Kaae S, Sørensen EW, Nørgaard LS. Evaluation of a Danish pharmacist student–physician medication review collaboration model. Int J Clin Pharm. 2014;36(3):615–22. https://doi.org/10.1007/s11096-014-9945-6.

Koshy E, Koshy V, Waterman H. Action research in healthcare. London: Sage; 2010.

Krabbe T, Sørensen E, Nørgaard L, Kirkeby B. Den multimedicinerede patient—En samarbejdsmodel for medicingennemgang og –afstemning mellem praktiserende læge og apotek (The poly-pharmacy patient—a cooperation model for medication reviews and medication reconciliation between the GP and the pharmacy). 2013. p. 28–32.

Lalonde L, Goudreau J, Hudon É, Lussier MT, Bareil C, Duhamel F, et al. Development of an interprofessional program for cardiovascular prevention in primary care: a participatory research approach. SAGE Open Medicine. 2014;2:2050312114522788. https://doi.org/10.1177/2050312114522788.

Mc Namara KP, Krass I, Peterson GM, Alzubaidi H, Grenfell R, Freedman B, Dunbar JA. Implementing screening interventions in community pharmacy to promote interprofessional coordination of primary care—a mixed methods evaluation. Res Soc Adm Pharm. 2019;16:160. https://doi.org/10.1016/j.sapharm.2019.04.011.

McNiff J. Action research for professional development and experienced. 1st ed. Poole: September Books; 2010.

McNiff J. Action research: principles and practice. 2013. https://doi.org/10.4324/9780203112755

Meijer WM, DJde S, Jurgens RA, de Berg LTW d J. Pharmacists' role in improving awareness about folic acid: a pilot study on the process of introducing an intervention in pharmacy practice. Int J Pharm Pract. 2004;12(1):29–35. https://doi.org/10.1211/0022357022980.

Meyer J. Using qualitative methods in health related action research. BMJ. 2000;320(7228):178–81. https://doi.org/10.1136/bmj.320.7228.178.

Montgomery A, Doulougeri K, Panagopoulou E. Implementing action research in hospital settings: a systematic review. J Health Organ Manag. 2015;29(6):729–49. https://doi.org/10.1108/JHOM-09-2013-0203.

O'Brien R. Overview of action research methodology. 2001. http://www.web.ca/~robrien/papers/arfinal.html. Accessed 1 July 2019.

Reason P, Bradbury H. The Sage handbook of action research participative inquiry and practice. London: SAGE; 2007.

Reason P, Bradbury-Huang H, editors. The SAGE handbook of action research: participative inquiry and practice. 2nd ed. Los Angeles: SAGE Publications Ltd; 2013.

Rudolph AE, Standish K, Amesty S, Crawford ND, Stern RJ, Badillo WE, et al. A community-based approach to linking injection drug users with needed services through pharmacies: an evaluation of a pilot intervention in New York City. AIDS Educ Prev. 2010;22(3):238–51. https://doi.org/10.1521/aeap.2010.22.3.238.

Sørensen EW, Haugbølle LS. Using an action research process in pharmacy practice research—a cooperative project between university and internship pharmacies. Res Soc Adm Pharm. 2008;4(4):384–401. https://doi.org/10.1016/j.sapharm.2007.10.005.

Stupans I, McAllister S, Clifford R, Hughes J, Krass I, March G, et al. Nationwide collaborative development of learning outcomes and exemplar standards for Australian pharmacy programmes. Int J Pharm Pract. 2015;23(4):283–91. https://doi.org/10.1111/ijpp.12163.

Tanna NK, Pitkin J, Anderson C. Development of the specialist menopause pharmacist (SMP) role within a research framework. Pharm World Sci. 2005;27(1):61–7.

Tapp H, Kuhn L, Alkhazraji T, Steuerwald M, Ludden T, Wilson S, Dulin MF. Adapting community based participatory research (CBPR) methods to the implementation of an asthma shared decision making intervention in ambulatory practices. J Asthma. 2014;51(4):380–90. https://doi.org/10.3109/02770903.2013.876430.

University of Copenhagen. Methods—innovation and entrepreneurship in education. n.d. https://innovationenglish.sites.ku.dk/metoder/. Accessed 17 July 2019.

Verma S, Paterson M. Action research in health sciences interprofessional education. n.d. https://www.academia.edu/14398325/Action_Research_in_Health_Sciences_Interprofessional_Education.

Waterman H, Tillen D, Dickson R, de Koning K. Action research: a systematic review and guidance for assessment. Health Technol Assess (Winchester, England). 2001;5(23):iii–157.

第4章

药学实践研究的质量改进方法

Amie Bain, Debra Fowler

摘要

　　质量改进（quality improvement）是一种解决药学实践问题的研究方法，其明确的目标是改善个人或组织提供的服务。随着质量改进科学的进展，以严格的方式评估、监测和改善服务的机会也随之增加，以满足服务用户、个体药师和组织的利益。本章介绍了一些在药学实践中对质量进行评估的方法，并概述了一些常用的质量改进模型和工具。接下来是简短讨论如何报告质量改进工作，以使广大药房界受益。

4.1 引言

　　长期以来，改进组织提供的服务质量一直是企业界关注的主题，而且也是质量管理的重要工作。近年来，质量改进的概念已遍及医疗领域，并已发展成为一种采用严格科学方法的做法，以便产生积极的变革并改善患者服务和健康结局。质量改进旨在"缩小对提供服务的期望与现实服务之间的差距"，因此通常高度依赖于当地环境的特定情景。质量改进研究与其他药学实践研究方法的不同之处在于，质量改进研究的重点是过程和服务的局部改进，而不是产生新的、概括性的科学知识（Ogrinc 等，2008）。

　　质量改进研究通常涉及较小样本并采用动态过程的逐渐迭代变革，其与标准研究评价过程并不相同，其会涉及固定的研究方案或严格的对照实验方法（Lynn，2004）。然而，采用非线性准实验❶方法进行质量改进研究对于实现质量改进目标是必不可少的，因为其目标从根本上是关注组织行为和组织变革。

---

　　❶ 译者注：准实验（quasi-experiment）是指在实验中未按随机原则来选择和分配受试者，只把已有的研究对象作为受试对象，且只对无关变量做尽可能控制的实验。

这并不意味着质量改进计划不需要仔细考虑可能的伦理影响或现有可用的文献，也不需要强有力的方法和报告标准用于更广泛的传播。确实，优质的质量改进研究报告通常会使人们对医疗制度和组织变革价值产生新的认知，而广大的药学界可以从中受益匪浅。因此，深刻了解质量理论和各种可用的改进方法，将有助于形成一个信息更加透明和稳健的变革过程，使组织机构、药师及其服务的用户受益。

关于医疗质量改进的思想体系及其相关理论和方法，已有很多论述，而深度的论述和评论不在本章讨论范围之内。在这里，我们通过严格检查所选定的质量理论、改进模型和工具，简要概述了药学实践的质量改进方法。为了说明工具和模型在药学实践中的应用，全文中给出了这些工具以改进药学服务为目标使用的具体示例。

4.2 什么是质量，如何提高质量？ -

尽管质量概念的应用和流行无处不在，但对于"医疗卫生"中的"质量"尚无统一定义，这也许是因为其内在的主观性。卫生健康基金会（Health Foundation）将质量视为"医疗卫生的卓越程度"，但也认为其卓越程度是多维体现出来的（The Health Foundation，2013）。根据准确衡量的目标和对象，可能会从不同角度来审视质量或卓越程度，这在考虑患者体验和成本效益以改善药房服务时尤其重要。

充分评估服务质量对于衡量标准、改进服务以及实现问责目的至关重要。尽管具有模糊和抽象的性质，但为了评估质量，至少必须在某种程度上定义质量。质量理论试图定义和描述医疗质量，提出了几个理论体系，这些体系包含了多个衡量和评估质量的维度。为了说明质量评估方法的多样性，将考虑两种截然不同的理论。

4.2.1 质量理论

Avedis Donabedian 是最早定义医疗质量的学者之一，他建议质量评估涉及结构、流程和结局三个要素（Donabedian，1988）。这些基本要素因其动态和相互依赖的关系而需要一起考虑（图4.1）。尽管该模型最初体现出结构、流程和结局之间的线性关系，但是该模型的变化和解释结合了其动态性，以增加其在复杂系统中的效用（例如Carayon等，2006）。

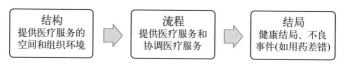

图4.1　Donabedian质量理论体系[改编自McDonald等（2007）]

尽管这一框架体系已被广泛接受并用于实践，但有人认为质量理论（结构、流程、结局）可能很难建立各种重要维度之间的相互关联，且在发生重叠的领域某些因素可能很难归类（Liu等，2011；Gardner等，2014；Ayanian和Markel，2016；Dwyer等，2017）。不管怎么样，质量理论的灵活性和广泛适用性，使其成为评估医疗环境服务质量一个非常有用的模型（Donabedian，1982）。Shiyanbola及其同事使用此理论体系是为了描述老年人对药房服务质量的认知（Shiyanbola等，2016），表4.1中提供了应用Donabedian理论体系评估医院开具胰岛素处方质量的有效示例。

表4.1 Donabedian 理论体系用于评估医院开具胰岛素处方的质量

结构	流程	结局
用药重整/记录药历信息系统的可及性和可靠性	医师记录患者用药史	用药史/用药重整的准确性和完整性
记录用药重整/用药史的资源（电子版与纸质版）	药师或药品管理技术人员的用药重整	处方差错的数量
医师和非医师处方者的可用性、经验、能力	患者的利用价值和提供准确病史的能力	不良事件（如低血糖、高血糖）的数量和严重程度
胰岛素产品名称与品牌的相似性	获取有效处方以纠正患者处方存在的用药不一致及时、完整、明确、准确地修改处方	药师/护士/患者预防给药差错的干预措施的数量和类型
自我给药或自我管理政策	获取处方所需的病历记录和/或计算机系统	适合临床情况的血糖范围
出院配药（患者使用自己的药物，如果存在且有效，也可以辅助初始处方）	药师及时、完整、准确地审核处方	适当情况下患者自我管理或自我管理胰岛素
	药房按需要提供药品（还取决于其他支持系统和患者获取自身药品）	

Maxwell（1984）提供了一个更全面的理论体系，包括以下要素：可及性、相关性（对整个社区）、有效性、公平性、社会接受性、功效性和经济性。尽管缺乏基本的结构和流程要素，但这种质量理论可以说比Donabedian的模型更受外部关注（Clarke和Rao，2004）。通过考虑更广泛人群的观点，而不仅仅是个体医疗服务者的观点，应用Maxwell理论框架有助于对质量进行更广泛的评估。尽管世界卫生组织（2006）和美国医学研究所（2001）对Maxwell模型进行了修正，但是该模型并未明确提及药学服务的一个关键要素——患者安全性。

关注个体患者对质量评估的需求也是非常重要的，反映在经常被引用美国医学研究所（IOM）提出的"医疗质量6大领域"构建思想中。对系统的任何更改都必须考虑对患者和服务用户产生的影响和重要性，而不是仅仅考虑提高效率。实际上，英国国家卫生局对国家医疗服务的质量要求仅从患者安全性、体验和临床有效性方面给予了简单的定义，目前的质量标准、质量指标以及质量改进策略也可以体现出来（英国卫生部，2008）。

质量理论或框架体系的差异可能在一定程度上反映了个人观点对质量评估理论化形成基本差异的影响（执业者对患者或管理者可能存在的不同看法）。因此，尽管有用，但人们必须牢记对特定药房服务进行质量评估的观点、潜在益处和局限性（Clarke 和 Rao，2004）。

一旦确定服务领域的质量，就必须关注改进的方法。这应该从对质量改进相关文献进行综述评价，以便从类似举措吸取教训，并确保该方法是循证的。

整个质量改进计划也必须考虑服务用户的参与度，因为他们独特的洞察力对有效的服务设计可给予宝贵的意见（Ocloo 和 Matthews，2016）。与其他医务人员的合作对于改善药房服务也很重要，因为通常而言药房服务的改变，对其他医务人员提供的服务也会产生很大的影响（例如，向病房配送药品对获取和管理药品的护理人员有着直接的影响）。

除了参考文献、服务用户和其他医务人员的见解之外，应用服务改进的理论还有助于阐述、评估、记录和监测质量改进。

4.2.2　服务改进理论

Boyne（2003，p223）对服务改进的定义为："让现实公共服务标准更趋向于民众所期望的标准。"

由于许多利益相关者会确定质量的定义，并对成功设定各种不同的标准，这些标准本身可能随时间或环境而变化，甚至可能彼此冲突。因此，服务改进的概念和措施已描述为"具有政治性而非技术性，具有条件性而不是普遍性"（Boyne，2003）。为了衡量提供服务的预期标准与实现标准之间的"差距"，Ashworth 等（2010）概述了采用的 3 种不同方法：结局/目标达成、产出指标和过程/实践。表 4.2 描述了这些方法以及英国医院处方胰岛素现行做法的示例。

表 4.2　服务改进衡量标准的方法（Ashworth 等，2010）

方法	特征	思考	示例
结局/目标达成	期望所有公共服务都实现政策目标 根据具体政策干预（例如死亡率数据）规划结局的实现来判断绩效变化	结局报告可能存在主观性 衡量结局的时间范围 不易改变结局的属性	减少糖尿病患者因低血糖/高血糖而入院/再次入院/住院事件 所有患者入院后24小时内进行用药重整

续表

方法	特征	思考	示例
产出	服务的数量、效率、质量（例如目标、CQUIN）	不易改变结局的属性 目标数据失真 可持续性 计划外的结果（例如出院开具处方的时间压力可能会对传送给社区服务的信息质量产生负面影响）	记录胰岛素开方差错的数量（例如患者安全报告、审计） 药师审核处方的百分比 完成出院处方所需的时间
过程/法规	遵循正确的程序或最佳实践可改善产出/结果（例如CQC、NICE）	评估标准测试过程可能没有循证支持，也可能无法获得真实的反映	遵守药品规范和医院处方指南

在英国，政府以前的政策着重于产出和过程/监管措施、目标和绩效管理，从而改进了NHS服务，包括缩短急诊服务的等待时间（Ashworth等，2010；The King's Fund，2016）。然而，应用这些外部的"自上而下"的方法提高服务质量并非没有受到批评（Øvretveit，2009）。例如，绩效管理已涉嫌建立一种规避风险的合规文化，扼杀了创新，剥夺了员工权力（The King's Fund，2016）。随后对NHS改革的评价得出结论：为了进一步提高服务质量，需要由具备胜任能力的一线人员和得到支持的机构主导，而不是依靠中央直接实施改革，来建立一种学习和质量改进的文化（卫生部，2008）。

这些服务改进的"内化"方法得到Seddon的支持（2008），Seddon呼吁各个组织内部员工的自我激励，以持续合作的承诺引导服务改进，而不是被动地遵守外部施加的目标。对比使用"命令和控制"模型，之前鼓励一线员工和服务用户参与开发、设计和实施质量改进干预措施已经显示出可以带来更可持续的变化，NHS创新改进可持续发展模式与指南研究所（NHS Institute for Innovation and Improvement's Sustainability Model and Guide）在提高特定项目的可持续发展建议中反映了这一变化（Maher等，2010；The King's Fund，2016）。

然而，鼓励一线员工改进他们提供的服务并不总是那么简单。文献报道了对本地制度活力以及质量改进的概念和方法理解有限，对医疗质量的不同认知，权威以及同仁认可缺乏等情况（Davies等，2007）。不管怎样，如果组织方法能够利用每个人的共同努力做出改变，从而产生更好的患者结局以及更好的制度绩效和职业发展，那么组织方法对质量改进的力量就具有变革性意义（Batalden和Davidoff，2007）。

Pereira和Aspinwall（1997）根据组织的使命和目标，强调了正确理解、分析和选择不同的质量改进过程的必要性。有多种模型可用于解释质量和服务改进理论，以帮助理解问题和流程，并计划、实施和评估干预措施的质量改进。有关药学实践选择使用这些模型的内容在下文讨论。

4.3 质量改进模型 --------------------------------------

4.3.1 业务流程再造

业务流程再造❶（business process reengineering，BPR）被定义为：对业务流程进行根本性的重新思考和彻底的重新设计，以实现对关键的现代绩效指标（例如成本、质量、服务和速度）的显著改善（Hammer和Champy，1994）。

BPR的支持者建议，可以以一种方式更全面地重新考虑服务流程来实现如此变化的绩效改进，而这种方式有可能无法连续实现小幅增量的改变。BPR在药学实践中的使用涉及对系统"自上而下"的重大变革，例如在整个组织中引入自动处方调配系统或电子处方［也称为医师电子医嘱输入系统（computerised physician order entry，CPOE）］。由于当前涉及跨职能业务的文化性和结构性的根本变化，这些变化通常很耗时。药学实践中明确应用BPR的一个示例是处方调配流程再造，目的是减少患者在门诊药房的等待时间（Chou等，2012）。

尽管BPR应用于某些医疗机构提高服务质量已经非常成功，但是更多的文献表明，超过一半的BPR计划尚未实现预期的结果，这可能是由于对人类维度和组织变革管理的认识不足造成的（Khodambashi，2013；Pereira和Aspinwall，1997）。

4.3.2 PDSA循环模型

与组织业务进行的业务流程再造所引发高风险的根本性变革相比，PDSA（计划-执行-研究-行动）循环模型作为持续改进方法的一部分，服务改进会重复经历小周期的迭代变革测试（图4.2）。许多质量改进方法都采用这个模型，包括改进的模型（Langley，2009），它在医疗卫生中已得到了广泛使用和研究（Boaden，2009）。

这种方法强调一线员工有责任承担小规模的快速变革测试，这样可以解放广大医务人员使他们能领导在当地的变革和质量改进，这种方法已被认为是一种务实的方法而得到广泛的采纳（Reed和Card，2016）。PDSA方法非常适合在较短的时间段内推动局部变革，且在发表的文献中更广泛地体现在改善药房服务的应用上。例如，使用PDSA来改善患者入院时的胰岛素处方（Tully等，2018）以及在农村社区药房传达有关NSAID使用的患者信息（Morrison等，2018）。

---

❶ 译者注：业务流程再造是最早由美国的Michael Hammer和James Champy提出，在20世纪90年代达到了全盛的一种管理思想。通常定义为通过对企业战略、增值运营流程以及支撑它们的系统、政策、组织和结构的重组与优化，达到工作流程和生产力最优化的目的。强调以业务流程为改造对象和中心，以关心客户的需求和满意度为目标，对现有的业务流程进行根本的再思考和彻底的再设计，利用先进的制造技术、信息技术以及现代的管理手段，最大限度地实现技术上的功能集成和管理上的职能集成，以打破传统的职能型组织结构，建立全新的过程型组织结构，从而实现企业经营在成本、质量、服务和速度等方面的突破性的改善。

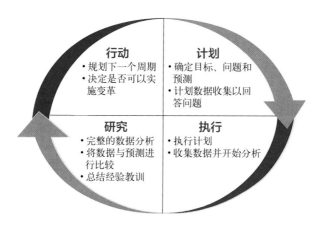

图4.2 质量改进的PDSA模型

然而，一些人认为，并非所有问题都可以用 PDSA 解决，特别是更大规模更重要的问题，除非工作人员将其用作一套方法的一部分，且这些工作人员拥有充足的资源、领导层的支持并接受过适当培训（Dixon-Woods 等，2014; Reed 和 Card，2016）。此外，尽管PDSA在医疗中得到了广泛使用，但几乎没有证据表明PDSA比其他方法更具成本效益（Boaden，2009；Taylor等，2014）。一旦预期的目标已经达成，应随后使用SDSA循环（标准化-执行-学习-调整）来实现流程的标准化，以解决对PDSA方法的一些批评，尤其是那些与可持续性发展有关的批评。因此，这些方法的组合可以帮助实现长期的持续改进，并随时间的推移保持良好的绩效（Gitlow，2000）。

4.3.3 精益管理和六西格玛管理

精益管理❶和六西格玛管理❷关注减少服务流程的"浪费"并重新调配资源，以降低成本，提高效率并提高诊疗的连贯性。精益管理和六西格玛管理经常一起运用用于考虑一个流程的"流向"，发现效率低下的根本原因，通过标准化减少差异并提高服务的可重复性（Rotter等，2018）。

精益管理考虑了"八种浪费"，这些浪费增加了成本，但没有增加价值，这八种

---

❶ 译者注：精益管理源于精益生产。精益生产（lean production, LP）是美国麻省理工学院教授詹姆斯 P.沃麦克等专家通过"国际汽车计划(IMVP)"对全世界17个国家90多个汽车制造厂的调查和对比分析，认为日本丰田汽车公司的生产方式是最适用于现代制造企业的一种生产组织管理方式。精益管理要求企业的各项活动都必须运用"精益思维"（lean thinking）。"精益思维"的核心就是以最小资源投入，包括人力、设备、资金、材料、时间和空间，创造出尽可能多的价值，为顾客提供新产品和及时的服务。

❷ 译者注：六西格玛管理是20世纪80年代末首先在美国摩托罗拉公司发展起来的一种新型管理方式。推行六西格玛管理就是通过设计和监控过程，将可能的失误减少到最低，从而使企业可以做到质量与效率最高，成本最低，过程的周期最短，利润最大，全方位地使顾客满意。因此，六西格玛管理是一种近乎完美的管理策略。

浪费包括缺陷（需要返工）、生产过剩、等待、人才利用不足、材料的不必要运输、过多的库存、不必要的人员流动和过度加工，其中多数在临床药师的文献中已有报道（Green等，2015）。

六西格玛管理试图通过使用DMAIC方法来分析问题的根本原因并改善流程（图4.3）。

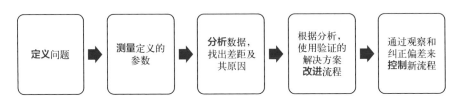

图4.3 六西格玛管理的DMAIC框架

精益管理和六西格玛管理共同提出一种结构化的方法，推动快速转型和节省成本（Yaduvanshi和Sharma，2017）。在药学实践中这些方法已被用于多个领域，如应用于医院药房无菌生产部门，减少差错50%（Hintzen等，2009），应用于住院药房调配，返工减少了25%（Smith，2009），并且改善了医院临床药学的工作效率（Shiu和Mysak，2017）。

对精益管理和六西格玛方法的批评包括认为两者常常不能优先考虑人为因素；当一线员工不是变革的推动者时，涉及"自上而下"的策略可能会危害改进的可持续性。通常，需要大量的基础设施投资，并且该方法通常涉及独立检查流程，而不考虑其他系统之间的交互方式（Hines等，2008）。

对于任何既定的改进项目，由于经常提供服务的过程和环境复杂多样，所以可能需要组合策略。例如，在医疗机构内自上而下使用 BPR 方法（如成功实施电子处方），提高胰岛素的处方质量，将此以严谨互补及协调的方式在当地有效促进PDSA方法的实施应用。为了对既定项目实施质量改进，无论使用哪种或组合方法都应适当考虑选择用于收集和分析数据的方法。

4.4 质量改进的方法和工具

质量改进项目可能使用很多传统的定性定量研究方法，其中包括半结构化访谈、**问卷调查**（questionnaire）、**随机聚类试验**（randomized cluster trial）、**前后无对照研究**（uncontrolled before-and-after study）和**间断时间序列研究**（interrupted time series study）等。其他方法更专属于质量改进，通常称为"质量改进工具"。有许多工具可用于帮助质量改进和评估，其样式和复杂性各不相同。对于任何既定的改进项目，应根据可用的文献、资源、使用的模型/方法以及所讨论的问题，选择合适的方法和/或工具作为补充。由于本书其他地方已经讨论了更传统的方法，因此本节将简要概述药学实践中一些更常用的质量改进工具。

4.4.1 审计方法

临床和非临床审计的应用可能是最有助于改善药学实践的常用工具。根据商定的预先定义质量标准（或可能源自临床循证指南的"标准"）对实践或流程进行评估，可以持续不断地对整个改进工作中的不足进行轻松的评估和监测（Benjamin，2008）。审计形式旨在包括对预先定义标准的测量，并在指定的时间范围内对方便定义的样本进行前瞻性或回顾性的快速审查。数据分析之后，按照标准确定了实际中具体的优势和不足，随后制订行动计划，以解决并推动改进。然后，根据质疑的问题以适当的间隔进行重复审计，以便在实施干预后可以监测改变情况。

审计方法经常用于地方药房状况，以推动个人实践能力的改善。如果审计和改进工作涉及区域或国家性优先领域，也会进行更大规模的审计。例如社区药房协议合同框架国家临床服务审计（Community Pharmacy Contractual Framework National Clinical Audit）和英国国家糖尿病住院患者年度审核（NaDIA，2018）。然而，审计的有效性一直受到质疑，因为它们通常非常耗时且要求严格，通常更侧重于初始数据收集而不是进行质量改进（Boyle 和 Keep，2018）。当审计工作作为质量改进工作的一部分，该工作强调更具针对性的数据收集，快速更改和测试干预措施（例如上述的 PDSA 方法）时，可以说审核比作为单独的改进方法更有用。对审计工作的另一批评是无法充分描述两次快速及审计之间的变化和改进。这可以通过使用控制图表监测时间变化的数据加以解决（请参见第 4.5 节）。

4.4.2 根本原因分析

根本原因分析❶（root cause analysis，RCA）通常用于在不良事件发生或审计结果揭示治疗质量或过程质量不佳的情况后，在当地实施回顾性服务质量的检查。该过程的结构和设计旨在调查可能导致事件发生的人为因素、自然因素和潜在因素。通常使用鱼骨图（也称为"石川图"或"因果图"）以帮助确定问题的根源，最后便直接针对问题根源实施改进（图 4.4）。

理想情况下，RCA 的过程应包括所有利益相关者参与多学科建设，具体取决于所确定的不良事件，以及相关的制度调整计划，重新审计以防止事件再次发生。患者安全事件通常是 RCA 的主题，例如在药学实践中调查社区药房的处方转录差错（Knudsen 等，2007）。但是，对个体事件进行 RCA 会占用大量劳动力，且可能遭受事后偏见的影响，因此可能限制了其广泛的应用。不管怎样，RCA 是一种广泛使用且有用的工具。Jhugursing 等提供了有关用药差错实施 RCA 的综合指南（2017）。

---

❶ 译者注：根本原因分析是一项结构化的问题处理方法，用以逐步找出问题的根本原因并加以解决，而不是仅仅关注问题的表征。也是一个系统化的问题处理过程，包括确定和分析问题原因，找出问题解决办法，并制订问题预防措施。在组织管理领域内，根本原因分析能够帮助利益相关者发现组织问题的症结，并找出根本性的解决方案。

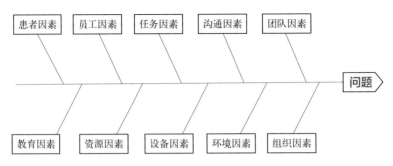

图4.4 鱼骨图示例 [摘自 Fereday and Malbon（2015）]

4.4.3 失败模式与效果分析

失败模式与效果分析（failure modes and effects analysis，FMEA）与RCA的不同之处在于，它不需要发生特定事件来检查过程中的故障，因此可能具有更广泛的适用性。高风险的流程是FMEA最常讨论的议题，因为在发生差错并可能造成患者伤害之前，可以识别、确定优先级别并减轻"失败模式"。FMEA需要一支积极、协作的多学科团队对这些模式的发生、严重性和检测给予打分（满分10分），以生成风险优先处理编号。这对于在实施之前评估新流程可能特别有用，并且作为持续改进策略的一部分，它先前已被用作评估医院处方胰岛素流程的成功方法，（Berruyer等，2016）。

团队的主观性认知可能限制了他们应用FMEA，可能无法发现其实践之外的问题，也无法针对发现的问题提出适当的解决方案。FMEA方法论的数学有效性也受到质疑，特别是使用**序数标度（ordinal scales）**对失败模式进行优先排序时（Magnezi等，2016；Shebl等，2012）。此外，失败模式可能永远无法消除，且可能需要进一步采取重复的措施，才能在动态多变的环境中得到缓解。

4.4.4 制订流程图

制订流程图（process mapping）是精益管理和六西格玛方法广泛使用的工具，借此可以通过一个流程或一项服务为员工或患者制订服务流程图，以辨别效率低下和"浪费"问题，例如不必要的流动、变化和不一致缺陷。通过逐步详细地概述流程，可以确定改进的机会，并且可以讨论潜在的解决方案，从而跳出系统"设计"流程。"高级"流程图可以帮助深入了解流程概况，并有助于确定需要开发详细流程图的领域，包括确定具体目标和改进领域。制订流程图通常是多部门的利益相关者之间在流程中的合作工作（理想情况下涉及患者及其代表），因此，可以提供对流程更广泛的见解，最大限度地减少研究人员的偏见，并且比其他工具更有效思考"整个系统"。Weir等给出了社区药房实践中制订流程图的示例（2018）。

4.4.5 控制图表

控制图表（control chart）或运行图表（run chart）通常用于制订质量改进的干预措施，对干预目标和结果使用适合的评估并逐渐对过程进行可视化和结果分析。然后分析纵向数据，以确定系统的变化是否反映出随机变化或干预的"真实"改变。控制图表是统计过程控制方法中用于提高质量的关键工具，与准实验中断时间序列的分析方法有很多相似之处（Kontopantelis等，2015）。控制图表易于理解和解释，可用于提供实时信息以支持决策，但需要统计知识和软件，进行严格组合和分析（Fretheim和Tomic，2015）。Al-Hussein（2009）给出了一个利用控制图表来改善处方处理指南接受度和持续使用的实践示例。

4.5 质量改进研究的报告 --------------------------------

质量改进的重要组成部分是对整个过程实现（或未实现）的结局进行批判性反思和评估。尽管可能要求许多药师承担质量改进工作为其组织撰写项目报告，但是很少有人发表同行评审的文章以进行更广泛的传播。设计良好且执行良好的质量改进报告可以作为研究成果发表，并且随着改进工作的科学发展，需要在文献中反映出来。现在已有不少质量改进研究的专业期刊，例如*Journal of Healthcare Quality*和*BMJ Open Quality*。由于质量改进研究具有高度的背景性，并且随着时间的推移往往涉及多种干预措施，因此通常在原始研究成果中排除的详细背景信息和组织细节应包含在改进报告中，以便对结果进行解释。强烈鼓励参考"卓越质量改进报告标准"（standards for quality improvement reporting excellence，SQUIRE）指南，以进一步实现质量改进干预措施的高质量报告编写（Ogrinc等，2008）。

除了SQUIRE指南之外，参考质量改进的最低质量标准集（quality improvement minimum quality criteria set，QI-MCQS）（Hempel等，2015）也可能很有用。QI-MCQS是一种有助于对质量改进报告进行批判性评价的工具，因此，可以促使项目负责人和作者考虑并把要求的信息作为高质量报告的一部分。该工具还可以帮助质量改进文献的审阅者在规划项目之前，确认和学习高质量研究报告。Bain等提供了一个示例，说明该工具已用于改进质量评估的研究，作为处方胰岛素干预措施系统评价的一部分（2019）。

4.6 质量改进对药学实践的重要性 ------------------------

在要求药房服务做到以患者为中心高效提供越来越安全的服务时代，质量改进的方法和工具提供了服务开发的重要且有用的手段。药师和药学研究人员具有独特的见识和关键技能，既可为药学部门又可为广泛医疗组织对质量改进和评估作出积极的贡献。因此，只要有机会，药师就应考虑参与质量改进的研究。质量改进研究可及且基于实践，并鼓励药房与其他医务人员、患者、服务用户之间进行重要的合作。

事实上，所有员工都应参与影响他们及其所提供服务的决策，且应获得赋能，以创新并提高服务质量和安全性（英国卫生与社会医疗服务部，2015）。然而，为了做到这一点，需要建立一种学习和改进的文化，并且需要加强员工承担和确认改进工作的能力（The King's Fund，2016）。

在可能的情况下，与对实施或行动研究感兴趣的学术药师合作可以帮助支持在临床环境中进行严格的质量改进。药师研究人员需要有能力使用混合方法作为协作和参与方法的一部分，以实现质量改进的研究目标（Almarsdottir 和 Babar，2016）。药师参与更大的质量改进计划，也有助于提高药房提供患者监护服务并在更大医疗体系中增加知名度。

4.7 总结

质量改进科学是药学实践研究的一个新兴领域，因此鼓励研究人员、一线药师和管理人员考虑采取质量改进的干预措施，作为致力于为患者提供高质量服务的措施。各种各样的现成方式、方法和工具提供了丰富的资源，可以促进各种规模和环境改进项目的实施。在承接改进项目时，重要的是要适当考虑服务用户遇到的"问题"或流程所处的广泛环境以及受到影响的那些人员。应该选择适合的方式方法，可能的话，应该发布改进项目，以造福更大的社区和推动专业的发展。

参考文献

Al-Hussein FA. Guideline implementation in clinical practice: use of statistical process control charts as visual feedback devices. J Fam Community Med. 2009;16(1):11–7. http://www.ncbi.nlm.nih.gov/pubmed/23012184.

Almarsdottir AB, Babar ZUD. Future methods in pharmacy practice research. Int J Clin Pharm. 2016;38(3):724–30. https://doi.org/10.1007/s11096-016-0300-y.

Ashworth R, Boyne GA, Entwistle T. Public service improvement: theories and evidence. Oxford: Oxford University Press; 2010. https://global.oup.com/academic/product/public-service-improvement-9780199545476?cc=gb&lang=en&.

Ayanian J, Markel H. Donabedian's Lasting Framework for Health Care. N Engl J Med 2016; 375:205–7. https://doi.org/10.1056/NEJMp1605101.

Bain A, Hasan SS, Babar Z-U-D. Interventions to improve insulin prescribing practice for people with diabetes in hospital: a systematic review. Diabetic Med. 2019;36:13982. https://doi.org/10.1111/dme.13982.

Batalden PB, Davidoff F. What is "quality improvement" and how can it transform healthcare? Qual Saf Health Care. 2007;16(1):2–3. https://doi.org/10.1136/qshc.2006.022046.

Benjamin A. The competent novice: audit: how to do it in practice. Br Med J. 2008;336(7655):1241. https://doi.org/10.1136/BMJ.39527.628322.AD.

Berruyer M, Atkinson S, Lebel D, Bussières J-F. Utilisation de l'insuline en établissement de santé universitaire mère–enfant : analyse des modes de défaillance. Arch Pediatr. 2016;23(1):1–8. https://doi.org/10.1016/j.arcped.2015.09.033.

Boaden R. Quality improvement: theory and practice. Br J Healthcare Manage. 2009;15(1). http://content.ebscohost.com/ContentServer.asp?T=P&P=AN&K=105637529&S=R&D=rzh&EbscoContent=dGJyMNHX8kSeqLI4xNvgOLCmr1Cep7JSsam4SrSWxWXS&ContentCustomer=dGJyMPGprky0qLFPuePfgeyx44Dt6fIA.

Boyle A, Keep J. Clinical audit does not work, is quality improvement any better? Br J Hosp Med. 2018;79(9):508–10. https://doi.org/10.12968/hmed.2018.79.9.508.

Boyne GA. What is public service improvement? Public Adm. 2003;81(2):211–27. https://doi.org/10.1111/1467-9299.00343.

Carayon P, Schoofs Hundt A, Karsh BT, Gurses AP, Alvarado CJ, Smith M, Brennan PF. (2006). Work system design for patient safety: The SEIPS model. Quality and Safety in Health Care. BMJ Publishing Group. https://doi.org/10.1136/qshc.2005.015842.

Chou YC, Chen BY, Tang YY, Qiu ZJ, Wu MF, Wang SC, et al. Prescription-filling process reengineering of an outpatient pharmacy. J Med Syst. 2012;36(2):893–902. https://doi.org/10.1007/s10916-010-9553-5.

Clarke A, Rao M. Developing quality indicators to assess quality of care. Qual Saf Health Care. 2004;13(4):248–9. https://doi.org/10.1136/qhc.13.4.248.

Davies H, Powell A, Rushmer R. Healthcare professionals' views on clinician engagement in quality improvement. The Health Foundation. 2007. http://www.health.org.uk/publication/healthcare-professionals'-views-clinician-engagement-quality-improvement.

Department of Health. High quality care for all. 2008. http://webarchive.nationalarchives.gov.uk/20130105061315/http://www.dh.gov.uk/prod_consum_dh/groups/dh_digitalassets/@dh/@en/documents/digitalasset/dh_085828.pdf.

Department of Health and Social Care. NHS constitution for England. 2015. https://www.gov.uk/government/publications/the-nhs-constitution-for-england.

Dixon-Woods M, Martin G, Tarrant C, Bion J, Goeschel C, Pronovost P, et al. Safer Clinical Systems: evaluation findings Learning from the independent evaluation of the second phase of the Safer Clinical Systems programme Evaluation. 2014. health.org.uk. http://www.health.org.uk/sites/health/files/SaferClinicalSystemsEvaluationFindings_fullversion.pdf.

Donabedian A. The criteria and standards of quality. Health Administration Press. 1982. https://books.google.co.uk/books/about/The_criteria_and_standards_of_quality.html?id=o7hpAAAAMAAJ.

Dwyer T, Craswell A, Rossi D, Holzberger D. Evaluation of an aged care nurse practitioner service: quality of care within a residential aged care facility hospital avoidance service. BMC Health Serv Res. 2017;17(1):33. https://doi.org/10.1186/s12913-017-1977-x.

Donabedian A. The quality of care: how can it be assessed? JAMA. 1988;260(12):1743–8. https://doi.org/10.1001/jama.1988.03410120089033.

Fereday S, Malbon N. A guide to quality improvement methods. Healthcare Quality Improvement Partnership. 2015. p. 347. https://doi.org/10.1136/bmj.f7617.

Fretheim A, Tomic O. Statistical process control and interrupted time series: a golden opportunity for impact evaluation in quality improvement. BMJ Qual Saf. 2015;24(12):748. https://doi.org/10.1136/BMJQS-2014-003756.

Gardner G, Gardner A, O'Connell J. Using the Donabedian framework to examine the quality and safety of nursing service innovation. J Clin Nurs. 2014;23(1–2):145–55. https://doi.org/10.1111/jocn.12146.

Gitlow HS. Quality management systems: a practical guide. St. Lucie Press. 2000. https://books.google.co.uk/books?id=O5aq0HMyXOcC&pg=PA15&lpg=PA15&dq=gitlow+sdsa&source=bl&ots=DscSVXkhGk&sig=ACfU3U0bSCD9J3otLqJSg5zcNJOSCZbNYg&hl=en&sa=X&ved=2ahUKEwinpNvrvd3jAhXSEcAKHQHMCGgQ6AEwAHoECAgQAQ#v=onepage&q=gitlowsdsa&f=false.

Green CF, Crawford V, Bresnen G, Rowe PH. A waste walk through clinical pharmacy: how do the 'seven wastes' of Lean techniques apply to the practice of clinical pharmacists. Int J Pharm Pract. 2015;23(1):21–6. https://doi.org/10.1111/ijpp.12106.

Hammer M, Champy J. Reengineering the corporation: a manifesto for business revolution. New York: Harper Business; 1994.

Hempel S, Shekelle PG, Liu JL, Sherwood Danz M, Foy R, Lim Y-W, et al. Development of the Quality Improvement Minimum Quality Criteria Set (QI-MQCS): a tool for critical appraisal of quality improvement intervention publications. BMJ Qual Saf. 2015;24(12):796–804. https://doi.org/10.1136/bmjqs-2014-003151.

Hines P, Martins AL, Beale J. Testing the boundaries of lean thinking: observations from the legal public sector. 2008;28(1):35–40. https://doi.org/10.1111/j.1467-9302.2008.00616.x.

Hintzen BL, Knoer SJ, Van Dyke CJ, Milavitz BS. Effect of lean process improvement techniques on a university hospital inpatient pharmacy. Am J Health Syst Pharm. 2009;66(22):2042–7. https://doi.org/10.2146/ajhp080540.

Institute of Medicine (US) Committee on Quality of Health Care in America. Crossing the quality chasm: a new health system for the 21st century. Washington, DC: National Academies Press; 2001. https://doi.org/10.17226/10027.

Jhugursing M, Dimmock V, Mulchandani H. Error and root cause analysis. BJA Educ. 2017;17(10):323–33. https://doi.org/10.1093/bjaed/mkx019.

Khodambashi S. Business process re-engineering application in healthcare in a relation to health information systems. Procedia Technol. 2013;9:949–57. https://ac.els-cdn.com/S2212017313002600/1-s2.0-S2212017313002600-main.pdf?_tid=23c8b8c9-9533-45c2-b4ca-8abbcc9970d4&acdnat=1522444944_6f77f14edae1e422522b56a88f981ad3.

Knudsen P, Herborg H, Mortensen AR, Knudsen M, Hellebek A. Preventing medication errors in community pharmacy: root-cause analysis of transcription errors. Qual Saf Health Care. 2007;16(4):285–90. https://doi.org/10.1136/qshc.2006.022053.

Kontopantelis E, Doran T, Springate DA, Buchan I, Reeves D. Regression based quasi-experimental approach when randomisation is not an option: interrupted time series analysis. BMJ (Clin Res Ed.). 2015;350:h2750. https://doi.org/10.1136/bmj.h2750.

Langley GJ. The improvement guide: a practical approach to enhancing organizational performance. San Francisco: Jossey-Bass; 2009.

Liu SW, Singer SJ, Sun BC, Camargo CA Jr. A conceptual model for assessing quality of care for patients boarding in the emergency department: structure-process-outcome. Acad Emerg Med. 2011;18(4):430–5. https://doi.org/10.1111/j.1553-2712.2011.01033.x.

Lynn J. When does quality improvement count as research? Human subject protection and theories of knowledge. Qual Saf Health Care. 2004;13(1):67–70. https://doi.org/10.1136/qshc.2002.002436.

McDonald KM, Sundaram V, Bravata DM, et al. Closing the Quality Gap: A Critical Analysis of Quality Improvement Strategies (Vol. 7: Care Coordination). Rockville (MD): Agency for Healthcare Research and Quality (US); 2007 Jun. (Technical Reviews, No. 9.7.) Available from: https://www.ncbi.nlm.nih.gov/books/NBK44015/.

Magnezi R, Hemi A, Hemi R. Using the failure mode and effects analysis model to improve parathyroid hormone and adrenocorticotropic hormone testing. Risk Manage Healthc Policy. 2016;9:271–4. https://doi.org/10.2147/RMHP.S117472.

Maher L, Gustafson D, Evans A. NHS sustainability model Institute for Innovation and Improvement. NHS Institute for Innovation and Improvement. 2010. https://www.england.nhs.uk/improvement-hub/wp-content/uploads/sites/44/2017/11/NHS-Sustainability-Model-2010.pdf.

Maxwell RJ. Quality assessment in health. Br Med J (Clin Res Ed). 1984;288(6428):1470–2. http://www.ncbi.nlm.nih.gov/pubmed/6426606.

Morrison C, Beauchamp T, MacDonald H, Beattie M. Implementing a non-steroidal anti-inflammatory drugs communication bundle in remote and rural pharmacies and dispensing practices. BMJ Open Qual. 2018;7(3):e000303. https://doi.org/10.1136/bmjoq-2017-000303.

NaDIA HQIP National Diabetes Inpatient Audit England and Wales 2017. 2018. https://files.digital.nhs.uk/pdf/s/7/nadia-17-rep.pdf.

Ocloo J, Matthews R. From tokenism to empowerment: progressing patient and public involvement in healthcare improvement. BMJ Qual Saf. 2016;25(8):626–32. https://doi.org/10.1136/bmjqs-2015-004839.

Ogrinc G, Mooney SE, Estrada C, Foster T, Goldmann D, Hall LW, et al. The SQUIRE (Standards for QUality Improvement Reporting Excellence) guidelines for quality improvement reporting: explanation and elaboration. Qual Saf Health Care. 2008;17(Suppl 1):i13–32. https://doi.org/10.1136/qshc.2008.029058.

Øvretveit J. Does improving quality save money? A review of the evidence of which improvements to quality reduce costs to health service providers. London; 2009. https://online.manchester.ac.uk/bbcswebdav/orgs/I3075-COMMUNITY-MEDN-1/DONOTDELETE-PEPQualityandEvidence/QE-PEP-HTML5/AN-C50883C1-C877-58A4-FF18-DEBFA69D2ED3.html.

Pereira ZL, Aspinwall E. Total quality management versus business process re-engineering. Total Qual Manag. 1997;8(1):33–40. https://doi.org/10.1080/09544129710422.

Reed JE, Card AJ. The problem with plan-do-study-act cycles. BMJ Qual Saf. 2016;25(3):147–52. https://doi.org/10.1136/bmjqs-2015-005076.

Rotter T, Plishka C, Lawal A, Harrison L, Sari N, Goodridge D, et al. What is lean management in health care? Development of an operational definition for a cochrane systematic review. Eval Health Prof. 2018;016327871875699:366. https://doi.org/10.1177/0163278718756992.

Seddon J. Systems thinking in the public sector : the failure of the reform regime … and a manifesto for a better way. Bridport: Triarchy Press; 2008.

Shebl NA, Franklin BD, Barber N. Failure mode and effects analysis outputs: are they valid? BMC Health Serv Res. 2012;12(1):150. https://doi.org/10.1186/1472-6963-12-150.

Shiu J, Mysak T. Pharmacist clinical process improvement: applying lean principles in a tertiary care setting. Can J Hosp Pharm. 2017;70(2):138. https://www.ncbi.nlm.nih.gov/pmc/articles/PMC5407423/.

Shiyanbola OO, Mott DA, Croes KD. The structural and process aspects of pharmacy quality: older adults' perceptions. Int J Clin Pharm. 2016;38(1):96–106. https://doi.org/10.1007/s11096-015-0211-3.

Smith B. Using the lean approach to transform pharmacy services in an acute trust|news|pharmaceutical journal. Pharm J. 2009;282(457). https://www.pharmaceutical-journal.com/news-and-analysis/using-the-lean-approach-to-transform-pharmacy-services-in-an-acute-trust/10884114.article?firstPass=false.

Taylor MJ, McNicholas C, Nicolay C, Darzi A, Bell D, Reed JE. Systematic review of the application of the plan-do-study-act method to improve quality in healthcare. BMJ Qual Saf. 2014;23(4):290–8. https://doi.org/10.1136/bmjqs-2013-001862.

The Health Foundation. Quality improvement made simple. 2013. http://www.health.org.uk/sites/health/files/QualityImprovementMadeSimple.pdf.

The King's Fund. Reforming the NHS from within: beyond hierarchy, inspection and markets. The King's Fund. 2016. https://www.kingsfund.org.uk/sites/default/files/field/field_publication_file/reforming-the-nhs-from-within-kingsfund-jun14.pdf.

Tully V, Al-Salti S, Arnold A, Botros S, Campbell I, Fane R, et al. Interprofessional, student-led intervention to improve insulin prescribing to patients in an Acute Surgical Receiving Unit. BMJ Open Qual. 2018;7(2):e000305. https://doi.org/10.1136/bmjoq-2017-000305.

Weir NM, Newham R, Corcoran ED, Ali Atallah Al-Gethami A, Mohammed Abd Alridha A, Bowie P, et al. Application of process mapping to understand integration of high risk medicine care bundles within community pharmacy practice. Res Social Adm Pharm. 2018;14(10):944–50. https://doi.org/10.1016/j.sapharm.2017.11.009.

World Health Organization. Quality of care: a process for making strategic choices in health systems. WHO Press; 2006. p. 38. https://doi.org/10.1542/peds.2010-1791.

Yaduvanshi D, Sharma A. Lean six sigma in health operations. J Health Manag. 2017;19(2):203–13. https://doi.org/10.1177/0972063417699665.

第5章

药学实践研究的公开和隐秘观察法

Filipa Alves da Costa

摘要

观察法❶（observation）是捕捉药学实践真实细节的一种有力方法。根据研究人员参与研究过程的程度，分为参与性观察和非参与性观察。根据公开程度的不同，可分为**公开观察**（overt observation）和**隐秘观察**（covert observation），其中隐秘观察具有一定优势，可以将霍桑效应降到最低，而公开观察可以深度观察发现问题，从而捕捉更大范围的行为过程。本章详细介绍了这些不同类型观察方法的主要特征和利弊，提及了支持此类研究的有用工具，并讨论了观察法在药学实践中产生的影响。

5.1 引言

通常根据采取的观点来划分研究方法，其中定性方法更多地侧重于解释问题，而定量方法则主要侧重于经验看待问题。第三类称为混合方法，同时考虑两种观点，通常旨在相互补充。

一旦选择了研究方法，就按计划实施数据收集，并且可以使用多种形式收集数据。这些形式应该适合于采纳的研究观点，反过来又将取决于研究问题。也许在药学实践研究中最常用的数据收集形式是通过**自我报告**（self-report），通常使用问卷

---

❶ 译者注：观察法是在自然条件下，有目的、有计划地对受试者的行为言谈、表情等进行观察，从而了解他们的心理活动的一种研究方法。依据研究者是否参与被观察者的活动，观察法可分为参与性观察和非参与性观察。此外，观察法是指研究者根据一定的研究目的、研究提纲或观察表，用自己的感官和辅助工具去直接观察被研究对象，从而获得资料的一种方法。科学的观察具有目的性和计划性、系统性和可重复性。常见的观察方法有：核对清单法、级别量表法、记叙性描述。观察一般利用眼睛、耳朵等感觉器官去感知观察对象。由于人的感觉器官具有一定的局限性，观察者往往要借助各种现代化的仪器和手段，如照相机、录音机、显微录像机等来辅助观察。

调查，但是观察是一种备选的方法，具有广泛接受的优势，因此越来越多地得到应用（Puspitasari 等，2009a）。

自我报告会受到各种偏倚的影响，最常见的是**社会期望偏倚**（social desirability bias），这既适用于患者又适用于医务人员。一般而言，人们往往知道对与错，但这并不意味着他们的行为总是好的。因此，当受到质疑时，似乎倾向于汇报正确的行为，例如对于患者来说是正在服用处方药，而对于药师来说，则总是建议患者如何正确服用药物。事实上，已经表明，对同一现象进行调查依据不同的观点会得出不同的结果（Puspitasari 等，2010）。自我报告中的另一个常见偏倚是反应的偏倚，当研究的主题是调查服务的满意度时，这种偏倚非常普遍。毫无疑问，这种趋势倾向于只抓住评判的极限值（完全满意的人更有可能回答，作为"感激"的一种表示，而完全不满意的人可能会利用这些机会表达自己的愤怒）。观察方法能够克服自我报告的这两种局限性，尽管不能完全规避各种偏倚。

观察法是获取现象或行为信息的一种有力手段，研究人员不会通过观察影响现实生活中发生的事件。因此，行为发生在其自然环境中。在药学实践研究中，人们可以通过观察来研究药房在组织环境中的运作、药房工作人员的行为（无论是关注技术方面、沟通方面，还是道德和法律行为），以及最终研究患者在作为监护服务的消费者时的行为，无论是在药房、医院、疗养院，还是在他们自己的家中。观察到适用于定性或定量研究，这取决于其进行方式。

5.2 参与性和非参与性观察法 ------------------------------

研究人员可以通过参与调查过程或活动进行观察，这些活动的程度各不相同，并可能公开其角色。在药学实践研究的背景下，例如研究人员可以在研究时期内充当药房的临时员工，其目的是暗中评估药房工作人员的服务表现，虽然参与其中但不会直接影响药房的工作，身份完全保密；另一种情况是可能会充当药房的顾客，直接参与研究的活动，不过完全处于隐秘状态。研究人员也可以在不参与研究活动的情况下进行观察。在这种情况下，研究人员通常会表明自己的存在，解释观察的目的，寻求同意并长期观察。如果打算捕获药学实践中的互动细节，如使用的沟通术语、手势、提供建议的深度，甚至全天表现的一致性，则此方法通常更合适。这种方法的缺点是被研究的个人意识到他们正在被观察，因此可能会改变他们的正常行为，这种现象被称为霍桑效应。这种效应在初始阶段表现更加强烈，但是人类倾向于恢复正常行为，这就是为什么在这类观察中需要较长时间，在这种类型的观察中，最初的观察往往会被舍弃并视为**观察失败期**（the wash-out period）。

5.3 隐秘观察法 --

隐秘观察法，也称为**假扮患者观察法（pseudo-patient methodology）**或**神秘购物（mystery shopping）**，在这种观察法中，观察者可充当药房顾客，其目的是观察并记录药房业务提供服务的情况。充当顾客观察不是隐秘观察在药学实践研究中的唯一应用，但可以肯定是最常见的。隐秘观察的优点是可以把霍桑效应降到最低，使研究人员能够观察到真实发生的互动行为。隐秘观察应用于药学实践研究的不足之处在于，通常只捕获一次互动情况（或最多几次），并不能全方位反映药学实践真实情况（受试者之间评估），甚至不能代表在那种情况下被评估药师的全部情况（受试者范围内评估）。

5.3.1 隐秘观察法在药学实践中的适用性

最早文献报道在药学实践研究中使用神秘顾客的方式可追溯到1984年，当时这项技术被用于探索一种当时刚出现的公共健康角色——药师作为用药指导者，（Mason 和 Svarstad，1984）。

但是，最常见的是把隐秘观察作为职业稽查的手段，用于推动药师职业的持续发展，稽查之后的意见反馈到药房管理层以便改进。悉尼大学在2002年通过创建药房服务质量支持研究中心（Quality Care Pharmacy Support Centre，QCPSC），确定了使用该技术改善药学实践的首批结构化计划之一。该研究小组之前使用该技术作为教育和培训方法，其成功经验表明，隐秘观察适用于药学实践研究并可以在全国范围内推广（Almeida Neto 等，2000）。因此，成立QCPSC的目的是持续监测药房商会（Pharmacy Guild）制定《实践标准（standards of practice）》的应用情况，以指导药师将正确的药物提供给正确的患者，并指导他/她正确使用药物，为服务增值。自2000年以来，作为职业持续发展计划的一部分，在财政上又激励药房参与并同意使用假扮患者定期探访观察药师执业行为（Benrimoj 等，2008）。尽管不是强制性的，但优势很明显，因此几乎所有药房都能遵守这一规则（超过4200个药房）。总共开发了59种情景，以捕获根据实践标准进行评估的各种情况（Benrimoj 等，2007a）。在国家实施之前，对该系统进行了测试并证明其能够显著提高对标准执行的遵从程度（Benrimoj 等，2007b）。

同样在世界其他地方，各个研究小组和药房协会也适应其环境和国家优先事项的要求使用了假扮患者观察法，产生了有趣的数据。如德国（Berger 等，2005）、斯洛文尼亚（Horvat 和 Kos，2015）、美国（Svarstad 等，2003）、苏格兰（Watson 等，2004、2009）、芬兰（Pohjanoksa-Mäntylä 等，2008）以及葡萄牙等地（Gomes 等，2011），这只是其中的一部分例子。

其中一些案例改变了该项技术的应用范围，以便能够评估可用于满足当前消费者需求的新服务，包括电子邮件或在线药房服务（online pharmacy services）

（Pohjanoksa-Mäntylä等，2008）。这种方法在悉尼持续修改采用。在那里本科生充当神秘顾客，但其目的仍然是不断提高服务绩效（Collins等，2017a）。然而，有人认为，这种方法未包括绩效反馈，以提升指导技巧或鼓励行为改变，并达到充分发挥其潜能的效果（Xu等，2012）。

隐秘观察法在药学实践中的另一个应用是用它来判断法律法规是否得到遵守。为此目的发布的首批举措之一是在新西兰实施的，该国的立法规定了各种类别的药物，包括限制性药物。使用假扮患者对此类药物的使用情况进行了调查，并报告了获知情况广泛存在多变性，认为这可能与医疗服务的接近程度以及所服务的人群有关，其中为当地Maori人群服务的药师提出了不同的模式（Norris，2002a，b）。后来在美国进行了同样的研究，由于各州的法律法规各不相同，简单的研究问题变成了一大困难。在各州使用假扮患者的方法用于衡量服务绩效的质量，并比较法规对药师行为产生的影响（Svarstad等，2004）。得出的结论是，向患者提供信息的频率差异很大（从40%到94%），且随州法规监管力度成比例地增加。该研究小组还表示，连锁药房和那些员工较多的药房散发书面信息单页的频率更高，这类药房也被认为服务质量更高（Svarstad等，2003）。几年后，有人提出，虽然州立法给出建议的力度是一个非常相关的预测指标，但更有效的办法是让药师参与患者互动；还值得注意的是，应设立一个保护隐私的咨询区域（Kimberlin等，2011）。

在其他研究中也发现了一些不合规的情况，集中在咨询指导的其他方面，并报告有5%的咨询场所存在问题（Alte等，2007）。

遵守法规与研究开展所在国密切相关，它将受到当地实施法规的严格程度、落实审计以及药师和整个社会的文化背景的影响。在西班牙加泰罗尼亚进行的一项研究，重点关注在没有医疗处方的情况下销售抗生素，结果显示，尽管根据情况而有所不同，但合规的程度令人担忧。违规销售抗生素的情况，在急性支气管炎患者中有17%，在喉咙痛患者中已达35%，在尿路感染患者中高达80%（Llor和Cots，2009）。

隐秘观察法应用的第三种情况是消费者保护机构的参与。这些机构采用了这种研究方法，使其可行性更强但稳健性稍差，以判断服务状况，这些状况随后可能在更大的公共领域揭示出来。葡萄牙消费者保护协会（Portuguese Association for Consumer Protection，DECO）就是一个例子，这种研究方法经常用于评估轶事样本及相关主题中建议的获取和其质量状况。其中一项研究重点关注36家药房和12家药房专营药对奥利司他（Orlistat）的配药模式，并表明其服务情况非常差。（Consumidor，AssociaçãoPortuguesa para a Defesa do 2010）。

另一项研究涉及90个提供紧急口服避孕药的场所（医疗中心、医院和药房），强调药房在评估和给予建议方面的表现是最差的地方（Teste Saúde2003）。

一项研究针对医疗救助状况进行行为调研，描述了两种基于症状的主诉求助：抑郁症和妊娠，每位患者都向48个门店（药房、药店和营养店）提出求助。总体而言，尽管分别有47%和40%的病例未买到产品，但只有28%患者客户得到药师的各种询问（TesteSaúde，2008）。

无论涉及的服务地点或医务人员怎样，消费者并不那么关注药师的表现，而是关注得到指导的情况。DECO进行了一项有些类似Llor报道的研究，模拟了一种病情，患者持续3天喉咙痛，吞咽时有些不适，没有其他症状，对就诊药房和全科医师的情况进行了研究。研究表明，55%的全科医师开具了不必要的抗生素处方，其中大多数是自发的，少数是消费者要求开的。相反，只有9%的药房销售了抗生素（Teste Saúde，2007）。

5.3.2 绩效评估

绩效评估可能侧重于结构、流程、结果，或根据其预期的用途以各种形式权衡所有这些因素。如果在药学实践之外采取神秘购物调研，并被视为捕获商业交易及环境可能对其产生影响的方法，则通常评估重点放在结构上。在这种情况下，使用的评估清单倾向于评估检查场所是否整洁，周围环境是否合适，使用的颜色是否匹配（墙壁、柜台或服装的颜色，因为可能会影响消费者的反应）更具价值。在职业持续发展中，评估往往也涵盖了这些方面，但对它们的重视程度较低，有利于过程评估。在药学实践中，该过程通常分为三个主要步骤：病情评估、治疗选择和提供建议。在此类评估中，通常评价第一个和第三个步骤。第一个步骤通常会根据WWHAM询问方法来判断：

- Who——谁（为谁服务）？
- What——什么（患者症状是什么）？
- How——多久了（这些症状出现了多长时间）？
- Action——采取措施（解决当前病情）？
- Medication——药物治疗（同时服用）？

这一推理假设，只有当药师能够始终应用该流程的各个步骤时，药师才能有意识地选择最合适的治疗方法。然而，有人可能也认为，如果整个流程执行得很好，但选择了错误的药物，则患者的结局将是不好的或至少不是最佳的。这导致一些研究小组更加关注流程（Benrimoj等，2008），另一些研究组则支持结局（Gomes等，2011），而其他人则同时分析两者（Watson等，2009）。根据预期的评估目的和持续发展的步骤，所有方法都可能是正确的。

5.3.3 情景观察法

根据评估行为的要求，情景观察需要给予受观察者一定的变通性，以展示不同程度的胜任能力。在设计场景时，需要预先想到所有可能出现的行为，并仔细解释可能影响评估的所有细节。例如，在工业化国家最常见的药房结构中，要么设有长柜台，要么设置各种单独的柜台，无论哪种方式，通常都排列在药房的后面。研究表明，药房工作人员倾向于在相同的地方工作，而选择这些地方的方式并非偶然。因此，对情景的描述需要提示扮演患者的人首先应该去哪里，即右侧、中间或左侧柜台，以及如果计划的行为无法执行（例如，右侧柜台已经有一个顾客）该怎么办。

运用情景观察法对药师调配非处方药时给予患者治疗建议的质量进行评估，假扮患者的情景主要有两种类型：**以症状请求药品**（symptom-based request，SBR）和**直接请求药品**（product-based request，DPR）（Benrimoj等，2007a）。始终如一地，以症状请求的情景会导致评分更高，这很可能是由于药师认为顾客在很大程度上持开放互动态度，因而不可避免地提出更多的问题。然而，也有研究表明，即使在相同类型的情景下，所要求的药物不同也会造成给予建议的表现发生变化（Kelly等，2009），这表明某些领域可能更容易提出建议，也可能是由过度教育造成的，或者最终归因于各种情况而造成的难度有所不同。这些情况在计划观察研究时，尤其将其纳入持续开发流程时很重要。在这种情况下，更重要的是确保使用相同的情景（因此需要最少的时间进行重新评估），或如果不可能则使用相同类型的情景（SBR或DPR）并且具有同等的难度。Benrimoj等进行的一项研究表明，尽管发现基线的表现存在较大差异，但在3次就诊后发现了绩效质量显著提高，在第二次就诊后为5%，第三次就诊后为10%（Benrimoj等，2007a）。

总的来说，大部分观察研究已在非处方药和轻微小病诊疗领域践行过（Collins等，2017b、2018）。但是，有些研究小组一直专注于这样的领域。Anderson等在更大程度上已经调研了紧急口服避孕药（emergency oral contraception）的供给，目的是判断患者群体对提供紧急激素避孕药后给予指导方案的依从情况（Anderson和Bissell，2004）。最近在发展中国家对这一领域做了很多研究（Tavares和Foster，2016; Huda等，2018）。美国和夏威夷也对该技术扩大了使用，采用电话进行评估来判断不同法律状况下获取紧急避孕药的差异（Shigesato等，2018；Bullock等，2016）。Schneider等专注有关提供正确使用吸入器技术的行为研究，初期显示基线表现较差，之后实施教育性干预，其结果持续显示患者不需药师评估指导以及增加医师转诊就能减少缓解性药物的使用（Schneider等，2009、2010）。后来这项研究扩展到药师评估慢性咳嗽状况对后续适宜转诊医师发挥的作用上（Schneider等，2011）。最近的多数研究集中在评估药师提供儿科合适建议的能力上（Wigmore等，2018）。此外，新出现的兴趣研究领域是对含可待因的止痛药使用状况的研究（Byrne等，2018）。

来自中东和发展中国家的新兴研究证实，该技术已成为一种在药学实践中推广的有用的研究方法，有时结合其他研究技术（如自我报告），并应用于各种研究问题和疾病领域（Huda等，2018；Alaqeel和Abanmy，2015；Surur等，2017；Netere等，2018；Osman等，2012；Adnan等，2015；Belachew等，2017）。

工业化国家似乎倾向于使用假扮患者调查正在发展的新服务，最近的一个很好的示例是使用模拟的吸烟者，以调查英国NHS提供戒烟服务的情况（Jumbe等，2019）。

在调配非处方药时，尽管简单易行，但使用神秘购物不能仅限于评估绩效表现。当用于评估调配处方药的建议时，使用"假"处方产生的伦理问题有时会阻碍此类研究的可行性。尽管如此，研究小组已经开发出克服这些障碍的方法，并使用该技术进行了评估，如对于第一次调配抗抑郁治疗处方时的建议质量（Liekens等，2014；Chong等，2014）。

框5.1 情景观察法模板

确认情景观察类型：直接请求药品或以症状请求药品。

给予假扮患者（pseudo-patient）的信息：请进药房，然后前往右侧的药房工作人员处。请记住你应在询问时，才给予信息。

患者身份：确认使用产品的对象（自己、父亲、配偶、孩子、祖母等）；提及年龄。

先前体验：根据情景要求，这部分内容应该是提供请求产品的先前使用信息（在这种情况下，如果被问及，购物者应能够说明自己是怎么第一次听说该产品或由谁指示购买的，上次使用的时间，体验和结局与使用之间的相关情况）或以前出现过症状的体验（最后一次出现时的其他相关症状，与以前发作的相似之处和不同之处，定期复发，最后一次如何接受治疗，体验和结局是什么）。

当前症状：在这部分，必须尽量详细说明患者主诉的症状，可能需报告的其他相关体征或症状（如问及），症状持续时间，发作类型，双侧情况（如果适用），加重和缓解因素以及先前暴露可能与症状相关的情况（例如食物摄入、旅行情况）。

当前症状已经使用的治疗方法：说明是否进行任何尝试来应对当前病情，包括非药物措施（例如休息1天）或使用药物治疗的方法（使用哪种药物、治疗疗程，如何服用，至今为止的用药体验和疗效结局）。

其他服用的药物和诊断的慢性疾病：在描述场景时，不可能预测如何提出问题。因此，最好是尽可能提供更多的信息，经过培训的购物者（神秘顾客）只会根据提出的问题提供这些信息。一些药房人员可能会询问共服的药物（作为确认疾病的指标），而其他药房人员可能直接简单询问患者是否知道患有任何慢性病。请注意，可以开放式提问（例如，您是否患有慢性病？），也可以封闭式提问（例如，您患有糖尿病吗？），并且应指导患者如何回答其中一个或另一个问题，没有即兴发挥的余地。当指导患者服用药物时，患者应该能够知道他是否需要提供精确的适应证（如卡托普利50mg，每天2次）或一般适应证（如服用一粒降低胆固醇的药物）。这部分内容也可能包括有关特定情况的适应证，例如：妊娠或哺乳期以及过敏反应（再次，如前几节所述，应在询问患者"您是否有其他疾病"或仅在明确询问"您是否处于妊娠期或哺乳期？"的情况下指导患者是否提供此信息，或"您知道对什么物质过敏吗？"）。

既往病史：如果与情景观察有关，则应将任何既往相关事件告知患者，以备问。例如，如果他既往有过脑卒中（如果这样的话，问及确切的时间，如何治疗以及有关康复的信息），如果他既往患过尿路感染（前年出现多少次，当时采取的措施包括服用什么抗生素，进行了抗生素敏感性试验以及整个治疗过程）。

其他信息：根据研究的类型，可适当提供可能披露的信息。例如，在PBR情景中，如果不给予患者要求的药物时，而是建议使用一种替代药物时，应指导患者做什么（他应该购买吗？不管价格怎么样吗？他是否应该感谢建议和提醒，但要告诉他需要考虑这样的情况吗？他是否会生气并坚持自己的做法？）。值得详细说明的另一个议题是，当患者得到或没有得到产品的信息时，患者应如何表现自己（如果被问及"您是否需要药物使用的信息？"，他应该回答什么？如果没有提供信息，他应该要求吗？）。最常见的方法是指示假扮患者被动且等待药师提供信息，但根据研究问题，这不一定总是最好的解决方案（改编自Benrimoj等，2008）。

5.3.4 如何记录双方互动情况

在隐秘观察中，双方互动必须自然发生。因此，假扮客户（pseudo-customer）可能不会暂停双方互动来做笔记。但是，对互动行为的评估必须非常客观，并且不会受到回忆偏倚或信息偏倚的影响。记录这些互动行为的主要方法有三种：①使用录音机采集声音；②使用录像机采集图像和声音；③采集互动行为的记忆音像，在离开药房后应立即记录到清单里。

逐字记录转录的优点是可以重点关注药师问诊各个阶段的模式和相似之处，即确定情况及其特征、选择最合适的治疗方法以及提供安全用药的建议，包括症状持续时应采取的措施。另外，必须隐藏设备，这可能会给现场工作带来困难和存在可能的伦理问题。

实际上问题是使用一种或其他记录方法时可能存在不一致的程度。但我们已认识到绩效表现差异在绝对值10%范围内几乎可以忽略不计，但是当我们的目标确定行为变化落入该值范围内时，绝对会影响调查结果的准确性（Benrimoj等，2007a）。

5.3.5 检查清单法

对**检查清单法**（checklist）的评分方式取决于情景方案的设计，情景设计的主旨是以一种标准认定为高质量服务来判断执业行为的优劣。这意味着当被评判的人确实按预期那样行事时，他/她将获得100分（或同等水平）。

需要在核对清单中记录可能影响不同绩效表现的因素，这些因素可能是上下文时间因素（例如一天或一周中的时间）、组织结构因素（例如互动时员工与客户的比例）或专业人员因素（例如专业类别）。例如，研究表明，药师参与的互动比其他职员参与的互动产生的分数明显高得多（Collins等，2017a；Alte等，2007），大型药房的药师往往会提供更高质量的建议（Alte等，2007），以及药房的地理位置也会影响信息传递的方式，大都市地区的药房倾向于口头提供信息，而乡村药房则更常以书面形式传递信息（Puspitasari等，2009b）。

框5.2 检查清单模板

　　A部分——药房机构特征的基本信息。这部分相关采集的信息可能会影响不同行为。例如：

- 就诊日期和时间：工作日/周末，上午/午餐时间/下午/晚上/非工作时间（夜班）。
- 等待服务的时间：记录确切的时间。
- 药房人员可见数量。
- 等待的客户数量（包括您自己）。
- 专业身份：药师/药房技术员/身份不明/其他。
- 性别。
- 外表年龄：可以使用年龄类别。
- 情景测试：如果存在各种可用方式，可以对此进行编码。

　　B部分——评估药师问诊过程的必要信息。请对所有提出问题的方框打钩。请注意某些问题可能不适用于该情景（且这些问题应在评估表中划掉）。

- 药物给谁服用/谁患有这些症状？
- 症状是什么？您能否详细描述这些症状（如流鼻涕，鼻塞）？
- 这些症状已出现了多长时间了？
- 您是否已采取措施来解决/尽力缓解当前病情？
- 如果提出了问题，答案是肯定的：有效吗？是否遇到过副作用？（请考虑增加这些问题是否额外给予分数，或者是否考虑将其作为上个问题的一部分。）
- 您是否服用其他药物？您患有慢性疾病吗？您是否怀孕或在母乳喂养？您是否有已知的过敏反应？（请考虑增加这些问题是否额外给予分数，或者是否考虑将其作为上个问题的一部分）

　　C部分——药师选择药品过程的表现信息。（请注意，根据情景设计，需要仔细考虑这些项目的评分。同样重要的是要考虑如何对选择过程作出判断。）

- 是否提供药物？是/否。如果是，请指出是什么药物。
- 交付药物时，是否告知相关的注意事项？是/否。
- 是否提供替代产品？
- 是否将患者转诊给全科医师？

D部分——药师调配处方过程的表现信息

- 您是否收到有关服用方法的信息？
- 您是否收到有关最大耐受剂量的信息？
- 您是否收到有关治疗疗程的信息？
- 您是否收到有关漏服药物时处理方法的信息？
- 您是否收到药物可能产生副作用的信息？
- 您是否收到了有关药物相互作用的信息（药物与药物或食物与药物）？
- 您是否收到有关生活方式建议的信息？
- 您是否收到任何书面的信息？
- 您是否收到症状持续时如何应对的建议？
- 药师是否问您还存在其他问题？[改编自Benrimoj等（2008）和Gomes（2012）]

在最终形成检查清单时，需要对最终涉及的各个维度进行加权评估。在先前显示的示例中，有三个主要维度，每个维度都有不同数量的项目要排序。这意味着如果未分配任何权重，则最后一个评估域将是最重要的，因为它包含太多选项。根据研究想采集的信息，可能不是最佳解决方案。

5.3.6　隐秘观察法的伦理问题

运用隐秘观察法进行研究，需要寻求伦理许可并不简单，这将取决于所使用的匿名级别以及所在国家/地区法律法规的要求。一般而言，如果有可能确定稽查药师个体，则应征得他们的同意。身份识别可能或不取决于收集的可变因素。例如，如果收集了药房证明文件，则取决于药房规模，而不需要太多确认个人身份。此外，有些研究人员还采集人员性别、专业类别等，从而可以立即确定主题。另一方面是收集信息的使用方式。是否要报告给药房所有者或经理？还是报告给个人？只是想从宏观层面表述情况特征？管理层如何解决这些绩效评分？这些信息是用来激励药师持续发展还是惩罚表现不佳的个人？所有这些方面都涉及研究的好处、研究的危害以及参与研究的个人自主权，因此将影响调研研究的伦理道德，以及征得个人知情同意的必要性或参与假扮患者研究的决策。

5.4　公开观察法 --

公开观察法（overt observation）是另一种形式的观察方法，其中公开分享研究目的具有避免伦理困境或缺乏知情同意的优势。此外，由于观察期通常很长，因此它可以捕获各种互动行为，从而使人们更加确信它确实代表了现实情况。另一方面，其缺点是，根据研究的主题，可能产生社会期望以及发生霍桑效应。公开观察法起源于**行为心理学**❶（behavioral psychology），当观察持续更长时间时，效率会更高，使得观察到的人逐渐表现为"正常"。

数据收集和分析的方式也各不相同，在这种情况下，隐秘观察（隐性）数据趋于更加定量化，而公开观察（显性）数据趋于定性化，这意味着前者的重点是事件的性质和频率，而后者的重点在于理解现象发生原因的相关细节。两种技术都可以用于药学实践研究。公开观察法对于捕获定量评估中未适宜探索的细节（例如沟通技术）可能最有用。

例如，目前已经使用Roter理论来详细说明药学实践中复杂的互动行为，当试图从以产品导向的实践转变为以人为本的药学监护时，需要发生这样的互动关系（Cavaco和Roter，2010）。

其他依靠非参与性研究的调研也侧重于沟通技巧，但参考了其他标准。Calgary-Cambridge指南最初是在医学实践中建立起来的，但后来在力求深度探索药师问诊指导风格的研究中进行了调整（Greenhill等，2011）。其他研究也使用类似的方法，但侧重于柜台助手绩效表现的调研（Watson等，2007）。

在药学实践运用公开观察法时，需要考虑的一个实际问题是在哪里站立或坐下，以便研究人员的存在具有最低程度的影响，但仍足以捕捉到所有要评估的相关方面信息。

由于公开观察法的研究性质趋于定性，并且也由于在通告和许可后才能进行研究，因此音频或视频记录通常不会构成障碍，并被用作捕获所有互动细节的方法。事实上，现场笔记永远无法像录音那样在复杂互动中捕捉到发生的细节（Murad等，2014）。

需要对收集的材料进行后续转录并使用各种可能的方法（详见第4章）进行定性分析，以产生代码并由此检索含义和解释。

在进行分析时，需要对兴趣的结构作出决定，并决定是否仅对口头交流感兴趣，或者是否要捕获和分析行为的其他方面。观察应侧重于交流，可能包括非语言行为、空间行为（如互动主体之间的距离）、语言外的行为（如速度和响度）和语言行为（即所传达信息的内容和结构）（Kaae和Traulsen，2015）。

同样，要使用的采样思路也与隐秘观察中的采样思路不同，这又是因为其性质趋于定性。这意味着在隐秘观察中，采样思路将受益于在理想情况下随机选择或按

---

❶ 译者注：行为心理学是20世纪初起源于美国的一个心理学流派，它的创建人为美国心理学家华生。行为主义观点认为，心理学不应该研究意识，只应该研究行为。所谓行为就是有机体用以适应环境变化的各种身体反应的组合。这些反应不外乎是肌肉收缩和腺体分泌，它们有的表现在身体外部，有的隐藏在身体内部，强度有大有小。行为主义出现在美国，在20世纪初自然科学飞速发展，一些年轻的心理学家对冯特学派不满意，认为心理学不能研究意识，认为心理学和其他自然科学处于同样的地位，应该像其他自然科学一样研究看得见、摸得着的客观东西，也就是行为。

区域分层（取决于研究目的）的大样本，因此这些样本尽可能体现出要描述的地区或国家药学实践特征的整个职权范围。

在公开观察中，重点放在更多的互动环节。因此，在进行同步分析和不断比较以寻找主题的饱和度进行采样时，样本可能取决于观察的持续时间（在这种情况下，使用方便的采样思路，最终在给定的便利标准内详尽无遗，例如一家药店一周时间所有互动行为）；或者，如果有理由相信存在一些因素会造成互动行为的强度或质量差异，则可以使用目的性采样，最终比较和对比在农村和大都市药房中发生的互动情况（仅作为示例）。

在这两种情况下，必须提前确定分析单元，即研究人员是将重点放在患者身上还是就诊见面上？到底一次就诊包括什么，是进入药房后的全部体验，还是仅限于患者个人与药师直接互动的那一刻？

分析集中在代码之间的关系以及可能影响采用不同行为的因素，例如上下文时间因素（一天中的时间）、受察者的因素（患者类型、年龄、受教育程度、职业、社会经济地位）或主持人因素（专业类别，以前参加过的具体课程）。

5.4.1　公开观察法在药学实践中的适用性

药学实践中借助公开观察研究发表的文献很少，但是未来公开观察法研究是一个具有潜力的有用的领域，特别是当对研究复杂的情况或高级实践感兴趣时。在药学实践中使用非参与者公开观察法进行的首批研究之一是重点考察社区药房工作人员向患者提供建议的行为。由于其性质，本研究探讨了顾客寻求药师帮助的原因，并确定患者出现轻微小病是关键（Hassell 等，1997）。对该研究小组的后续研究进一步强调了互动行为的性质以及双方都涉及的不同观点。作者认为消费者对产品的有效性信息更感兴趣，相反药房人员却专注于提供药品安全的建议（Hassell 等，1998）。

1998 年的一项研究，对于几乎缺失研究的领域采用非参与性观察法，对Burkina Faso（布基纳法索）基本药物目录特点进行深度的研究。这项研究主要在不同的接受服务点，即医疗中心、药房和患者家中进行观察调研（Krause 等，1998）。

最近的一项研究使用这种方法来描述瑞士药房解决处方药时的配药行为特征，并调查可能影响进行药学初始干预的因素。这项研究是基于对18家社区药房中每家药房分别进行单日的观察，捕捉到556次处方调配时的互动情景（分析单元），并指出产生干预的主要因素是药师的互动、新开处方、新顾客或看护者去配药时的情景。尽管研究借助于非参与性观察，但这项研究可能主要被归类为定量研究，因为它主要是依靠经验完成的，并且重点放在使用检查清单对互动行为进行量化（Maes 等，2018）。

如上节所述，在希望探讨沟通问题时，使用公开观察法似乎很受欢迎，因为可以捕捉其他方式不可能捕捉的细节。在各种环境中可以对沟通技术进行研究，当然药学实践也不例外。丹麦的一项研究侧重于这一方面，通过公开观察捕捉药房员工和顾客之间在柜台发生的100种互动行为，并根据既往研究描述的五种类型对它们进行分类。主要结果表明，药师或药房助理执业次数越多，他/她就越能参与顾客的用药交流（Kaae等，2014）。

另一项加拿大的研究使用了相同的技术，但其目的是想确定改进**用药评估**（medication review）的机会。这项研究是在4家药房进行的，并通过与药师和患者进行深入访谈来补充民族志观察研究❶。在这个案例中，观察期限制为72小时，分析单元是用药评估过程，总共描述了29个特征（Patton等，2018）。主要结果突出显示了服务检查维度存在很大差异，其中包括见面的持续时间、互动方式和地点位置。

实际上，这里描述的公开观察与深度访谈相结合的方法通常用于改变行为，因为通过体验自己的服务表现能让受观察者思考自己的行为，通常是采用录像记录。

还使用前后设计探讨了社区药房进行患教干预对提高专业指导质量产生的影响，其中公开观察是评估绩效表现的一种方法，类似于以前使用隐秘观察所提到的经验。药房工作人员的服务表现考虑了运用循证支持推荐非处方药，应用4种具体疾病情景（脚气、咳嗽、痛经和鼻塞）观察服务行为。实施患者教育的结果显著提高了服务绩效的质量。使用公开观察法可以对证据进行分类，以支持所提出的建议（例如，国际性指南、药房的治疗方案、药学会推荐的规范等），而不是依"个人经验"给予的建议（Ngwerume等，2015）。通过使用"自我报告"与"公开观察"相结合，可以轻松采集到这方面的数据，因为它可以记录找到需要信息的地方以支持给予的建议。在这项研究中值得强调的另一个方面是，按照建议使用较长的观察期（每次8小时）以尽量降低霍桑效应。这项研究充分探讨了公开观察法的一大优势是可以观察所有员工的服务行为。因此，在这种情况下，可以记录从上午9点至晚上10点之间的互动情况，从而捕捉到不同班次工作人员的行为表现。

药学实践中提供服务可能被认为是广泛关注应用"公开观察"进行研究的领域。实际上，根据其构成方式，这是一种有趣的方法，可以采集服务者与顾客之间互动的持续时间、互动内容的性质（例如，对药物作用方式进行技术解释或非专业解释）、双方互动的发起者（即顾客要求、药师的建议、参考其他地方的服务等）以及互动行为的特征（例如保护隐私需求）。这些信息对于药学实践的决策者可能特别有用，可根据药房的使命、愿景和价值观选择实施一系列服务。这些研究在实施之前或早期阶段也是有用的，因此仍可以合并研究结果，以克服最终遇到的障碍。

瑞典的一项研究探讨了仿制药治疗替代中互动的基本特征，研究发现这样的互动过程中，大部分时间都花在了指导非医学的问题上，包括治疗费用的讨论（Olsson等，2017）。另一项研究探讨了**新药指导服务**❷（new medicine service，NMS）在启动后

❶ 译者注：民族志观察研究在更通俗的语境中，常被称为"田野调查"或"田野研究"。这种研究方法强调研究者直接进入研究对象的自然环境中，通过观察、访谈、参与等方式，收集一手资料。田野调查是人类学和社会学等学科中常用的一种研究方法。

❷ 译者注：新药指导服务是NHS社区药房合同中增加的第四项高级服务；它于2011年10月初开始。这项服务为长期患病的人提供支持，帮助他们正确使用新开的处方药，以提高他们用药依从性；最初侧重于特定的患者群体和病情。

不久便得到实施，结果表明该服务的实施由于未对之前现有活动、劳动力和工作量进行任何改变，毫无疑问，尽管已投入使用，但这项服务必须简化才能提供，否则将被视为失败（Latif 等，2016）。

框5.3　在药学实践中使用公开观察法对互动行为的观察和记录示例（后来转录和编码以回答确认的内容）

A部分——描述药学实践互动行为

- 请描述观察到确认的服务（用药评估服务、新药指导服务、免疫接种服务等）。
- 服务互动的日期和时间：
- 服务互动的持续时间（从药师向顾客打招呼直到离开药店的那一刻；如果提供了服务，然后又预定了下次服务的机会，请细分所有这些服务的持续时间）。
- 参与服务互动的专业人士。
- 未参与互动可见的药房人员数量。
- 某些时候参与互动的其他人员（即使远程进行，如医院药师、全科医师等）。
- 在药房等待的客户数量。
- 何时发生互动（如果在互动期间发生了位置变化，请说明原因、时间和方式）？

B部分——确定服务的需求

- 是什么因素引发了对这项服务的需要？互动如何开始？
- 顾客是否了解这项服务？
- 如果没有，如何做出解释？
- 这种解释是否受到好评？
- 是否向顾客解释这项服务潜在的好处，服务存在的潜在风险？是否提到了时间表/服务频率？是否提到顾客有什么责任？

C部分——提供服务的特征描述

- 药师是否需要在某个时候查阅信息来源（如标准操作规程、临床标准数据库等）？查阅了哪些资源？这些容易获得吗？
- 药师在某个时候是否需要查阅患者信息（病历，如实验室检查）？参考了哪些数据？这些容易查阅到吗？
- 药师是否需要在某个时候与其他医务人员进行互动？联系了哪些医务人员？这些人是否可能联系到？请描述互动交流的性质（如解决药物相关问题）、互动持续时间和形式（如通过电话或面对面）以及最能体现互动交流进行方式的类型（如共享决策与顺从查询）
- 那时是否发现了任何问题？什么问题？怎么解决的？

> • 这个最终的问题解决了吗？怎么样？在不久的将来是否需要采取什么后续措施？如何以及何时进行？
>
> **D部分——提供服务时观察到的潜在障碍**
>
> 在观察的所有互动过程中，您是否发现提供服务时可能存在的障碍？例如，我们有兴趣知道有关在确定服务需求并随后进行解释时确定产生的沟通机会、提供服务的实际过程或即使远程提供服务也可能还有的后续阶段。在所有这些阶段，我们希望了解一下您作为药师、其他医务人员或客户等的观察员身份获得的体验。请尽可能使用表达方式（使用口头或肢体语言）支持您的观点；例如查阅来源A和来源B（您观察到药师正在查阅的其他来源）后，药师难以找到药物相互作用的可靠信息，或者顾客显然对这项新服务感到怀疑，并希望在决策之前咨询其配偶意见（在录制录音后添加引号）。

将来的研究将借助非参与性观察来调查其他高级服务，例如居家用药评估❶，甚至**药师处方权**❷（pharmacists prescribing）或从事**全科业务**（GP practices），这将是非常有趣的。实际上，该技术已用来探讨护士行使独立处方权进行互动交流过程的一致性（Latter等，2007）。值得进一步研究的另一个领域是这项技术对药房工作流程以及患者结局产生的作用和影响。在这一领域，已发表的研究方案提出了探索儿科处方制度对医院诊疗服务的影响可能性（Farre，Cummins，2016）。类似的方法已被用来调查自动化对医院药房中观察到的处方调配差错的影响（James等，2013）以及一组采用该服务的社区药房实施电子处方的经验（Harvey等，2014）。

最近，在社交媒体以及经验交流分享新方式的背景下，对传统的公开观察法进行了探索性的轻微调整。本研究使用非参与性观察法，分析了现代社会中精神兴奋剂吸毒者讨论论坛内的主题（Robitaille，2018）。乍一看，它与药学实践相距甚远，但肯定会激发人们寻找新的场所来了解药物使用者诉诸技术的经验，并可能利用这些知识来开发以人为本的新服务，从而能够解决已发现的问题。

5.5 观察研究方法对实践的影响 ------------------------------

在本章中，已使用各种示例来说明隐秘观察法和公开观察法在药学实践研究中的不同应用。除了讨论每种方法的优点和局限性之外，也许值得反思的是这些研究是如何对诊疗服务和用药产生影响的。有足够的证据支持使用隐秘观察法作为有

---

❶ 译者注：居家用药评估是一个临床过程，需要考虑患者的用药和健康状况，以提高药物使用质量（quality use of medicines，QUM）并减少药物不良事件的数量。

❷ 译者注：药师在美国各地都有处方权。某些州允许药师开药、调整药物治疗、注射疫苗和开具化验单。有些具有长期处方医嘱，而另一些则需要药师持有高级执照。

力推动职业持续发展的方法，而且笔者个人认为，QCPSC的工作对澳大利亚药师和药房人员的绩效产生了重大影响，无疑有助于改进实践（Benrimoj等2007a、b，2008）。但是，该系统完全侧重于药房基础设施，包括服务提供和确保满足质量标准的问题。这些质量标准在多大程度上直接转化为改善消费者用药尚不清楚。

隐秘观察法作为验证合法实践的一个工具，有时可能会被用来揭示优先采取行动的领域，但本身并不能改变实践，而只会导致表现不佳的行为者发展出伪装行为。此外，它绝对不会对消费者用药产生影响。

为了促进药物更好地使用，尽管科学意义的说服力较低，但消费者协会开展的工作可能对提高公民认识用药安全的重要性发挥了更大的作用，例如，确保抗生素仅用于细菌感染的情况。此外，这些小型研究有助于警示政策制定者听取消费者的意见（Teste Saúde，2007）。

展望未来，利用消费者作为决策者，促进服务改善药物使用，可能是创建有用服务满足他人服务需求的方式。也许公开观察法将是一种有趣的探索方法，最终结合自我报告可以帮助理解服务实施的成功因素。

5.6 总结

观察法是一种捕捉真实行为信息的强大技术，这在药学实践研究中非常有用。本章并未提及在该领域进行的所有研究，因为其目的是强调各个领域的适用性，而不是对其使用进行详尽综述。研究表明，隐秘观察法是药学实践中长期使用的一种技术，其优势在世界范围内不断扩展。公开观察法虽然可以追溯到很久以前，但在药学实践中并未得到广泛使用，然而在新兴服务和技术的背景下却展现出了广阔的应用前景。

参考文献

Adnan M, Karim S, Khan S, Al-Wabel NA. Comparative evaluation of metered-dose inhaler technique demonstration among community pharmacists in Al Qassim and Al-Ahsa region, Saudi-Arabia. Saudi Pharm J. 2015;23(2):138–42.

Alaqeel S, Abanmy NO. Counselling practices in community pharmacies in Riyadh, Saudi Arabia: a cross-sectional study. BMC Health Serv Res. 2015;15:557.

Almeida Neto AC, Benrimoj SI, Kavanagh DJ, Boakes RA. Novel educational training program for community pharmacists. Am J Pharm Educ. 2000;64:302–7.

Alte D, Weitschies W, Ritter CA. Evaluation of consultation in community pharmacies with mystery shoppers. Ann Pharmacother. 2007;41(6):1023–30.

Anderson C, Bissell P. Using semi covert research to evaluate an emergency hormonal contraception service. Pharm World Sci. 2004;26(2):102–6.

Belachew SA, Tilahun F, Ketsela T, Achaw Ayele A, Kassie Netere A, Getnet Mersha A, Befekadu Abebe T, Melaku Gebresillassie B, Getachew Tegegn H, Asfaw Erku D. Competence in metered dose inhaler technique among community pharmacy professionals in Gondar town, Northwest Ethiopia: knowledge and skill gap analysis. PLoS One. 2017;12(11):e0188360.

Benrimoj SI, Werner JB, Raffaele C, Roberts AS, Costa FA. Monitoring quality standards in the provision of nonprescription medicines from Australian Community Pharmacies: results of a national programme. Qual Saf Health Care. 2007a;16:354–8.

Benrimoj SC, Gilbert A, Quintrell N, Neto AC. Non-prescription medicines: a process for standards development and testing in community pharmacy. Pharm World Sci. 2007b;29(4):386–94.

Benrimoj SI, Warner JB, Raffaele C, Roberts AS. A system for monitoring quality standards in the provision of non-prescription medicines from Australian community pharmacies. Pharm World Sci. 2008;30:147–53.

Berger K, Eickhoff C, Schulz M. Counselling quality in community pharmacies: implementation of the pseudo customer methodology in Germany. J Clin Pharm Ther. 2005;30(1):45–7.

Bullock H, Steele S, Kurata N, Tschann M, Elia J, Kaneshiro B, Salcedo J. Pharmacy access to ulipristal acetate in Hawaii: is a prescription enough? Contraception. 2016;93(5):452–4.

Byrne GA, Wood PJ, Spark MJ. Non-prescription supply of combination analgesics containing codeine in community pharmacy: a simulated patient study. Res Social Adm Pharm. 2018;14(1):96–105.

Cavaco A, Roter D. Pharmaceutical consultations in community pharmacies: utility of the Roter Interaction Analysis System to study pharmacist-patient communication. Int J Pharm Pract. 2010;18(3):141–8.

Chong WW, Aslani P, Chen TF. Pharmacist-patient communication on use of antidepressants: a simulated patient study in community pharmacy. Res Social Adm Pharm. 2014;10(2):419–37.

Collins JC, Schneider CR, Naughtin CL, Wilson F, de Almeida Neto AC, Moles RJ. Mystery shopping and coaching as a form of audit and feedback to improve community pharmacy management of non-prescription medicine requests: an intervention study. MBJ Open. 2017a;7(12):e019462.

Collins JC, Schneider CR, Faraj R, Wilson F, de Almeida Neto AC, Moles RJ. Management of common ailments requiring referral in the pharmacy: a mystery shopping intervention study. Int J Clin Pharm. 2017b;39(4):697–703.

Collins JC, Schneider CR, Wilson F, de Almeida Neto AC, Moles RJ. Community pharmacy modifications to non-prescription medication requests: a simulated patient study. Res Social Adm Pharm. 2018;14(5):427–33.

Consumidor, Associação Portuguesa para a Defesa do. Venda sem conselhos. Teste Saúde. 2010;84:34–5.

Farre A, Cummins C. Understanding and evaluating the effects of implementing an electronic paediatric prescribing system on care provision and hospital work in paediatric hospital ward settings: a qualitatively driven mixed-method study protocol. BMJ Open. 2016;6(2):e010444.

Gomes MAV. Feedback imediato Como metodologia de formação às farmácias comunitárias no atendimento de MNSRM. Caparica: Instituto Universitário Egas Moniz; 2012.

Gomes M, Costa FA, Cruz P, Guerreiro M, Placido G. Influência da formação no atendimento em medicamentos não sujeitos a receita médica. Rev Port Farm. 2011;LII(Suppl. 5):119.

Greenhill N, Anderson C, Avery A, Pilnick A. Analysis of pharmacist-patient communication using the Calgary-Cambridge guide. Patient Educ Couns. 2011;83(3):423–31.

Harvey J, Avery AJ, Barber N. A qualitative study of community pharmacy perceptions of the Electronic Prescriptions Service in England. Int J Pharm Pract. 2014;22(6):440–4.

Hassell K, Noyce PR, Rogers A, Harris J, Wilkinson J. A pathway to the GP: the pharmaceutical 'consultation' as a first port of call in primary health care. Fam Pract. 1997;14(6):498–502.

Hassell K, Noyce P, Rogers A, Harris J, Wilkinson J. Advice provided in British community pharmacies: what people want and what they get. J Health Serv Res Policy. 1998;3(4):219–25.

Horvat N, Kos M. Contribution of Slovenian community pharmacist counseling to patients' knowledge about their prescription medicines: a cross-sectional study. Croat Med J. 2015;56(1):41–9.

Huda FA, Mahmood HR, Alam A, Ahmmed F, Karim F, Sarker BK, Al Haque N, Ahmed A. Provision of menstrual regulation with medication among pharmacies in three municipal districts of Bangladesh: a situation analysis. Contraception. 2018;97(2):144–51.

James KL, Barlow D, Bithell A, Hiom S, Lord S, Pollard M, Roberts D, Way C, Whittlesea C. The impact of automation on workload and dispensing errors in a hospital pharmacy. Int J Pharm Pract. 2013;21(2):92–104.

Jumbe S, James WY, Madurasinghe V, Steed L, Sohanpal R, Yau TK, Taylor S, Eldridge S, Griffiths C, Walton R. Evaluating NHS Stop Smoking Service engagement in community pharmacies using simulated smokers: fidelity assessment of a theory-based intervention. BMJ Open. 2019;9(5):e026841.

Kaae S, Traulsen JM. Qualitative methods in pharmacy practice. In: [autor do livro] Zaheer-Ud-Din Babar, editor. Pharmacy practice research methods. Auckland: Springer International Publishing; 2015.

Kaae S, Saleem S, Kristiansen M. How do Danish community pharmacies vary in engaging customers in medicine dialogues at the counter—an observational study. Pharm Pract (Granada). 2014;12(3):422.

Kelly FS, Williams KA, Benrimoj SI. Does advice from pharmacy staff vary according to the non-prescription medicine requested? Ann Pharmacother. 2009;43(11):1877–86.

Kimberlin CL, Jamison AN, Linden S, Winterstein AG. Patient counseling practices in U.S. pharmacies: effects of having pharmacists hand the medication to the patient and state regulations on pharmacist counseling. J Am Pharm Assoc (2003). 2011;51(4):527–34.

Krause G, Benzler J, Heinmüller R, Borchert M, Koob E, Ouattara K, Diesfeld HJ. Performance of village pharmacies and patient compliance after implementation of essential drug programme in rural Burkina Faso. Health Policy Plan. 1998;13(2):159–66.

Latif A, Waring J, Watmough D, Barber N, Chuter A, Davies J, Salema NE, Boyd MJ, Elliott RA. Examination of England's New Medicine Service (NMS) of complex health care interventions in community pharmacy. Res Social Adm Pharm. 2016;12(6):966–89.

Latter S, Maben J, Myall M, Young A. Perceptions and practice of concordance in nurses' prescribing consultations: findings from a national questionnaire survey and case studies of practice in England. Int J Nurs Stud. 2007;44(1):9–18.

Liekens S, Vandael E, Roter D, Larson S, Smits T, Laekeman G, Foulon V. Impact of training on pharmacists' counseling of patients starting antidepressant therapy. Patient Educ Couns. 2014;94(1):110–5.

Llor C, Cots JM. The sale of antibiotics without prescription in pharmacies in Catalonia, Spain. Clin Infect Dis. 2009;48:1345–9.

Maes KA, Ruppanner JA, Imfeld-Isenegger TL, Hersberger KE, Lampert ML, Boeni F. Dispensing of prescribed medicines in Swiss community pharmacies-observed counselling activities. Pharmacy (Basel). 2018;7(1):1. https://doi.org/10.3390/pharmacy7010001.

Mason HL, Svarstad BL. Medication counseling behaviors and attitudes of rural community pharmacists. Drug Intell Clin Pharm. 1984;18(5):409–14.

Murad MS, Chatterley T, Guirguis LM. A meta-narrative review of recorded patient-pharmacist interactions: exploring biomedical or patient-centered communication? Res Social Adm Pharm. 2014;10:1–20.

Netere AK, Erku DA, Sendekie AK, Gebreyohannes EA, Muluneh NY, Belachew SA. Assessment of community pharmacy professionals' knowledge and counseling skills achievement towards headache management: a cross-sectional and simulated-client based mixed study. J Headache Pain. 2018;19(1):96.

Ngwerume K, Watson M, Bond C, Blenkinsopp A. An evaluation of an intervention designed to improve the evidence-based supply of non-prescription medicines from community pharmacies. Int J Pharm Pract. 2015;23(2):102–10.

Norris PT. Purchasing restricted medicines in New Zealand pharmacies: results from a "mystery shopper" study. Pharm World Sci. 2002a;24(4):149–53.

Norris P. Which sorts of pharmacies provide more patient counselling? J Health Serv Res Policy. 2002b;Suppl 1:S23–8.

Olsson E, Wallach-Kildemoes H, Ahmed B, Ingman P, Kaae S, Kälvemark Sporrong S. The influence of generic substitution on the content of patient-pharmacist communication in Swedish community pharmacies. Int J Pharm Pract. 2017;25(4):274–81.

Osman A, Ahmed Hassan IS, Ibrahim MI. Are Sudanese community pharmacists capable to prescribe and demonstrate asthma inhaler devices to patrons? A mystery patient study. Pharm Pract (Granada). 2012;10(2):110–5.

Patton SJ, Miller FA, Abrahamyan L, Rac VE. Expanding the clinical role of community pharmacy: a qualitative ethnographic study of medication reviews in Ontario, Canada. Health Policy. 2018;122(3):256–62.

Pohjanoksa-Mäntylä MK, Kulovaara H, Bell JS, Enäkoski M, Airaksinen MS. Email medication counseling services provided by Finnish community pharmacies. Ann Pharmacother. 2008;42(12):1782–90.

Puspitasari HP, Aslani P, Krass I. A review of counseling practices on prescription medicines in community pharmacies. Res Social Adm Pharm. 2009a;5(3):197–210.

Puspitasari HP, Aslani P, Krass I. How do Australian metropolitan and rural pharmacists counsel consumers with prescriptions? Pharm World Sci. 2009b;31(3):394–405.

Puspitasari HP, Aslani P, Krass I. Pharmacists' and consumers' viewpoints on counselling on prescription medicines in Australian community pharmacies. Int J Pharm Pract. 2010;18(4):202–8.

Robitaille C. "This drug turned me into a robot": an actor-network analysis of a web-based ethnographic study of psychostimulant use. Can J Public Health. 2018;109(5–6):653–61.

Schneider CR, Everett AW, Geelhoed E, Kendall PA, Clifford RM. Measuring the assessment and counseling provided with the supply of nonprescription asthma reliever medication: a simulated patient study. Ann Pharmacother. 2009;43(9):1512–8.

Schneider CR, Everett AW, Geelhoed E, Padgett C, Ripley S, Murray K, Kendall PA, Clifford RM. Intern pharmacists as change agents to improve the practice of nonprescription medication supply: provision of salbutamol to patients with asthma. Ann Pharmacother. 2010;44(7–8):1319–26.

Schneider CR, Everett AW, Geelhoed E, Kendall PA, Murray K, Garnett P, Salama M, Clifford RM. Provision of primary care to patients with chronic cough in the community pharmacy setting. Ann Pharmacother. 2011;45(3):402–8.

Shigesato M, Elia J, Tschann M, Bullock H, Hurwitz E, Wu YY, Salcedo J. Pharmacy access to Ulipristal acetate in major cities throughout the United States. Contraception. 2018;97(3):264–9.

Surur AS, Getachew E, Teressa E, Hailemeskel B, Getaw NS, Erku DA. Self-reported and actual involvement of community pharmacists in patient counseling: a cross-sectional and simulated patient study in Gondar, Ethiopia. Pharm Pract (Granada). 2017;15(1):890.

Svarstad BL, Bultman DC, Mount JK, Tabak ER. Evaluation of written prescription information provided in community pharmacies: a study in eight states. J Am Pharm Assoc (2003). 2003;43(3):383–93.

Svarstad BL, Bultman DC, Mount JK. Patient counseling provided in community pharmacies: effects of state regulation, pharmacist age, and busyness. J Am Pharm Assoc (2003). 2004;44(1):22–9.

Tavares MP, Foster AM. Emergency contraception in a public health emergency: exploring pharmacy availability in Brazil. Contraception. 2016;94(2):109–14.

Chumbo no atendimento. Teste Saúde. 2003;46:9–13.

Antibióticos fora de controlo. Teste Saúde. 2007;66:9–13.

Venda de produtos naturais. Teste Saúde. 2008;75:11–4.

Watson MC, Skelton JR, Bond CM, Croft P, Wiskin CM, Grimshaw JM, Mollison J. Simulated patients in the community pharmacy setting. Using simulated patients to measure practice in the community pharmacy setting. Pharm World Sci. 2004;26(1):32–7.

Watson MC, Cleland J, Inch J, Bond CM, Francis J. Theory-based communication skills training for medicine counter assistants to improve consultations for non-prescription medicines. Med Educ. 2007;41(5):450–9.

Watson MC, Cleland JA, Bond CM. Simulated patient visits with immediate feedback to improve the supply of over-the-counter medicines: a feasibility study. Fam Pract. 2009;26(6):532–42.

Wigmore BC, Collins JC, Schneider CR, Arias D, Moles RJ. Ability of pharmacy students, pharmacists and pharmacy support staff to manage childhood fever via simulation. Am J Pharm Educ. 2018;82(10):6445.

Xu T, de Almeida Neto AC, Moles RJ. A systematic review of simulated-patient methods used in community pharmacy to assess the provision of non-prescription medicines. Int J Pharm Pract. 2012;20(5):307–19.

第6章

药学实践的现实性研究

Hadar Zaman, Geoff Wong, Sally Lawson, Ian Maidment

摘要

研究是一个创造性的过程，研究方法论特别是现实性方法的主题复杂多变。本章旨在向初学者介绍现实性研究❶（realist research）的基础知识，重点是基本概念，而不是让读者为大量细节而操心。由于现实性研究是一个复杂的领域，可能需要多次阅读本章，才能熟悉或理解该领域的知识。为了让读者更容易理解，我们通过工作示例或案例研究和链接来阐述概念，以供进一步阅读和学习。毋庸置疑，学习任何新的研究方法，其最佳方式是实际参与并运用感兴趣的方法持续学习和深度研究。

6.1 现实性研究引言

现实性的形式有很多种（科学的、直接的和批判的），本章列出了 Pawson 和 Tilley 先驱开创的一种更为完善和常用的现实性形式，即**科学实在论**❷（scientific realism）（Pawson，2006）。科学实在论的目标是检查现实中存在的规律模式，并通过探索对情境和社会影响具有敏感的因果机制，给予深入的解释，从而更全面地理解这些模式。人们认识到，完美地理解现实问题是不可能的；然而，由于知识的涌

---

❶ 译者注：现实性研究是一种理论驱动的评估形式，旨在加强评估研究的解释力，并有助于以证据为基础的政策和实践。这是一种通用方法，可应用于许多研究领域，包括医疗和社会关爱。现实性研究是寻找对产生观察到的现象，解释其背后的潜在"原因"或机制。现实者理解世界本体存在的方式包含对隐藏或"真实"机制产生我们看到的现象的见解。

❷ 译者注：科学实在论是20世纪60年代兴起于美国的一种承认科学理论实体的客观存在并坚持客观真理的学派。科学实在论是古典实在论的一种延续和发展，同时又是作为当代科学哲学中逻辑实证主义的对立面而产生的。其主要代表人物有塞拉斯、夏佩尔、普特南。

现，随着时间的推移，人们可能会逐步完善认知（Salter 和 Kothari，2014）。

Pawson 和 Tilley 定义的科学实在论非常粗略地介于"**实证主义❶（positivism）**"（存在一个可以直接观察和测量且独立于我们意识的真实世界并从中推导出事实）和"**建构主义❷（constructivism）**"（由于我们所有的观察都是通过人类感官和大脑过滤形成的，所以不可能确切地知道现实的本质是什么）之间（Bunniss 和 Kelly，2010；Illing，2014）。

Pawson 和 Tilley 的知识观是存在一个真实世界，通过我们的感觉、大脑和文化来处理我们对世界的认知。为了进一步阐述这种解释，说明世界是由固体物质和那些"由人类和/或社会创造"的事项（例如法律、法规和社会规范）所组成的。然而，与"建构主义"一样，Pawson 和 Tilley 断言，我们完全理解外部世界本质的能力是不完美的，因为我们观察到所有事件都是通过人类的感觉和大脑来塑造和过滤产生的。这一主张可以在临床环境中得以解释，患者及其体征和症状是真实存在的（实证主义），对于这些情况，不同的临床人员给出不同的解释，因为他们受外部复杂因素的影响，诸如实践时间长短（建构主义）（Graham 和 McAleer，2018）。

现实性或实在性理论补充解释了容易产生环境变化的因果事项并隐匿的机制，这些机制产生了我们可能看到或无法看到的结局。我们思考我们生活在这个世界的方式构成了 Pawson 和 Tilley 现实性研究方法的基本核心，本章将对此进行扩展。

6.2 现实性研究的因果关系和复杂性 ----------------------

现实性研究侧重于**因果关系（causation）**，将其与各个方法的其他形式区分开来。因果关系（干预引起改变的路径）和**归因（attribution）**（可以把观察到的变化归因于干预，也可以是其他混杂因素引起的）是现实性研究人员思考的关键问题。干预产生的观察结果无疑是系统间和系统内许多因素相互作用产生的结果，不能简单地归因于干预本身，或者换句话说，被视为因果关系。所以，已发生的任何结果都是由许多作用机制/因素造成的，因此因果关系本身并不是简单的或线性的关系（Pawson 等，2004）。

---

❶ 译者注：实证主义是强调感觉经验、排斥形而上学传统的西方哲学派别，又称实证哲学。产生于19世纪30～40年代的法国和英国，创始人为法国哲学家、社会学始祖 A.孔德，主要代表有英国的 J. S.密尔和 H.斯宾塞。其形成标志为1830年开始陆续出版的孔德的6卷本《实证哲学教程》。实证主义的基本特征是：将哲学的任务归结为现象研究，以现象论观点为出发点，拒绝通过理性把握感觉材料，认为通过对现象的归纳就可以得到科学定律。它把处理哲学与科学的关系作为其理论的中心问题，并力图将哲学溶解于科学之中。

❷ 译者注：建构主义是一种关于知识和学习的理论，强调学习者的主动性，认为学习是学习者基于原有的知识经验生成意义、建构理解的过程，而这一过程常常是在社会文化互动中完成的。建构主义的提出有着深刻的思想渊源，它迥异于传统的学习理论和教学思想，对教学设计具有重要指导价值。

现实性研究中包含的关键原则之一是对复杂性的见解，它认为复杂性是社会系统固有的，个人对周围环境（背景特征）反应的方式将影响结果的产生。因此，表明干预 A 产生结果 B 是非常简单的。实际上，其结果并非一个必然的线性关系，而更像是一堆相互关联的因果过程产生的结果（Westhorp，2013；Shearn 等，2017）。

在现实主义哲学中，这些因果过程被称为"作用机制"，发生于系统的不同层面，且可观察到结果。作用机制是整个系统运行的一部分以及系统内发生的任何变化，无论是消除还是更改元素，都将对干预"引起"变化的能力产生直接影响。这种对因果关系的解释可以表达为背景(C) + 机制 (M) = 结果 (O)（CMO 建构模型）（框6.1）。尽管对于现实性研究人员来说，这可能是因果关系的一种非常简单的表达，但它被视为必不可少的组成部分（Pawson 和 Tilley，2015；Langlois 等，2018）。

作用机制通过结果推理和资源使用的研究理论，集中解释发生变革的方法和原因。当实施干预时，干预可能给参与者提供资源，也可能放弃资源。这种资源产生的相互作用以及参与者解释产生作用的方法并对其结果采取行动（过程论证）被称为"干预机制"（图6.1）。此外，机制的激活与否在很大程度上受到其运行环境的影响和相互关联。现实性研究的目标之一是明确各种环境相互作用的方式，并通过激活或抑制关键机制影响干预的结果（Dalkin 等，2015）。有关机制理论的详细讨论，请访问 RAMESES 网站：http://www.ramesesproject.org/Standards_and_Training_materials.php。

框6.1 如何表达和设定CMO 建构模型的示例

为了说明如何应用CMO 建构理论，以下面示例为例，了解受训合格的医务人员提供移动式诊所疫苗接种外展服务，提高中低收入国家人群的疫苗接种率。我们可以通过现实性的视角来解释这个案例，其中干预（移动式诊所外展服务）已经改变了服务环境，偏远村庄从没有疫苗接种服务到现在医务人员到村庄提供疫苗接种服务。这种新环境（在当地可获得疫苗接种）激活了村民感知便利的机制，提高了偏远村庄的疫苗接种率。我们可以应用 CMO 建构理论 (CMOc) 进行总结：当移动式诊所模式为偏远村庄提供疫苗接种服务时（C，背景），村民感知到了服务的方便性（M，机制），因此，村民得到了疫苗接种（O，结果）。

现实性方法可能为解决因果的诠释，提供了一种强有力的策略（即机制仅对环境有利时才被激活）。充其量，现实性研究可以建构CMO 模式来制定合理的解释，从而理解干预背后的复杂过程。机制理论可以提示干预产生作用（或不产生作用）的条件以及机制产生作用的路径。这一理论帮助决策者评估干预措施在一种环境中被证明获得成功是否也可以在另一种环境中获得成功，并帮助决策者调整干预措施，以适应特定环境的需求（Lacouture 等，2015）。

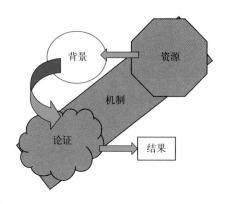

图6.1 CMO建构体系

干预资源以论证增强变化的方式引入到一个环境中，从而改变参与者的行为，最终产生良好的结果（摘自Dalkin等，2015）

6.3 现实性研究方案理论的重要性

现实性评价（realist evaluation）或综述（review）的核心是**研究方案理论❶或学说（programme theory or theories）**的发展，这些理论是实施干预措施产生预期性可见结局的一种思路，也是一个合理解释某些干预措施在一定条件下是否有效的工具（Shearn 等，2017）。Pawson (2006) 提出的所有干预措施都有其理论基础，经过现实性研究，实施的关键任务之一是"展示"（即产生或发展）这些理论（Pawson，2006）。因此，这些理论可以解释什么有效，对谁有效，在什么情况下起作用以及如何起作用，最后运用最佳有效证据通过确认、驳斥或完善步骤对其进行"测试"。

要发展现实性研究方案理论，理解"基本方案理论"很重要。方案理论的最基本格式在以下陈述中列出："如果我们做'x'，'y'就会发生，因为……"。需要注意的是，这种逻辑结构的"因为……"元素至关重要。如果没有它，可能会有一种行动理论（"我们希望这件事能够完成或已经完成"），但将不会有一种变革理论（Feather，2018）。

一旦开发了基本方案理论，第二步就是生成 CMO 假设，最后一步是通过回答以下现实性问题来完善基本方案理论和 CMO 假设。

① 这个方案的基本理论对谁有用，对谁没用，为什么？

② 这个方案理论在什么情况下有效和无效，为什么？

---

❶ 译者注：方案理论是一种探索计划实现预期结果的方法和理由的理论体系。该理论通常针对每个项目，进行假设性表达，而不是既定的理论学说。项目计划理论旨在确定项目的理论敏感性，以确定在特定项目中什么可行，什么不可行，并为项目评估提供依据。

③ 我们期望这个方案理论起效的主要机制是什么？

④ 如果这个方案理论有效，我们会看到什么结果？

随着方案理论的发展，这些理论反映出对因果关系的现实性理解是至关重要的。这意味着该理论不应仅限于陈述关于该方案是否会产生结果，而应该陈述如何做、为什么这样做以及适用于什么样的环境和人群（Jagosh 等，2015）。

关于发展现实性研究方案理论的更多信息可以访问 RAMESES 网站：http://www.ramesesproject.org/media/RAMESES_II_Developing_realist_programme_theories.pdf。

6.4 运用现实性研究方法

在过去几年中，现实性研究获得了人们极大的关注和兴趣，因此将其作为英国医学研究委员会（Medical Research Council，MRC）框架内评估性实践的一个确定内容。运用现实性方法的实例包括卫生制度的评估、非法药物的管控计划、心理健康共享治疗和医疗体系的现代化（Carnes 等，2017）。尽管应用随机对照试验 (RCT) 被视为评估干预有效性的金标准，但有关此类研究设计仍存在一些问题和担忧。其相关问题如下："实施干预/放弃干预"的比较回答了一些重要问题，但没有充分探讨成功或失败背后的原因；实验性比较有时是不切实际、不道德、不合适或负担不起的，而且人们在参与试验时的行为不同（Marchal 等，2013；Wong 等，2012）。

对比 RCT 方法，现实性研究较少关注干预的有效性和/或效应大小。主要目标是理解和解释如何干预、为什么干预、为谁干预、在什么情况下干预、干预到什么程度以及干预是否"有效"。基本假设是某些事在某个时候及至某种程度对某些人有效，现实性研究方法的目标是得出谁干预、何时干预、如何干预以及为什么干预的结论（Van Belle 等，2016）。

建立一种更好理解干预措施"发挥作用"的途径，决策者可以根据特定人群和/或环境的需求调整干预措施。以设计和实施实习医生(junior doctor)抗菌药物处方行为规范为例。尽管已有很多抗菌药物管理（antimicrobial stewardship）计划，但通常很难知道如何更好地分配资源以实现预期结果的最大化。大多数抗菌药物处方的干预都把实习医师和资深医师（senior doctor）作为一个统一的医务人员群体，并假设他们都有相似的需求，在相同情况下进行操作。经过一项**现实性综述（realist review）**，让人进一步理解需要把抗菌药物处方行为规范计划融入临床实践面临的不同情况，无论临床人员资历如何，取消等级制度并让每个医务人员参与抗菌药物的学习都是非常必要的。此外，现实性综述发现，创造一个信任环境让进修医师（doctors in training）可以在没有任何顾忌的情况下提出问题，并借此质疑他人的临床决策，也被认为是影响干预抗菌药物处方行为获得成功的重要因素（Papoutsi 等，2017）。

制订和实施上述干预措施可能非常复杂。复杂的健康干预不是单独的变革因素，而是在开放的系统内运作实施，在干预之外与个人、人际关系和环境因素产生相互作用。虽然这些因素通常在实验模式内得到有效控制，但现实性研究试图探索和理解这些相互作用如何影响干预措施的成功或失败。现实性研究考虑在不同环境中探索为什么由于某些机制的相互作用和激活而产生不同结果来解释其复杂程度（Wong等，2015a；Cooper等，2017；Wong，2013）。

下一节将概述现实性综述和评价的内容，然后逐步介绍如何进行这两种类型的现实性研究。

6.5 现实性综述

实施干预的环境呈现其**动态性（dynamic）、复杂性（complex）**和**多面性（multifaceted）**，而且成功干预的结果通常可能无法在不同地方进行复制。在评价干预措施的成功原因时，**系统综述（systematic review）**等传统方法通常提供有限的答案以回答干预措施是否有效；然而，它们无法回答复杂性的问题（Rycroft-Malone等，2012）。

下面的例子可以很好地说明何时使用现实性综述或系统综述：假设您想调查药物 X 的疗效。进行系统综述显然是最合适的（实施或不实施荟萃分析）。但是，如果您想更好地了解为什么一些老年患者服用或不服用药物，或者哪些类型的老年患者更有可能服用药物，那么使用现实性研究方法（无论是现实性评价还是现实性综述）将是更可取的。现实性综述提供了一种方法来了解哪些老年患者决定服用或不服用药物，这些决定是如何做出的以及哪些背景因素会影响这些决定。

> **Pawson 及其同事用以下词语描述现实性综述：**
>
> 现实性综述是一种对复杂社交性干预的研究证据进行评估的方法。方法分析解释了在这种情况或环境下如何干预产生作用以及产生作用与不产生作用的原因。补充了更成熟的系统综述方法，这些方法主要用于临床治疗等更简单的干预措施（Pawson 等，2004）。

现实性综述遵循传统的系统综述的相似阶段，但有一些明显的差异（表6.1）。

表 6.1　现实性综述与系统综述之间的范式差异

现实性综述	系统综述（荟萃分析）
理论驱动	方法驱动
对方法层次结构去优先化并强调所有知识来源的易错性（建构主义角度）	根据研究设计的层次结构评估论文。优先考虑实验性设计（即随机对照试验）作为金标准

续表

现实性综述	系统综述（荟萃分析）
使用原始研究论文的所有内容作为证据	在荟萃分析中使用原始研究的结果
使用多种数据源，包括灰色文献❶、评论等	通常只使用原始研究的结果

注：源自 Rycroft-Malone 等，2012。

　　因此，现实性综述采用理论驱动的定性方法来综合分析定性、定量和混合方法的研究证据，这些研究证据对单个研究问题或成组问题产生影响。在方法论上，评估者可以从文献中引出发展方案（项目计划）理论的主要思想开始。本章前面讨论的方案理论阐述了干预的方法和原因被认为是"有效"的，以产生感兴趣的结局。然后使用从干预相关的原始文献找到的相关证据（定性、定量、比较、管理等）来测试方案理论（Wong 等，2013）。

　　对于方案理论的每个方面，评估者寻找假设引发相关机制 (M) 以生成关注的结果 (O) 对背景 (C) 产生的影响。然后，评估者将"方案应该如何运作"与"在不同情况下事实的经验证据"进行比较。评估者分析现实性综述产生的数据，以描述和理解许多可能影响此类干预措施的因素，以及如何通过背景因素和机制之间的相互作用产生预期结果。这种方法可以改变概括性主张和普遍规律，转向探索性问题的研究，即特定环境如何形成研究方案以及在有利条件下如何激活研究方案机制（Jagosh，2019）。反过来，这又指导政策制定者或执业者，以改变他们自己的环境，或者以这样一种方式提供各种资源从而最有可能激活正确的机制来产生预期的结果（Wong 等，2013）。

　　框6.2是现实性综述的一个简短示例，辅以传统的系统综述，以帮助了解进行现实性综述所涉及的关键步骤，并展示系统综述有助于进行现实性综述的方法。下一节"如何进行现实性综述"将更详细地解释如何进行现实性综述。

框6.2　现实性综述的应用示例

　　Kastner等想了解多种慢性疾病有效管理干预的方法、对象和条件以及有效影响老年人健康结局的原因。他们首先进行了一项系统综述，调查对老年人多发病干预的有效性，并用现实性综述给予补充结论。

---

❶ 译者注：灰色文献（gray literature）是一种新型信息源，一般指非公开出版的文献。灰色文献品种繁多，包括非公开出版的政府文献、学位论文；不公开发行的会议文献、科技报告、技术档案；不对外发行的企业文件、企业产品资料、贸易文件（包括产品说明书、相关机构印发的动态信息资料）和工作文件；未刊登稿件以及内部刊物、交换资料、赠阅资料等。灰色文献流通渠道特殊，制作份数少，容易绝版。虽然有的灰色文献的信息资料并不成熟，但所涉及的信息广泛，内容新颖，见解独到，具有特殊的参考价值。

首先，通过团队讨论和 Delphi 调研建立了方案初始理论（即多发病干预措施的构成、预期干预起效的方法和原因以及可能产生的结局）。为了系统综述和现实性综述，需要同时检索论文。提取数据以通过 CMO 建构模型完善方案理论[即能否在一个或多个特定背景（C）的影响下推断出解释这种结果（O）的机制（M）]。例如，如果原因机制没有比当前系统 (M1) 显示出相对优势以及与医务人员当前业务工作流程 (M2) 不一致，那么针对老年人和基层医疗人员(C)的计算机辅导系统（干预）就无法被接受(O)。

现实性综述弥补了对老年人多种复杂慢性疾病管理干预的基础机制的认知不足，有助于更好地理解多发病管理的政策制定和临床实践。医疗协调就是这样一种干预机制，因其结构化和整体方法而被证明是有效的。进一步了解这项研究可以访问以下链接：

Kastner M, Hayden L,Wong G,et al. Underlying mechanisms of complex interventions addressing the care of older adults with multimorbidity: a realist review. *BMJ Open* 2019;9:e025009.doi: https://doi.org/10.1136/bmjopen-2018-025009

6.6 如何进行现实性综述

表6.2提供了一些重要问题的示例，总结了进行现实性综述所涉及的关键步骤，以便在相关阶段问问自己。使用表 6.2，我们可以将这个分步指南应用到实际的现实性综述研究（Wong 等）之中。 改善进修医生抗菌药物处方行为的干预措施：IMPACT 项目的（IMProving Antimicrobial PresCribing of Doctors in Training）现实性综述。 IMPACT 现实性综述不是使用传统的系统综述来报告干预措施的有效性，而是调研进修医生如何对提供给他们的资源（机制）做出反应，以及在什么情况下引发这些机制（环境）改善抗菌药物处方产生某些行为或结果。

全文可通过访问以下引文查看：

Papoutsi C, Mattick K, Pearson M, et al. Social and professional influences on antimicrobial prescribing for doctors-in-training: a realist review. Journal of Antimicrobial Chemotherapy, 2017, 72(9): 2418-2430, https://doi.org/10.1093/jac/dkx194.

表6.2 现实性综述的方法[（改编自 Pawson 和 Greenhalgh，2004），摘自 Rycroft Malone 等（2012）]

阶段	行动	活动
明确综述的范围	确认问题所在	• 干预的性质和内容是什么？其应用的条件或环境是什么？制度建设的意图或目标是什么？ • 其结果或影响的性质和形式是什么？ • 进行探索性检索，以影响综述利益相关者的讨论

续表

阶段	行动	活动
明确综述的范围	澄清综述的目的	• 理论的完整性：干预是否如预测的那样有效？ • 理论判定：关于干预的哪些理论似乎最适合？ • 干预比较：在不同的环境下，针对不同的群体，干预是如何起效的？ • 现实性测试：干预制度的意图如何转化为临床实践？
	找到并阐明候选的研究方案理论	• 在文献中检索相关"理论" • 制订方案理论清单 • 对理论进行分组、分类或综合 • 设计一个基于理论的评价性框架，"输入"证据 • 开发定制的数据提取表单
检索和评估证据	检索证据	• 决定和明确目的性抽样的策略 • 明确数据/信息源、搜索术语和使用的方法（包括引用参考文献搜索） • 设置停止检索的饱和阈值
	相关性检验	• 相关性测试：研究是否涉及被测理论 • 严谨性测试：研究是否支持研究人员或综述者得出的结论
提取和综合研究结果	提取结果	• 提取数据，输入证据填充评价性框架
	综合调查结果	• 比较和对比不同研究的结果 • 利用研究结果解决综述的目的 • 寻找证实性和矛盾性的结果 • 根据证据（包括研究数据的分析结果）完善方案理论
形成方案的描述		• 让专员/决策者参与与结果的评估 • 传播综述的结果、结论和建议

6.7 明确综述的范围

本次现实性综述的目的是了解改变进修医师抗菌药物处方行为的干预措施是如何产生效果的。在英国实施了一系列广泛的干预措施来改善抗菌药物使用管理规范，例如使用 TARGET 工具包和"先思考再聚焦"（"Start Smart Then Focus"）倡议计划。尽管这些举措在减少抗菌药物使用方面显示出富有成效的影响，但这些改进结果还不足以解决大量的问题。文献表明，28% 的干预措施是通过发放教育材料，以改变新上岗处方者对抗菌药物的处方行为。这种做法的理论依据是，不良的处方行为部分是由知识缺陷造成的，因此，解决这个问题的方法是教育手段。

现实性综述大约按以下方面组织内容：

● 人们认为通过什么机制进行干预来改变抗菌药物的处方行为可产生预期的结果？

- 什么重要条件决定运用不同机制是否可以产生和激活预期的结果？
- 这样的干预措施在什么环境下才可能变得有效？

此步骤的目标是确定理论，以解释改变抗菌药物处方行为的干预措施、干预对象、干预起效的方法、起效的时间以及在临床实践中无法实现预期变化的时间。在开始进行文献检索之前，研究团队利用他们的经验和专业知识设计了一个初步的方案理论，然后将其作为指导原则，根据文献中的数据完善假设。

6.8 检索和评估证据

这一步的目的是找到相关的"文献库"，其中可能包含进一步建立和完善初始方案理论（IPT）所需的数据，该理论是在确定综述范围的早期步骤中发展起来的。

这些文献检索是根据先前对教育干预密切相关的系统综述的检索策略进行的，旨在改变医院环境中处方者的行为，尤其强调对处方者新手的影响。这有助于了解所在研究领域中是否对他们之前的行为进行系统综述，以帮助开展现实性综述。此外，还需要进一步增加文献检索，以帮助影响方案理论的建立，理论侧重于从主要文献检索中发现的重要问题。增加这样的检索侧重于了解社会和专业人员对临床培训产生的影响，更具体地说，检索的文献与等级制度、团队合作和决策有关，为主要检索中文献分析确定的更广泛的重要背景影响提供解释性的理论支持。

根据相关性（数据是否有助于理论构建和/或检验）和严谨性（用于生成相关数据的方法是否可靠且值得信任）来选择文献。综述包含的每份文献都与方案理论建立相关和/或有助于CMO建构模型的发展。

6.9 提炼和综合结果

资料提炼来自结果与背景、机制及其关系相关的文献。使用现实性的"分析逻辑"分析数据，以理解初始方案理论。这个过程涉及不断地从数据转向理论，以完善对某些行为在不同环境中发生变化的原因论述。这些论述涵盖了在特定环境中推断哪些机制可以激活，因为在文献中没有充分阐述这些机制或往往未被发现。

跨个案比较方法可以帮助理解和解释观察到的结果发生的原因和路径，诸如通过比较那些"成功"或"不成功"改变行为的干预措施，以了解环境背景是如何影响不同研究报告的结果的。特别关注确定"因果关系"，寻找不同进修医生人群如何对其环境中存在的各种影响作用进行思考和回馈（通过"隐藏"机制），最后产生报告的结果。

6.10 形成方案的描述

在这个阶段，最终方案理论是综合早期阶段提出的不同 CMO 模型构建起来的，这样有利于解释文献中呈现的数据。依靠一系列社会科学和学习理论推断出这些要素之间形成的作用机制、环境背景、最终结果和建构模型，并提高论据的合理性和连贯性，最终进一步证实方案的叙述。

6.11 现实性评价

现实性评价（realist evaluation）是卫生服务研究领域中一种相对较新的方法，是理解和解开许多复杂干预措施的"黑匣子"的建设性实用方法。这一方法首先是由 Pawson 和 Tilley（1997）创建的，随后以不同的方式进行了修订。普遍承认，在真实世界中，传统的评价方法提供了过于简化的评估模型，并且在背景丰富的无序环境中证明复杂干预措施有效性的信息很少，并且可能不足以影响未来的实施工作（Pawson 和 Tilley，1997）。

Pawson 和 Tilley 将现实性评价描述为"探究的逻辑"，试图回答"什么有效，对谁有效，在什么情况下……以及为什么？"的问题。这是通过形成 CMO 建构模型来完成的（有关更多详细信息，请参见本章前面部分）（Salter 和 Kothari，2014）。CMO 建构模型作为现实性评价和现实性综述的主要分析结构（Berwick，2008）。

现实性评价特别适用于某些情况，下文将提供示例：

● 用于评价新的倡议计划、试点干预试验或似乎有效的计划方案/干预措施，但"为谁和如何做"尚未了解；例如关于孟加拉国实施孕产妇和新生儿健康计划，请参阅Adams A, Sedalia S, McNab S, et al. Lessons Learned in Using Realist Evaluation to Assess Maternal and Newborn Health Programming in Rural Bangladesh. Health Policy and Planning,2016, 31(2):267-275.

● 用于评价即将逐渐扩大使用的干预措施，以了解干预措施适应新环境的路径；例如关于东南亚扩大一个新的综合诊疗网络，请参阅 Nurjono M, Shrestha P, Lee A, et al. Realist evaluation of a complex integrated care programme: protocol for a mixed methods study. BMJ open, 2018, 8(3): e017111.

● 用于评价干预措施既往已证明体现出结果的混合模式，以了解发生差异化的方式和原因；例如关于多学科团队在基层医疗中实施姑息治疗的综合路径，请参阅Dalkin S M, Lhussier M,Philipson P,et al. Reducing Inequalities in Care for Patients with Non-malignant Diseases: Insights from a Realist Evaluation of an Integrated Palliative Care Pathway. Palliative Medicine, 2016,30(7): 690-697.

6.12 如何进行现实性评价

虽然没有进行现实性评价的顺序或线性方法，但它更像是一个迭代过程。Pawson 和 Tilley 认为，现实性评价过程本身是按照假设形成、检验和改进的传统循环进行的（图6.2）（Pawson 和 Tilley，2015）。

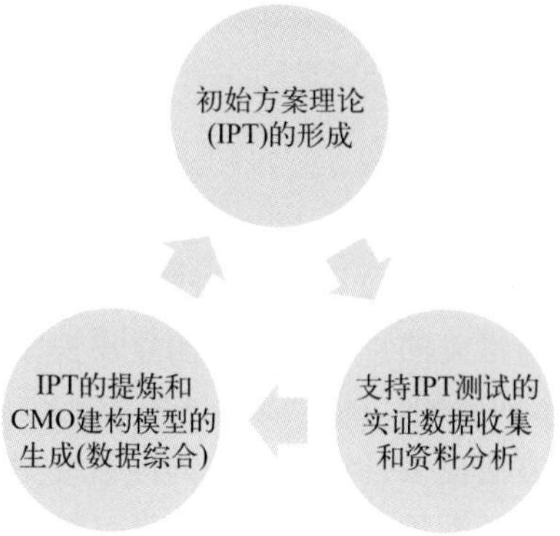

图 6.2　**实施现实性评价的关键步骤**

（1）初始方案理论（IPT）的形成

最常见的方法是通过综述有关干预措施的各类文献（政策文件、研究报告、文件分析和协议方案），包括方案利益相关者的非正式讨论和访谈，以建立潜在的 CMO 建构模型，生成可检验的 IPT 假设。 IPT 的建立也有其他功能，例如影响评价设计、资料收集方法和评价重点。关于建立 IPT 方法的更多信息可以在 RAMESES 项目网站（http://www.ramesesproject.org/Standards_and_Training_materials.php）上找到。

（2）支持 IPT 测试的实证数据收集和资料分析

现实性评价是中立的方法，不支持或偏爱任何一种数据收集方法。需要注意的是，使用单一的数据收集方法可能并不合适，因为收集的数据可能过窄而无法测试IPT。数据收集方法可以多种多样（即定性、定量、混合方法、人群志、文献分析、普通访谈、焦点小组访谈），但应适合假设的 CMO 建构模型。数据分析检查采集数据观察到的结果模式，测试假设的 CMO 建构模型，并对 IPT 中发现的结局因果关系给予现实性解释。

（3）IPT 的提炼和 CMO 建构模型的生成（数据综合）

分析数据建立 CMO 建构模型，以解释结果模式。以第 2 步的结果为基础，建立、验证、完善或驳斥 CMO 建构模型，并通过整理更多数据进一步完善 IPT。

最后，现实性评价设法更好地理解、确认和评价复杂干预措施成功或失败的原因，以便影响有效干预措施的传播性、可复制性和可持续性。现实性评价提供了一种更详细的解释结果真实达成的方法。当在其他领域实施时，这些知识可用于提高成功的可能性。以下是应用上述步骤的现实性评价的工作示例（Greenhalgh 等，2015）。

6.13 现实性评价示例：终点结果对患者权益影响(EMPO-WER)的研究

本研究使用混合方法进行了现实性评价，同时进行了一项随机临床试验，探讨患者参与苯二氮䓬类药物处方精简临床试验的机制和背景因素，对处方精简产生的积极和/或负面结局的影响。

可以通过访问以下引文查阅全文：

Martin P, Tannenbaum C. A realist evaluation of patients' decisions to deprescribe in the EMPOWER trial. BMJ Open, 2017,7:e015959. doi: https://doi. org/10.1136/bmjopen-2017-015959.

（1）初始方案理论（IPT）的形成

形成的IPT是老年人不知道长期服用苯二氮䓬类药物对老龄化患者产生的危害，且不了解停药的重要性。这是处方精简的一个障碍。使用详细介绍风险和安全治疗替代的互动式教育手册（EMPOWER 手册）改善患者的动机和能力，以启动处方精简的过程。

（2）支持IPT测试的实证数据收集和数据分析

通过混合方法收集数据，以检验此IPT的假设。在干预前后分发问卷（EMPOWER 手册）调研，提供定量数据，以便更好地了解患者对苯二氮䓬类药物使用和处方精简的认知，尤其是关注提高患者的动机、能力和机会等三个关键因素的作用机制。使用半结构化访谈等定性数据收集方法，围绕患者对精简处方机制是否成功的原因进行更详细的了解。

EMPOWER 干预与积极参与处方精简的效果有关系，定性分析的结果显示这个关系的来龙去脉。个人的有利因素，如"稳定的健康状态"（即那些不用应对急性病症的人）有助于患者逐渐减少对苯二氮䓬类药物的依赖。让患者成功停用苯二氮䓬类药物的外部影响是医务人员对患者始终给予的支持或鼓励。

EMPOWER 干预对那些报告健康不佳的患者个体，未能取得成功结果，更有可能的因素是没有引导和鼓励患者精简处方。因为造成参与者放弃精简处方过程的是在患者刚表现出用药动机、能力和机会时，缺乏医务人员的鼓励支持。

（3）IPT 的提炼和 CMO 建构模型的形成（数据综合）

数据分析后的最后阶段是对 IPT 进行细化提炼。在该试验开始时，人们认为EMPOWER 手册将激发者的动机和能力，通过增加他们对苯二氮䓬类药物使用危害的认识，审核并可能停止苯二氮䓬类药物的使用。假设医务人员给予支持性建议，鼓励患者停止服用苯二氮䓬类药物。修改IPT初始理论，以便认识到启发患者完成精简处方过程存在复杂的内外因素。内部影响因素包括患者对个人健康状况的认知、长期健康目标的建立、对症状复发的恐惧以及对药物的心理依赖。确定的主要外部影响因素是缺乏医务人员的支持和帮助。

在临床试验的同时进行这种现实性评价，并且从患者角度给予精简处方的重要见解。此外，在劝说患者不要过度用药和减少可能的不恰当用药时，理解引起积极或消极结果的具体机制和背景。

6.14 现实性演绎

最后，我们没有引入**现实性演绎** ● （realist synthesis）这个术语，因为不想混淆现实性评价或综述的内涵。有些作者将"现实性演绎"术语与"现实性综述"术语互换使用。然而，在这种情况下，为了简单起见，我们使用该术语来描述同时进行现实性评价和现实性综述并汇总结果进行演绎推理。其方法仍与上述现实性综述或评价的方法完全相同。以下研究项目是现实性演绎的一个实例，如想了解更多信息，见文中参考文献。

说明性案例研究展示了结合现实性评价和现实性综述，以产生现实性演绎方法：MEMORABLE（老年人用药管理：基于文献和评价的现实性方法——现实性演绎）。

MEMORABLE 现实性研究项目着眼于了解英国社区老人用药管理对复杂用药方案产生效果的方法（Maidment 等，2017a）。该项目建立在一些早期的定性研究之上，是世界范围内首批使用现实性研究方法来理解用药管理问题的项目之一（Maidment 等，2017b；Aston 等，2017）。

例如，假设患者信任他们的医生，他们就更有可能坚持服药，因此干预措施需要在多种敏感因素机制下，优化患者的药物治疗管理，才能产生良好结果。MEMORABLE 项目使用现实性演绎研究（结合现实性评价和现实性综述的结果），以理解在什么情况下有效干预老年人药物治疗管理的方法以及干预的具体对象。MEMORABLE 项目将用药管理视为一个复杂的社会项目，涉及有关用药管理的人类行为和决策。当然，这个项目旨在了解不同的干预措施起效或尚未起效的路径并从中确定可能的改进措施。

该项目分为三个独立的阶段。 第一阶段涉及以现实性演绎的形式对文献进行系统综述。这侧重于形成 IPT 理论，阐明干预对用药管理产生结果的方法和原因。IPT 假设是通过咨询利益相关者（患者和临床医生）并确定具有相关解释性理论文献而建立起来的。项目团队围绕发现的各种理论进行反复讨论，从而形成了一个连贯的方案理论；这理论在征得利益相关方团体的意见后进一步得到完善。在这个阶段，其理论则安排使用相关背景和机制来解释产生一系列结果的步骤。

该项目的第二阶段使用现实性访谈形成原始数据。对患者、看护人员以及医疗人员与社会照护人员进行了访谈，探讨诸如用药管理等干预措施起效的方法和原因。

● 译者注：现实性演绎或综合分析是广泛证据的综合，旨在确定潜在的因果机制，并探索它们在什么条件下如何工作，回答"在什么情况下对谁有效"的问题而不是"什么有效"。

访谈通过收集数据来确认、反驳或完善该理论的各个方面，以检验方案理论（从文献综述中发展而来）的假设。访谈数据促进方案理论进一步发展和完善，并确定了文献中方案理论未发现的信息，例如"经济负担"的问题在访谈中比文献中更为突出。

访谈数据采用现实性分析逻辑进行分析，然后通过讨论和辩论，项目团队在利益相关者群体的参与下进一步完善了方案理论。实施质量控制流程，包括核心团队按照 RAMESES 指导，对产出进行定期评估，以确保报告的一致性和透明度。有关如何进行现实性访谈的更多信息，请阅读以下文献：http://www.ramesesproject.org/media/RAMESES_II_Realist_interviewing.pdf。

最后阶段涉及结合文献和访谈数据，以确定方案理论需要"触发"的最重要机制以及这些"关键"机制相关的背景因素。最终，该项目旨在确定干预策略，这些策略可能能够改变背景因素，从而触发"关键"机制，产生预期的结果。例如，预期的可能结果是患者用药依从性。实现这一目标的一种作用机制可能是在患者就诊临床医生的背景下对患者/看护人员进行教育。通过改变背景因素，例如延长就诊时间，可以改善患者教育（引发机制），从而带来更好的结局（患者依从用药）。

MEMORABLE 的结果尚未公布；如果您想了解出版书籍，请在 Twitter® 上关注首席研究员（Maidment 博士）：@maidment_dr。有关 MEMORABLE 的更多信息，请查看项目网站 www.aston.ac.uk/memorable，或直接向 Maidment 博士发送电子邮件至 i.maidment@aston.ac.uk。

6.15 实施现实性研究的指导和资源

运用现实性方法研究卫生服务越来越受欢迎，研究人员对涉及构成高质量或相反低于标准的研究的影响因素表达了担忧和困惑。这个问题使得RAMESES 项目团队（现实性和荟萃叙事证据演绎：持续发展标准）为现实性综述和评价制定了报告标准、质量标准和培训材料，可访问 www.ramesesproject.org 获得资料。

由 RAMESES 项目团队制定的颁布标准类似于目前**卫生服务研究**使用的标准，例如，报告使用 CONSORT 标准的随机对照试验，用于制定临床指南的 AGREE 标准或报告Cochrane 系统综述时使用的PRISMA。RAMESES 的开发对于使用现实性方法论的研究人员来说至关重要，例如不仅可以在使用的方法中提供指导，而且还可以从用户的角度建立一致性，因此，可以向利益相关者或政策制定者确保后续研究结果的质量和严谨性。

6.16 现实性研究的优势和局限

现实性研究涉及对定性和定量研究或两者的数据进行分析和解读，这提高了研究结果的可信度，并可以形成深度的见解。探索和发展有关机制理论，以调解和降低行动与结果之间的关系对于决策者来说是无价的，通过揭示干预产生效果的原因，为干预评价赋予价值。通过辨别因果途径更深入地了解达成结果的方法，这是现实性研究的真正优势之一。这反过来可以更好地影响未来干预措施的设计和评估。

现实性研究的解释力可以形成"概括性知识"，因而很有必要了解在不同背景下一种干预因为不同机制而会产生不同的结果。现实性研究认识到，"一刀切"的方法不是解决问题的方法。制订和实施的任何干预措施都取决于背景因素以及人们参与互动并调整干预措施以产生结果的方法。这种研究可以提供从一种环境到另一种环境的可转移学习。

实施现实性研究可能在智力上具有挑战性，需要持续的思考和想象力来研究方案理论、定义预期的结果模式，并准确找出所需的基本数据，以测试或裁断各种理论。由于现实性研究强调背景和机制，因此在评估干预措施的有效性时，卫生经济学家或政策制定者可能很难解释这一点。此外，在数据分析、推理演绎和解释方面，研究团队之间可能会出现结果方面的差异。但是，这可以通过提高透明度来解决，以便清楚地解释数据的方式以及 CMO 建构设定的参数。最后，现实性研究是一个迭代过程，一些研究人员会发现这种挑战性。重要的是管理发现理论的过程以及理解现实性方法固有的特质。

致谢：感谢 Justine Tomlinson、Jon Silcock 博士、Sarah Baig 和 Agostina Secchi 提供的有帮助性的同行评审和建设性的反馈。

现实性研究中常用术语的定义（Wong 等，2015b）------

现实性方法论（realist methodology） 一种理论驱动的解释性方法，用于揭示驱动干预及其多个组成部分的潜在中间理论（或逻辑），并阐明影响变化机制产生结果的背景因素。

中层理论(middle-range theory，MRT) 一种具体生成假设的理论（例如以命题的形式），在特定情况下可以进行测试，或帮助解释特定情况下发现的结果，但一般足以适合多个案例或多个领域的应用。

背景－机制－结果 (CMO) 建构模型 CMO 建构模型是一种以陈述、图表或绘图形式为主的工具，以阐明背景的特定特征、特定机制和特定结果之间的关系。用一句话说，模式采用"处于'X'背景中，通过'Y'机制生成'Z'结果的形式"。对 CMO 的更详细解释如下："建构 CMO 模型是一种启发式方法，用于对采集相关的数据进行解读其因果关系。该研究过程得出且反映了特定项目中的背景、机制和利益的结果之间的关系。CMO 建构模型既可能与整个项目有关，也可能仅与某些方面有关。一个 CMO 模型可能融入另一个 CMO 模型中或排列为一系列（其中一个 CMO 模型的结果成为实施步骤链中下一个 CMO 模型的背景）。建构 CMO 模型是生成和/

或完善成为评估最终产品的理论基础"。

背景（context） 通常涉及项目和研究的"背景"。随着这些条件逐渐变化，在项目实施时，背景可能会反映这些变化的各个因素。背景的例子包括社区的文化规范和历史的项目实施、现有社交网络的性质和范围，或已建成的项目基础设施。 它们也可以是建立信任的过程、地理位置效应、资金来源、机会或限制因素。 因此，背景可以广义地理解为引发和/或调整机制行为的任何条件。

机制（mechanism） 机制有多种定义。其共同点是机制产生结果。例如："机制是变革的推动者。其描述了融入项目中的资源影响结果依据的方法并最终影响项目对象的行为。""机制构成了实体、过程或结构的基础，在特定环境中运作，以产生价值的结果。"在对机制的"现实性"解读中存在3个基本线索：①机制通常是隐匿存在的；②机制对背景的变化很敏感；③机制产生结果。结果不仅是预期的结果（干预与否成功？），而且还包括所有中间结果以及干预产生计划外或意外的影响。这些很重要，因为计划外的结果有时会对干预的成功产生更大的影响。此外，意外影响可能会产生"涟漪或连锁效应（ripple effect）"，也就是产生新的效应，然后引发更多的效应，从而逐渐改变研究的背景。

参考文献

Aston L, et al. Exploring the evidence base for how people with dementia and their informal carers manage their medication in the community: a mixed studies review. BMC Geriatr. 2017;17(1):242.

Berwick DM. The science of improvement. JAMA. 2008;299(10):1182–4.

Bunniss S, Kelly DR. Research paradigms in medical education research. Med Educ. 2010;44(4):358–66.

Carnes D, et al. The impact of a social prescribing service on patients in primary care: a mixed methods evaluation. BMC Health Serv Res. 2017;17(1):835.

Cooper C, et al. Protocol for a realist review of complex interventions to prevent adolescents from engaging in multiple risk behaviours. BMJ Open. 2017;7(9):e015477.

Dalkin SM, et al. What's in a mechanism? Development of a key concept in realist evaluation. Implement Sci. 2015;10(1):49.

Feather JL. Developing programme theories as part of a realist evaluation of a healthcare quality improvement programme. Int J Care Coord. 2018;21(3):68–72.

Graham AC, McAleer S. An overview of realist evaluation for simulation-based education. Adv Simul. 2018;3(1):13.

Greenhalgh T, et al. Protocol—the RAMESES II study: developing guidance and reporting standards for realist evaluation. BMJ Open. 2015;5(8):e008567.

Illing J. Thinking about research: theoretical perspectives, ethics and scholarship. Understanding medical education: evidence, theory and practice. 2nd ed. Chichester: Wiley Blackwell; 2014. p. 331–48.

Jagosh J. Realist synthesis for public health: building an ontologically deep understanding of how programs work, for whom, and in which contexts. Annu Rev Public Health. 2019;40:361–72.

Jagosh J, et al. A realist evaluation of community-based participatory research: partnership synergy, trust building and related ripple effects. BMC Public Health. 2015;15:725.

Lacouture A, et al. The concept of mechanism from a realist approach: a scoping review to facilitate its operationalization in public health program evaluation. Implement Sci. 2015;10(1):153.

Langlois EV, Daniels K, Akl EA, editors. Evidence synthesis for health policy and systems: a methods guide. Geneva: World Health Organization; 2018.

Maidment I, et al. Developing a framework for a novel multi-disciplinary, multi-agency intervention (s), to improve medication management in community-dwelling older people on complex medication regimens (MEMORABLE)—a realist synthesis. Syst Rev. 2017a;6(1):125.

Maidment ID, et al. A qualitative study exploring medication management in people with dementia living in the community and the potential role of the community pharmacist. Health Expect. 2017b;20(5):929–42.

Marchal B, et al. Realist RCTs of complex interventions—an oxymoron. Soc Sci Med. 2013;94:124–8.

Papoutsi C, et al. Social and professional influences on antimicrobial prescribing for doctors-in-training: a realist review. J Antimicrob Chemother. 2017;72(9):2418–30.

Pawson R. Evidence-based policy: a realist perspective. London: Sage; 2006.

Pawson R, Tilley N. An introduction to scientific realist evaluation. Evaluation for the 21st century: a handbook; 1997. p. 405–18.

Pawson R, Tilley N. Realist evaluation. 2004. Google Scholar. 2015.

Pawson R, et al. Realist synthesis: an introduction. Manchester: ESRC Research Methods Programme, University of Manchester; 2004.

Rycroft-Malone J, et al. Realist synthesis: illustrating the method for implementation research. Implement Sci. 2012;7(1):33.

Salter KL, Kothari A. Using realist evaluation to open the black box of knowledge translation: a state-of-the-art review. Implement Sci. 2014;9(1):115.

Shearn K, et al. Building realist program theory for large complex and messy interventions. Int J Qual Methods. 2017;16(1):1609406917741796.

Van Belle S, et al. Can "realist" randomised controlled trials be genuinely realist? Trials. 2016;17(1):313.

Westhorp G. Developing complexity-consistent theory in a realist investigation. Evaluation. 2013;19(4):364–82.

Wong G. Is complexity just too complex? J Clin Epidemiol. 2013;66(11):1199–201.

Wong G, et al. Realist methods in medical education research: what are they and what can they contribute? Med Educ. 2012;46(1):89–96.

Wong G, et al. RAMESES publication standards: realist syntheses. BMC Med. 2013;11(1):21.

Wong G, et al. Interventions to improve antimicrobial prescribing of doctors in training: the IMPACT (IMProving Antimicrobial presCribing of doctors in Training) realist review. BMJ Open. 2015a;5(10):e009059.

Wong G, et al. Realist synthesis: Rameses training materials, 2013. London: The RAMESES Project; 2015b.

第7章

混合方法研究在药学实践中的重要性

Cristín Ryan, Cathal Cadogan, Carmel Hughes

摘要

无论研究领域是哪种，基础方法的使用对于生成高质量数据和证据非常关键。最重要的是，选择的方法应该回答已经提出的研究问题。必须承认，没有一种单一的方法能够回答所有的研究问题，在卫生服务和药学实践研究领域中，可能有许多问题是构成至关重要的方案或项目的一部分。在这样的情况下，回答单一方案或项目中所有的研究问题需要一种以上的方法，这种方式称为**混合方法（mixed method）**。

本章概述了当前混合方法研究（mixed method research）的定义以及该方法的优势和局限。概述了混合方法研究在药学实践中的重要性，以及在设计和分析混合方法研究或概述方案时需要考虑的问题。使用药学实践研究文献中的示例描述了各种类型的混合方法研究，并就如何为既定研究问题选择最适用的类型给予了指导，还概述了评估和报告混合方法研究主要的考虑因素。

7.1 引言

无论涉及哪个研究领域，使用的基础方法对于生成高质量数据和证据非常关键。最重要的是，选择的方法应能回答提出的研究问题（Sackett，1997）。传统上，调研性研究一直是应用单一研究方法设计方案。然而，使用单一方法进行调研性研究往往报告了其研究设计中存在的各种局限性和弱点，例如，单一的调研设计不考虑多个观点和态度（Johnson等，2007；Driscoll等，2007）。

因此，使用更为常见的混合方法（即使用一种以上的研究方法）来回答所提出的研究问题已经变得越来越流行。这使得研究范围或广度得以扩大，弥补了单独使用任何方法存在的弱点（Driscoll等，2007）。混合方法研究是现在卫生服务和药学实践研究领域公认的研究范式。《混合方法研究杂志（*Journal of Mixed Method Research*）》的出版证明了这一点。该杂志旨在推动在混合方法研究学者之间建立桥梁，并提供平台共同讨论混合方法的研究问题以及进行跨学术学科的思想交流（Tashakkori和Creswell，2007）。

尽管这种方法在卫生服务研究领域相对新颖，但在一项调研或一项研究项目中使用多种研究方法的过程已经在其他研究领域实践了几十年。如上所述，混合方法研究为研究问题提供了深层次的见解，如果使用单一研究方法，这些问题将无法回答。虽然本章侧重于药学实践中的混合方法研究，但混合方法可能并不总是合适的。重要的是要回顾提出的研究问题，让研究问题指导研究设计。研究设计的选择应与研究问题的提问方式相结合，在某些情况下，单一研究设计可能更可取。Sackett强调了让研究问题指导研究设计的重要性，指出"提出的问题决定了适宜的研究架构、战略和战术的使用，而不是应用传统、权威、专家、范式或思想流派"（Sackett，1997）。

各种术语被用来描述混合方法的研究方式，包括"综合""混合""组合""混合研究""多方法""多策略"和"混合方法论"（Bryman 2006；Johnson等，2007；Driscoll等，2007）。在本章中，我们将使用"混合方法"一词来描述使用多种研究方法来回答提出的研究问题的研究方式。

本章概述了当前混合方法研究的定义以及这种研究方法的优势和局限。概述了混合方法研究在药学实践中的重要性，以及设计和分析混合方法研究或概述方案时需要考虑的注意事项。我们还使用药学实践研究文献中的示例描述了各种类型的混合方法研究，并就如何为既定研究问题选择最适用的类型给予了指导，还概述了评估和报告混合方法研究主要的考虑因素。

为介绍本章内容，我们使用以下电子数据库进行了文献检索，如国际药物文摘（International Pharmaceutical Abstract）、MEDLINE和科学网（Web of Science），并使用以下搜索词，如"混合方法""药学""三角互证❶""平行设计""嵌入式设计"和"顺序设计"。检索仅限于在过去15年（2004—2019年）内以英文发表的全文论文。

---

❶ 译者注：三角互证是一种用于多方法研究设计的分析技术，也就是使用不同数据收集方法分析同一研究结果的技术。例如数据集可能是从定量调查或参与者观察中收集的。数据集的结果是独立分析的，但它们也需要以某种方式相互比较。如何进行比较取决于所使用的方法框架。其主要用于三个目的：提高有效性，对研究问题进行更深入的描述，以及询问理解研究问题的不同方式。大多数情况下，三角互证通过检查相同现象的不同方法或不同观察者是否产生相同的结果来帮助验证研究结果。还可以用来询问不一致性和预期不一致的数据。所使用的方法框架决定了如何概念化方法之间的重叠程度。

7.2 当前混合方法研究的定义 ------------------------------

混合方法研究可被视为多维研究方法的一个独特类别。多维方法研究（也称为多方法研究）是一个非常重要的术语，指涉及多个数据收集程序的各种组合研究方法（Fetters 和 Molina-Azorin，2017）。其可以包括纯定性和/或定量方法的组合。由于混合方法研究领域仍在不断发展，一些研究人员认为，随着混合方法研究在跨学科领域实践应用的增多，对混合方法研究的定义仍应保持开放心态，以促进其发展和完善（Johnson 等，2007）。然而，一个普遍的共识是，混合方法研究通常在单个研究或研究项目中嵌入定性和定量调研（Tashakkori 和 Creswell，2007；Creswell 等，2004；Fetters 和 Molina-Azorin 2017）。

Johnson 等（2007）接触了该领域的19位专家，并邀请他们提出混合方法研究的定义，以确保对该术语有一个一致的理解。他们随后总结了调查结果，并提出了以下定义：

> 混合方法研究是指研究人员或研究团队以广度和深度来理解和证实证据，结合定性和定量研究方法的特性要素（如使用定性和定量观点、数据收集、分析、推理技术）一起进行研究的一类方法（Johnson 等，2007）。

此外，他们还明确指出，混合方法研究是一项具体的研究项目："混合方法研究可能涉及单一课题研究内的组合研究；也可能涉及研究项目计划内各种组合的混合研究以及可能发生于跨越密切相关研究组的混合研究"（Johnson 等，2007）。

因此，混合方法研究是一种综合研究，可以包括定性和定量研究产生的结果，更重要的是，还可以整合每个研究群的结果。整合是指不同研究群之间相互作用产生综合效应（O'Cathain 等，2010）。我们将在本章末尾概述一种整合不同研究群成果的方法。

7.2.1 混合方法研究的优势

在研究中，使用混合方法尤其有助于理解定量结果和定性结果之间存在的矛盾。诸如在一项大型的处方差错研究项目中，尽管之前研究有迹象表明，实习医师在问卷调查（Ryan 等, 2013）中对确定的处方差错发生率承担了大部分的差错责任（Ryan 等，2014），但他们整体还是对开具处方的各项指标表现出很高的信心（例如选择最合适的剂量）。为了探究这一矛盾问题，并检查医师的自信心水平与研究期间经常出现处方差错这一事实之间的差异，对定性工作的分析表明，医师并不总是意识到他们的差错行为。此外，处方表经常被其他处方医师修改过，却没有反馈给原始处方的实习医师（Ross 等，2013）。

混合方法的研究方式可以反映参与者的观点，提供方法上的灵活性，并鼓励多学科团队合作。例如，一项评估将处方权扩展到药师的研究包括许多相互关联的阶段，这些阶段本质上定性和定量的（McCann等，2011、2012、2015）。研究团队由药师、全科医师和经济学专家组成。这种多学科组合的研究团队有助于更全面地阐述研究主题，并确保研究目标的实现。研究阶段包括由适格的处方药师完成跨层面的调查问卷（McCann等，2011）。问卷调研提供了在随后的定性阶段探索的定量基线数据和背景资料（McCann等，2012、2015）。药师与内科医生以及涉及处方权既得利益的其他医务人员参与了访谈，访谈显示了药师拥有处方权的优劣势，其更深层次的意见反馈远大于单独从定量问卷中收集到的信息（McCann等，2012）。然而，通过焦点小组对体验过药师处方的患者进行进一步定性研究更具启发性（McCann等，2015）。患者认识到药师处方行为的重要性，但他们也指出了这种新诊疗模式的局限性，特别是药师每次只关注一种疾病。在以前有关药师处方行为的许多文献中都一直强调过这方面的问题，但从未从患者的角度出发思考。在一项研究中使用这些不同的方法，可以更全面、更深入地了解药师处方行为发生变化的路径，并为政策制定者提供证据，说明加强这种诊疗模式的方法，并将其推广到更为核心的业务之中。

7.2.2　混合方法研究的局限性

混合方法属于劳动密集型的研究方式，与单一方法研究所需的方法相比，需要多学科团队更广泛地研究专业知识。混合方法研究的规划和实施非常复杂，在确保个体研究组成的方法严谨性方面可能会带来挑战。此外，整合来自多种不同来源的数据可能具有挑战性和复杂性，后文中详细讨论。

7.3　药学实践中的混合方法研究 ---------------------------

医疗服务研究的重点从以医师为中心的方式转向以患者为中心的方式，促进了混合方法研究在药学实践研究中的应用。例如在社区药房制订措施干预患者饮酒的研究中这一点就很突出。早期的研究没有报告患者参与干预措施的制订过程（Fitzgerald等，2008）。然而，Krska和Mackridge（2014）的一项研究描述了混合方法的应用，通过电话访谈关键的利益相关者和使用调研患者/公众的数据来制订干预措施。此外，在干预和实施研究中，越来越多的人希望从理论上获得证据，以影响干预措施的制订，并越来越重视支持干预措施的科学制订。英国医学研究委员会（MRC）关于复杂干预措施制订的有影响力的指导原则（医学研究委员会，2008）说明了这一点，该指导原则也越来越多地被用于药学实践干预措施的制订（Hughes等，2016）（图7.1）。

药学实践研究人员已经采用这种研究方法，因为医疗干预通常是复杂的（使用多种手段，而不是单一有效的"手段"），并且涉及各类医务人员。此外，由于药学实践干预通常是针对患者个体，因此需要相应地为这些患者量身定制有效的干预措施。

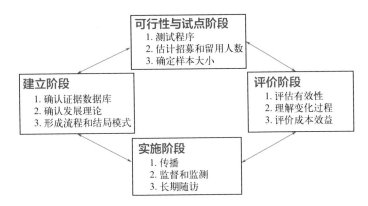

图7.1 制订复杂干预措施的MRC框架

　　MRC指导框架的每个部分都要求应用不同的研究方法。例如为了制订改善患者用药依从性的干预措施，研究人员首先应确定制订干预措施时不依从问题的程度（诸如通过量化不依从水平），然后确定支持干预措施制订的适宜理论基础。在可行性/试点测试环节，MRC建议应估计招募和留用人数，确定样本大小（定量方法），并检验干预程序（定量和/或定性方法）。这突出了混合方法研究在药学实践干预措施设计中的重要作用，因为研究问题不能单独使用一种方法来解决。

　　为了评估干预措施的有效性，需要在干预前后对比具体的结局指标，如作为评价阶段的一部分，定量评价依从性的程度。为了确定和理解变化过程，即引起依从性变化的机制，主要采用定性方法来征求参与者对干预措施的看法和体验。最后，进行定量的成本效益评估。

　　在实施框架的最后一个部分中包括监测、监督和长期随访干预，定性和定量方法既可以单独使用，也可以结合使用，但选择的方法在很大程度上取决于正在测试的干预措施和感兴趣的结局。如McLeod等（2019）采用混合方法研究设计，包括直接观察的定量调研和半结构化访谈的定性数据调研，以检查医院的电子处方和给药系统的实施和影响。该系统实施前后对病房药师工作实践的直接观察（即定量数据），提供了药师在不同任务上花费时间的数据以及他们所接触的个人和在医院内执行任务地点的信息。对药师的访谈（即定性数据）探讨了该制度对病房活动产生的影响以及与患者和其他医务人员互动的看法。通过对定量定性数据进行三角互证，研究人员能够更深入地了解影响新制度实施后效果的因素，如常规工作期间发生的变化。

　　如图7.1所示，MRC框架的各个阶段不一定受到刚性序列的约束，但本质上可以是迭代的。这种类型的指导框架非常适合应用混合方法。

7.4 　混合方法研究的类型 --------------------------------

　　如前所述，对既定研究选择的研究方法论完全取决于研究的问题。在混合方法研究中，有多种类别，也称为**类型**（typology），有助于将采用的方法格式化，并可增加研究项目的严谨性（Bryman，2006）。描述混合方法研究设计的分类指标很多，没有哪种方法有突出的优越性（Driscoll等，2007）。然而，每种分类都表明，在决定使用的类型时，应考虑以下因素（Bryman，2006；Driscoll等，2007；O'Cathain等，2010；Hadi等，2013）。

- 收集数据顺序：定性和定量数据是独立收集还是依次收集？
- 优先级：哪种类型的数据（即定量或定性数据）具有优先级？
- 整合：整合的目的是什么，例如三角互证？
- 数据部分的数量：涉及多少研究组成部分？

下文将介绍药学实践研究中最常使用的4种混合方法设计类型[平行设计（concurrent design）、解释性序贯设计、探索性序贯设计和嵌入式设计]，以及使用这些方法的研究实例，还将说明每种方法的优缺点。

7.4.1 平行设计

平行混合方法设计描述了一种在单独但相关的研究中同时收集定性和定量数据的方法。这种方法类型也被称为"聚焦平行设计""当前三角互证""同时三角互证"和"平行研究"（Hadi等，2013）。每项研究都具有同等的优先权，研究结果仅在解释阶段才整合在一起，即在数据收集和分析过程中，研究被视为独立的实体。这种方法有助于用定量数据验证定性数据，反之亦然。这种设计有助于全面理解研究问题的制订。例如Ryan和同事在之前提到的关于处方差错的研究计划中使用了这种研究设计类型。虽然该研究计划有几个组成部分，但同时进行了一项观察性差错发生率研究（Ryan等，2014）和一项对实习医师进行半结构化访谈的研究（Ross等，2013年）。每项研究都是单独分析的，但数据放在一起解读。访谈研究解释了在差错发生率研究中发现了各种类型差错的原因。例如发生率研究表明，入院时发生遗漏差错（即未开具药物）是最常见的错误类型之一（Ryan等，2014）。半结构化访谈的结果在一定程度上解释了这些错误的原因，因为受访者注意到在患者入院时难以获取基层医师的处方信息。

7.4.2 序贯设计

序贯设计[1]**研究**（sequential design studies）涉及迭代的数据收集，即一个阶段收集的数据有助于下一阶段的数据收集（Driscoll等，2007）。后续阶段通过验证和补充研究结果，提供早期阶段更详细的研究结果数据有助于归纳研究结果。序贯设

---

❶ 译者注：序贯设计是指进行试验时，样本容量不是预先固定的，而是每步试验由上一步结果来决定是否需要进行下一次试验。因此，试验是逐个或逐对地序贯进行。一旦能做出统计结论，即可停止试验。序贯设计一般分为开放型和闭锁型，可作计数和计量资料处理。

计研究可以是解释性研究，也可以是探索性研究（Hadi等，2013）。在**解释性序贯设计研究**（explanatory sequential design studies）中，第一阶段包括定量数据的收集，然后进行定性研究，目的是解释定量研究的结果。定量数据的收集首先可以应用统计方法来确定下一阶段需要增加哪些结果（Driscoll等，2007）。例如在调查苏格兰医院处方差错研究的第一阶段，研究人员定义了处方差错的发生率；在第二阶段，研究人员对处方医师进行了**半结构化访谈❶**，以确定第一阶段发现的处方差错的原因和发生情况（Ryan等，2014）。在研究完成时，即定性研究结束时，对数据进行三角互证，以更广泛地了解发生处方差错行为的情况。

Ramsay等（2014）采用混合方法评估病房使用**用药安全记分卡**（medication safety scorecard）对用药安全性的影响以及影响记分卡使用的因素。采用混合方法的方式，来了解干预措施对员工行为影响的方法和原因，是否存在任何意外后果以及哪些因素具有影响（Ramsay等，2014）。定量部分（一项前后受控的研究）评估了这种**安全记分卡**的绩效表现，而随后的定性部分涉及对医院员工的访谈，探讨用药安全性的治理、记分卡反馈的经验和实施问题。每个组成部分，即定性和定量方面，首先分别进行分析，然后对结果进行三角互证。使用这种方法可以评估记分卡的有效性，并考虑可能对实施患者安全计划产生影响的背景因素（Ramsay等，2014）。

同样，**探索性序贯设计研究**（exploratory sequential design studies）也包括两个不同的阶段。第一阶段为定性研究，深入探讨研究问题。在定性数据分析的基础上，进行了定量研究，以检验研究结果。例如Millar等（2015）利用半结构化访谈，探讨医务人员和患者对中级护理机构❷（intermediate care facilities）用药管理的看法和态度。随后制定了一份调查问卷，旨在进一步探讨和量化社区药师对先前定性研究中确定的问题的看法（Millar等，2016）。问卷调查结果突出显示，社区药师对中级护理诊疗的认识和参与不足。然而，社区药师也表示愿意参与中级护理诊疗工作。这种循序渐进的调研方法包括连续使用定性和定量方法，有助于从逻辑上阐明在此类机构中工作人员所面临的主要问题和挑战。在不了解背景因素的情况下对定量结果进行解读可能会产生无效或偏倚性的结论。

采用序贯设计方式可以让研究人员更详细地调研紧急和意外课题。然而，这种方法可能很耗时。

---

❶ 译者注：半结构化访谈指按照一个粗线条式的访谈提纲而进行的非正式的访谈。该方法对访谈对象的条件、所要询问的问题等只有一个粗略的基本要求。访谈者可以根据访谈时的实际情况灵活地做出必要的调整，至于提问的方式和顺序、访谈对象回答的方式、访谈记录的方式和访谈的时间、地点等没有具体的要求，由访谈者根据情况灵活处理。

❷ 译者注：中级护理机构是一种长期护理机构，在医师的指导下，以非连续的熟练护理为基础，为住院患者提供护理和支持性护理服务。中级护理机构主要为智力障碍患者或相关疾病患者提供住宿和康复服务。在美国提供长期护理的机构类型大约有四种：Assisted Living Facilities、Day Activity and Health Services、Intermediate Care Facilities、Nursing Facilities，其中 Nursing Facilities 类型护理级别最高，其次是 Intermediate Care Facilities。

7.4.3　嵌入式设计

嵌入式设计包括定性和定量两个阶段。然而，与前面提到的类型不同，在嵌入式设计中，一种研究方法被指定为关键方法，而另一部分研究则起到支持作用。本质上，虽然研究的定性和定量部分基于相同的广泛主题，但嵌入式设计中的每个研究部分都回答了不同的研究问题。这种设计通常用于随机对照试验，其中研究的定量部分是干预结果的主要焦点。然而，定性部分可以提供重要的流程评估信息，如执行问题。研究项目的定性部分可在任何时间点纳入研究，例如在开始时帮助干预措施的设计，在干预期间探讨参与者的体验，或者在干预后帮助解释结果。这一点可以通过一项研究来说明，该研究评价了药学监护模式对疗养院住院老人开具精神活性类药物处方的影响（Patterson等，2010）。最初的药学监护模式是由美国顾问药师协会开发（称为Fleetwood模式❶），提供给药师在养老院中应用（Cameron 等，2002）。然而，由于美国养老院的诊疗模式与世界其他地区的诊疗模式大不相同，这种药学监护模式需要调整，才能适用于美国境外养老院的临床实践。因此，在北爱尔兰进行了一项定性研究，以便进行调整（Patterson等，2007）。针对这个问题，对全科医师、养老院经理、药师和老年照护支持者进行了半结构化访谈或焦点小组调研，并向所有参与者解读了美国的Fleetwood模式，然后询问他们在英国环境中对使用该模式的看法和意见。参与者认识到，为了使这种监护模式在美国境外能发挥作用，需要考虑药师如何获取患者病历、接触处方医师和养老院住院老人，以便充分发挥这种监护模式的潜力。由此进行了调整的变化使其作为随机试验的一部分在22家养老院成功实施。事实上，经过调整的监护模式被证明有效且具有成本效益（Patterson等，2010、2011），并已在北爱尔兰的养老院得到推广。

7.5　整合在混合方法研究中获得的结果 ┈┈┈┈┈┈┈┈┈

正如本章开头给出的定义所述，混合方法研究不仅仅涉及定性和定量数据的收集，研究结果的整合是混合方法研究的核心部分。如前所述，整合是指不同研究数据之间的相互作用，可以通过数据的三角互证来实现这一目标（O'Cathain等，2010）。

三角互证最初被概念化为验证结果的一种手段，但此后应用的重点发生了变化，三角互证越来越被作为丰富和完善知识的一种手段（Flick，2009）。三角互证理论被描述为使用不同方法研究问题，以获得一个更完整概况的过程（O'Cathain

---

❶ 译者注：用药差错导致受伤、永久性损伤甚至死亡在美国疗养院尤其普遍。美国顾问药师协会开发了一项新的用药评估服务，也称为Fleetwood模式，在美国北卡罗来纳州26家养老院正式实施。旨在通过识别高危患者和协调提供的药学服务来减少用药差错并进行了经济评估和可行性研究；美国联邦基金和退休研究基金会支持了北卡罗来纳州的试验性研究是评估前瞻性用药管理，降低药物相关问题及其成本的有效性研究的一部分。

等，2010）。这可能涉及多种定性方法的组合或者定性与定量方法的组合（Flick等，2012）。通过使用不同的研究方法，三角互证理论试图发挥每种方法固有的优势并减少其局限性（Jick，1979）。在混合方法研究中，可以在研究过程的不同层面进行结果整合，例如研究设计、方法、解读和报告（Fetters等，2013）。在本章中，我们将重点放在使用三角互证方法整合解读的研究结果，对每个数据集进行单独分析是混合方法用于医疗研究的常见做法（Östlund等，2011）。

三角互证旨在探索每种方法得出结果之间的一致性、互补性和不一致性问题（Farmer等，2006）。一致性和不一致性是指每种方法得出的结果分别同意或不同意的程度。互补性是指不同方法得出的结果为同一问题提供了补充信息。对来自不同方法的数据进行三角互证具有重要优势，因为它可以生成更丰富的数据，发现意想不到的结果，提供更多丰富的解读机会，并最终增加对研究结果的信心（Jick，1979）。

三角互证可分为4种不同类型（Denzin，1989）：**方法学三角互证（methodological triangulation）**（使用不同的研究方法或数据收集技术）、**理论三角互证（theory triangulation）**（使用不同的理论性观点）、**数据三角互证（data triangulation）**（使用多个数据源或研究参与者）和**研究者三角互证（investigator triangulation）**（在数据分析中使用多个研究者）。然而，许多作者都注意到，迄今为止，很少提供数据三角互证的指导（Jick，1979；Morgan，1998；Östlund等，2011）。鉴于混合方法研究的类型范围，如本章前面所述，没有单一的三角互证方法可以应用于所有各种混合方法研究。然而，正如Farmer提出的三角互证方案所述，在任何特定的研究环境中使用三角互证时，均可以遵循一些基本步骤（即数据分类、一致性编码、一致性评估、完整性评估、研究者比较和意见反馈），以提供方法的透明度（Farmer等，2006）。该三角互证方案被认为是提供对数据进行三角互证最详细说明的方法，并适合卫生领域研究的混合方法（O'Cathain等，2010）。

混合方法研究中的数据三角互证需要决定每个数据集的权重。正如Jick（1979）所指出的，在缺乏相关指南对不同研究资料权重进行系统性数据排序决策的情况下，决策可能是主观的。Farmer等（2006）提出，关于权重的决策应基于不同组成部分对所研究问题的贡献情况。

使用三角互证方案有助于改善混合方法研究的质量和报告，并解决现有混合方法有关药学实践的文献（Hadi等，2014）和广泛的医疗文献（Östlund等，2011）中发现的缺陷问题。Farmer三角互证方案的应用举例如下，参考了作者开展的一项研究项目，该项目旨在制订干预措施，以改善基层医疗老年患者多重用药的适宜治疗问题（Cadogan等，2015、2016）。

7.5.1 案例研究：三角互证在序贯设计混合方法项目中的应用

2006年Farmer等改编了下文概述的三角互证方案，作为混合方法研究项目持续进行的一部分，其目的是制订一项干预措施，以改善基层医疗老年患者多重用药的适宜治疗问题。该项目分几个阶段完成，包括更新Cochrane系统综述（Patterson等，2014）、对两组医疗专家（全科医生、社区药师）进行半结构化访谈以及随后开展的干预可行性研究（Cadogan等，2015、2016、2017）。三角互证是基于访谈数据的完整分析。项目定性部分的主题指南主要基于**理论研究结构域体系（theoretical domains framework）**，作为一项既定的研究体系是由有关改变医务人员行为的12项理论研究结构域组成的（Michie等，2005）。Cochrane综述的结果也被用于部分专题指南。分析的主要目的是确定改变医务人员目标行为的主要障碍和促进因素，即处方行为和配药行为，以便通过整合每个数据集的结果实现预期结局（即实施多重用药的适宜治疗）。允许对同一研究问题提出不同的观点。随后针对这些研究领域应用了既定分类的行为改变技术（Michie等，2013），并引导目标人群达成预期的行为改变。根据Cochrane综述的更新结果实施干预并对相关结局进行评估。

在三角互证之前，两名研究人员使用研究体系方法（Ritchie和Spencer，1994）对每个定性数据集进行独立分析。每个数据集的定性分析遵循演绎法，而理论研究体系常用于制定主题指南（Michie等，2005）作为编码框架。随后的段落解读涉及对每个数据集的调查结果进行三角互证。

三角互证涉及**多方研究者三角互证（multiple investigator triangulation）**和**数据源三角互证（data source triangulation）**。尽管使用单一的理论研究框架来分析个体数据集，但尚未进行理论三角互证。同样，采用单一研究方法收集数据（即半结构化访谈），不需要使用方法学三角互证。数据集的整合侧重于凸显整个数据集的框架领域（主题）。尽管该干预措施旨在针对医务人员，但它也必须有利于在基层医疗老年患者接受多重用药的治疗。因此，当两组参与者都与该患者队列进行互动研究时，每个数据集（全科医生、社区药师）产生的结果均需增加权重。

（1）实施数据分类

对每个数据集的结果进行评估，以确定理论领域框架内需要作为干预措施一部分的关键领域。

（2）建立一致性编码

开发了一致性编码矩阵模型，并将其应用于比较各种数据集结构域出现的频率和示例。由此可以总结出数据集之间存在的差异性和相似性。一致性侧重于数据集各结构域各自的突出性和内容的一致性（即数据集的一致/不一致程度）。

（3）实施一致性评估

对所有数据集之间进行比较综合评估，以得出趋同程度的结论。记录研究人员一致或不一致看法的各种情况。

（4）实施完整性评估

对数据集的研究结果进行比较，以形成研究结果的总体摘要，突出显示研究问题的独特和相似贡献。例如，两组医务人员都意识到，如果不采取措施改善老年患者适宜的多重用药治疗（"对后果的信念"），可能存在潜在的不良后果（如发生药物相互作用、不依从性）（Cadogan等，2015）。尽管在构成编码框架一部分的多个领域内发现相似的挑战（诸如"环境背景和资源"结构域下存在有限的可用时间和工作环境的压力），但两组对其他结构域的看法存在差异被认为是对适宜的多重用药进行处方配药的阻碍或促进因素。例如在"社会/职业角色和身份"结构域下，药师在建议更改老年患者现有处方方面，意识到与全科医师存在专业的界限，而医师则看好与药师的团队合作。

（5）进行研究者比较

正式评估可以用于比较研究者之间在数据集趋同程度方面的一致性程度。例如Farmer等（2006）报告说，两名研究人员之间的协议达到或超过70%，可以在编码过程中提供可接受的置信度。在多重用药研究项目的背景下，存在任何分歧都会通过与另一位研究人员进行讨论和协商得以解决。然而，如果没有分歧，就没有必要。

（6）结果意见反馈

三角互证结果已提交给研究团队的其他成员讨论。团队采用达成共识的方法，就理论研究体系的特定结构域达成一致意见，这些结构域应作为干预措施的一部分。有趣的是，根据研究团队对每个数据集的总结结果进行评估，编码框架中除一个结构域外其他全部结构域都被认为会影响到老年患者适宜的多重用药治疗的处方和配药。相同的关键结构域对这两个群体的重要性突出了每个群体已经认识到阻碍和促进行为改变的共同因素。最后，将选定的关键结构域映射到既定分类的行为改变技术（Michie等，2013），形成最终干预措施。

这一深入细致的过程产生了丰富而翔实的结果，突出了基层医疗中对多重用药治疗问题的多种观点。目前已经制订了针对全科医师的干预措施并进行了可行性测试（Cadogan等，2017）。但是过于单一关注全科医师群体想必可能导致观点过于狭窄和受限。由于后续干预措施的制订可能仅考虑了这一单一观点，而由此产生的干预措施可能无法确定基层医疗机构为老年人开具处方进行适宜的多重用药治疗的相关阻碍和促进因素。研究人员应该意识到，采用这种三角互证方案将非常耗时，但在随后研究阶段中的调研结果应该更有意义。

7.6 提高混合方法研究的严谨性和报告质量

确保混合方法研究的方法严谨性至关重要，以便最大限度地发挥其潜力，为药学实践提供相关的证据基础，最终影响相关政策/实践。之前的评估发现了混合方法研究的实施和报告方面的缺陷（Brown等，2015；Wisset等，2012；O'Cathain等，2008；Fábregues和Molina Azorín，2017；Kaur等，2019）。例如对涉及混合方法设计的卫生服务研究的系统综述发现，所纳入研究的严谨性存在问题，即缺乏对研究设计的充分描述和对混合方法的正当评判，以及缺乏整合不同研究组成部分数据的信息（O'Cathain等，2008）。

除了遵守每个组成方法的现有标准外，研究人员还必须考虑整合这两部分的方法，并确保他们在最终发布的报告中充分描述了这一点（Hadi和CulsS，2016）。

为了评估混合方法研究的方法论缜密性，已投入大量工作开发工具和标准（Sale和Brazil，2004；Heyvaert等，2013；Hong等，2018）。例如开发了混合方法评估工具（mixed methods appraisal tool，MMAT）来评估实证研究的方法论质量，作为混合方法系统评价的一部分（Hong等，2018）。MMAT包括特定研究问题用于评估5种不同类型的研究设计方法：随机对照定量试验、非随机定量研究、描述性定量研究、定性研究和混合方法研究。对每个问题的回答可以记录为"是""否"或"不清楚"。在使用该工具评估研究质量时，应结合每个研究成分（即定性和定量），以及整体混合方法设计。表7.1列出了评估混合方法研究设计质量的具体评估问题。

表7.1　混合方法评价工具的样本问题（Hong等，2018）

混合方法研究设计的方法质量标准
1. 是否有充分的理由使用混合方法设计来解决研究问题？
2. 是否有效整合研究的不同组成部分来回答研究问题？
3. 定性和定量数据的整合结果是否得到充分解读？
4. 定量和定性结果之间的分歧和不一致是否得到充分解决？
5. 研究的不同组成部分是否遵守每个传统方法涉及的质量标准？

为了使MMAT这样的工具得到运用，必须充分报告研究结果。对照已有既定报告指南的其他研究设计，如随机对照试验的"报告试验综合标准"（Schulz等，2010），混合方法研究没有普遍被接受的报告指南。为了解决这一问题，O'Cathain等于2008年提出了"混合方法研究的优良报告"（good reporting of a mixed methods study，GRAMS）的建议。这些建议涵盖了设计混合方法研究时的关键考虑因素，包括数据源的整合。GRAMS建议旨在提供指导，而不是用作正式的报告检查表。这些建议已适用于药学实践研究（表7.2）（Hadi等，2014）。

随着混合方法研究作为药学实践研究的一种范式不断发展和壮大，研究人员利用可用的质量评估和报告工具非常重要。最终这将有助于提高药学实践混合方法研究的严谨性和报告质量。

表7.2　提高药学实践研究中混合方法报告质量的建议

1. 研究目标的描述应明确选择混合方法的必要性
2. 应提供理由和判断依据来选择适合研究问题的混合方法
3. 应该使用常见的混合方法术语，描述研究设计的关键要素（即目的、优先权和时机）
4. 应尽量详细描述每个组成的定性和定量研究方法，以便复制研究

续表

5. 应提供信息，说明整合的方式和地点
6. 应该概述每个部分进行定性定量方法的相关局限性
7. 应解释使用混合方法回答研究问题的方式益处
8. 应解释研究结果对药房政策、业务和/或教育存在的潜在影响

注：改编自 Hadi 等（2014）。

7.7 总结

　　使用多种方法回答研究问题可以进一步增加背景信息，以诠释结果的解读。我们已概述了在药学实践研究中使用的各种混合方法类型。值得注意的是，药学实践研究人员不应采用首选的方法类型。相反，研究人员应确保研究中选择适合提出研究问题的方法学。人们越来越多地认识到混合方法对药学实践研究的贡献，将确保各种研究以全面和有意义的方式解决关键研究问题。

参考文献

Brown KM, Elliott SJ, Leatherdale ST, Robertson-Wilson J. Searching for rigour in the reporting of mixed methods population health research: a methodological review. Health Educ Res. 2015;30(6):811–39.

Bryman A. Integrating quantitative and qualitative research: how is it done? Qual Res. 2006;6(1):97–113.

Cadogan CA, Ryan C, Francis JJ, Gormley GJ, Passmore P, Kerse N, Hughes CM. Improving appropriate polypharmacy for older people in primary care: selecting components of an evidence-based intervention to target prescribing and dispensing. Implement Sci. 2015;10:161.

Cadogan CA, Ryan C, Francis J, Gormley GJ, Passmore AP, Kerse N, Hughes C. Development of an intervention to improve appropriate polypharmacy in older people in primary care using a theory-based method. BMC Health Serv Res. 2016;16(1):661.

Cadogan CA, Ryan C, Gormley GJ, Francis JJ, Passmore P, Kerse N, Hughes CM. A feasibility study of a theory-based intervention to improve appropriate polypharmacy for older people in primary care. Pilot Feasibility Stud. 2017;20(4):23.

Cameron K, Feinberg JL, Lapane KL. Fleetwood project Phase III moves forward. Consult Pharm. 2002;17:181–98.

Creswell JW, Fetters MD, Ivankova NV. Designing a mixed methods study in primary care. Ann Fam Med. 2004;2(1):7–11.

Denzin N. The research act: a theoretical introduction to sociological methods, transaction publishers. 3rd ed. New York: McGraw-Hill; 1989.

Driscoll DL, Appiah-Yeboah A, Salib P, Rupter DJ. Merging qualitative and quantitative data in mixed methods research: how to and why not. Ecol Environ Anthropol. 2007;3(1):19–27.

Fàbregues S, Molina-Azorín JF. Addressing quality in mixed methods research: a review and recommendations for a future agenda. Qual Quant. 2017;51(6):2847–63.

Farmer T, Robinson K, Elliott SJ, Eyles J. Developing and implementing a triangulation protocol for qualitative health research. Qual Health Res. 2006;16(3):377–94.

Fetters MD, Curry LA, Creswell JW. Achieving integration in mixed methods designs—principles and practices. Health Serv Res. 2013;48(6):2134–56.

Fetters MD, Molina-Azorin JF. The journal of mixed methods research starts a new decade: principles for bringing in the new and divesting of the old language of the field. J Mixed Methods Res. 2017;11(1):3–10.

Fitzgerald N, McCaig DJ, Watson H, Thomson D, Stewart DC. Development, implementation and evaluation of a pilot project to deliver interventions on alcohol issues in community pharmacies. Int J Pharm Pract. 2008;16:17–22.

Flick U. Qualitative research at work II: triangulation. In: Flick U, editor. An introduction to qualitative research. 4th ed. London: SAGE; 2009.

Flick U, Garms-Homolova V, Herrmann WJ, Kuck J, Rohnsch G. "I can't prescribe something just because someone asks for it...": using mixed methods in the framework of triangulation. J Mixed Methods Res. 2012;6(2):97–110.

Hadi MA, Alldred DP, Closs SJ, Briggs M. Mixed-methods research in pharmacy practice: basics and beyond (part 1). Int J Pharm Pract. 2013;21(5):341–5.

Hadi MA, Alldred DP, Closs SJ, Briggs M. Mixed-methods research in pharmacy practice: recommendations for quality reporting (part 2). Int J Pharm Pract. 2014;22(1):96–100.

Hadi MA, Closs SJ. Applications of mixed-methods methodology in clinical pharmacy research. Int J Clin Pharm. 2016;38(3):635–40.

Heyvaert M, Hannes K, Maes B, Onghena P. Critical appraisal of mixed methods studies. J Mixed Methods Res. 2013;7(4):302–27.

Hong QN, Pluye P, Fàbregues S, Bartlett G, Boardman F, Cargo M, Dagenais P, Gagnon M-P, Griffiths F, Nicolau B, O'Cathain A, Rousseau M-C, Vedel I. Mixed Methods Appraisal Tool (MMAT), version 2018. Registration of copyright (#1148552). Canada: Canadian Intellectual Property Office, Industry Canada; 2018.

Hughes CM, Cadogan CA, Ryan CA. Development of a pharmacy practice intervention: lessons from the literature. Int J Clin Pharm. 2016;38(3):601–6.

Jick TD. Mixing qualitative and quantitative methods: triangulation in action. Adm Sci Q. 1979;24(4):602–11.

Johnson RB, Onwuegbuzie AJ, Turner LA. Towards a definition of mixed methods research. J Mixed Methods Res. 2007;1(2):112–33.

Kaur N, Vedel I, El Sherif R, Pluye P. Practical mixed methods strategies used to integrate qualitative and quantitative methods in community-based primary health care research. Fam Pract. 2019;36:666. https://doi.org/10.1093/fampra/cmz010.

Krska J, Mackridge AJ. Involving the public and other stakeholders in development and evaluation of a community pharmacy alcohol screening and brief advice service. Public Health. 2014;128(4):309–16.

McCann L, Haughey S, Parsons C, Lloyd F, Crealey G, Gormley G, Hughes CM. Pharmacist prescribing in Northern Ireland-a quantitative assessment. Int J Clin Pharm. 2011;33(5):824–31.

McCann L, Haughey S, Parsons C, Lloyd F, Crealey G, Gormley G, Hughes CM. "They come with multiple morbidities" – a qualitative assessment of pharmacist prescribing. J Interprof Care. 2012;26(2):127–33.

McCann L, Haughey S, Parsons C, Lloyd F, Crealey G, Gormley G, Hughes C. A patient perspective of pharmacist prescribing: "crossing the specialisms -crossing the illnesses". Health Expect. 2015;18(1):58–68.

McLeod M, Karampatakis GD, Heyligen L, McGinley A, Franklin BD. The impact of implementing a hospital electronic prescribing and administration system on clinical pharmacists' activities – a mixed methods study. BMC Health Serv Res. 2019;19(1):156.

Medical Research Council. Developing and evaluating complex interventions: new guidance. 2008.

Michie S, Johnston M, Abraham C, Lawton R, Parker D, Walker A. Making psychological theory useful for implementing evidence based practice: a consensus approach. Qual Saf Health Care. 2005;14:26–33.

Michie S, Richardson M, Johnston M, Abraham C, Francis J, Hardeman W, Wood C. The behaviorchange technique taxonomy (v1) of 93 hierarchically clustered techniques: building an international consensus for the reporting of behavior change interventions. Ann Behav Med. 2013;46(1):81–95.

Millar A, Hughes C, Devlin M, Ryan C. A cross-sectional evaluation of community pharmacists' perceptions of intermediate care and medicines management across the healthcare interface. Int J Clin Pharm. 2016;38(6):1380–9.

Millar AN, Hughes CM, Ryan C. "It's very complicated": a qualitative study of medicines management in intermediate care facilities in Northern Ireland. BMC Health Serv Res. 2015;15:216.

Morgan DL. Practical strategies for combining qualitative and quantitative methods: applications to health research. Qual Health Res. 1998;8(3):362–76.

O'Cathain A, Murphy E, Nicholl J. The quality of mixed methods studies in health services research. J Health Serv Res Policy. 2008;13(2):92–8.

O'Cathain A, Murphy E, Nicholl J. Three techniques for integrating data in mixed methods studies. Br Med J. 2010;341:1147–50.

Östlund U, Kidd L, Wengström Y, Rowa-Dewar N. Combining qualitative and quantitative research within mixed method research designs: a methodological review. Int J Nurs Stud. 2011;48(3):369–83.

Patterson SM, Cadogan CA, Kerse N, Cardwell CR, Bradley MC, Ryan C, Hughes C. Interventions to improve the appropriate use of polypharmacy for older people. Cochrane Database Syst Rev. 2014;(10):CD008165.

Patterson SM, Hughes CM, Cardwell C, Lapane K, Murray AM, Crealey GE. A cluster randomized controlled trial of an adapted U.S. model of pharmaceutical care for nursing home residents in Northern Ireland (Fleetwood Northern Ireland study): a cost-effectiveness analysis. J Am Geriatr Soc. 2011;59(4):586–93.

Patterson SM, Hughes CM, Crealey G, Cardwell C, Lapane K. An evaluation of an adapted United States model of pharmaceutical care to improve psychoactive prescribing for nursing home residents in Northern Ireland (Fleetwood NI Study). J Am Geriatr Soc. 2010;58(1):44–53.

Patterson SM, Hughes CM, Lapane KL. Assessment of a United States pharmaceutical care model for nursing homes in the United Kingdom. Pharm World Sci. 2007;29(5):517–25.

Ramsay AIG, Turner S, Cavell G, Oborbe CA, Thomas RW, Cookson G, Fulop NJ. Governing patient safety: lessons learned from a mixed methods evaluation of implementing a ward level medication safety scorecard in two English NHS hospitals. BMJ Qual Saf. 2014;23:136–46.

Ritchie J, Spencer L. Qualitative data analysis for applied policy research. In: Bryman A, Burgess TG, editors. Analyzing qualitative data. London: Routledge; 1994.

Ross S, Ryan C, Duncan EM, Francis JJ, Johnston M, Ker JS, Lee AJ, Macleod MJ, Maxwell S, McKay G, Mclay J, Webb D. Perceived causes of prescribing errors by junior doctors in hospital inpatients: a study from the PROTECT programme. BMJ Qual Saf. 2013;22:97–102.

Ryan C, Ross S, Davey P, Duncan E, Fielding S, Francis JJ, Johnston M, Ker J, Lee AJ, MacLeod MJ, Maxwell S, McKay G, McLay J, Webb D, Bond C. Junior doctors' perceptions of prescribing errors: rates, causes and self-efficacy. Br J Clin Pharmacol. 2013;76(6):980–7.

Ryan C, Ross S, Davey P, Duncan EM, Francis JJ, Fielding S, Johnston M, Ker J, Lee AJ, MacLeod MY, Maxwell S, McKay G, McLay JS, Webb DJ, Bond C. Prevalence and causes of prescribing errors: the prescribing outcomes for trainee doctors engaged in clinical training (PROTECT) study. PLoS One. 2014;9(1):e79802.

Sackett DL, Wennberg JE. Choosing the best research design for each question. BMJ. 1997;315:1636.

Sale JE, Brazil K. A strategy to identify critical appraisal criteria for primary mixed-method studies. Qual Quant. 2004;38(4):351–65.

Schulz KF, Altman DG, Moher D, CONSORT Group. CONSORT 2010 statement: updated guidelines for reporting parallel group randomised trials. BMJ. 2010;340:c332.

Tashakkori A, Creswell JW. Editorial: The new era of mixed methods. J Mix Methods Res. 2007;1(1):3–7.

Wisdom JP, Cavaleri MA, Onwuegbuzie AJ, Green CA. Methodological reporting in qualitative, quantitative, and mixed methods health services research articles. Health Serv Res. 2012;47(2):721–45.

第8章

扎根理论在药学实践研究中的应用

Radi Haloub, Zaheer-Ud-Din Babar

摘要

本章旨在概述**扎根理论**❶（grounded theory）方法应用于药学实践研究。扎根理论不仅为决定个体行为的思想和情感给予更清晰的见解，而且有助于发现以前从未以**符号互动论**❷（symbolic interactionism）观点进行定义或解释的关系和概念。因此，这将支持假设的发展和新理论的构建。此外，本章还解释了在药学实践研究中的数据收集过程，如何持续比较文献，使用扎根理论促进理论发展。

8.1 引言

扎根理论是一种构建理论的方法学，用来指导定性研究者在社会科学研究过程

---

❶ 译者注：扎根理论是一种定性研究的方式，其主要宗旨是从经验资料的基础上建立理论（Strauss, 1987：5）。研究者在研究开始之前一般没有理论假设，直接从实际观察入手，从原始资料中归纳出经验概括，然后上升到系统的理论。这是一种从下往上建立实质理论的方法，即在系统性收集资料的基础上寻找反映事物现象本质的核心概念，然后通过这些概念之间的联系建构相关的社会理论。扎根理论一定要有经验证据的支持，但是它的主要特点不在其经验性，而在于它从经验事实中抽象出了新的概念和思想。在哲学思想上，扎根理论方法基于的是后实证主义的范式，强调对已经建构的理论进行证伪。

❷ 译者注：符号互动论是一种侧重于从心理学角度研究社会的理论流派，又称象征互动论。这一理论认为，社会是由互动着的个人构成的，对于诸种社会现象的解释只能从这种互动中寻找。符号互动论作为一种关注个体行为的社会学理论产生于20世纪30年代。它强调人类主体性的理论前提、关注个体间互动行为的经验研究取向。美国社会学家米德（G. H. Mead）被认为是符号互动论的开创者，除了米德之外，托马斯（W. l. Thomas）、库利（C. H. Cooley）等也对符号互动论做出了重要贡献。后来，布鲁默（H. G. Blumer）和库恩（M. Kuhn）等发展了米德的"符号互动论"思想，并形成了以布鲁默为首的芝加哥学派和以库恩为首的艾奥瓦学派，他们在研究方法等问题上形成了不同的看法。

中发展理论（Pettigrew，2000）。它是一种综合性方法，能够解释社会行动、社会组织和社会变革的统一问题（Merton，1968）。扎根理论除了能够生成人类社会发展过程的解释模型外（Morse和Field，1995），它还可以改进现有的理论和模型（Strauss和Corbin，1990）。

正如后面将讨论的内容一样，扎根理论中数据收集的过程是在没有预先了解学科的情况下从新数据开始创建新的理论。根据Glaser和Strauss（196）的说法，它代表了对已建立的抽象理论的镜像测试，这些理论符合经验数据的理论和现实。

他们认为，扎根理论概括了"从数据中挖掘新的理论"的各种方式，即：可以通过比较两种理论，对同一领域的逻辑演绎理论进行更全面的测试，而不是通过准确描述来验证几个命题。无论之前是否存在推测性的理论，挖掘的结果为我们找到了一个在实质或形式领域中"适合"或"起作用"的正规理论——尽管进一步的测试、澄清或重新表述仍然是必要的，因为该理论是从数据中推导出来的，而不是从逻辑性假设中演绎出来的。

扎根理论的重点是发展理论。尽管采集数据是通过常规访谈方法进行的（Morse和Field，1995），但理论发展是基于特定兴趣领域内对不同群体进行比较性分析（或持续性比较）。扎根理论（Strauss和Corbin，1994；Glaser和Strauss，1967）的核心特征是允许研究人员认识模式以及模式之间的关系。

就药学实践而言，药房的角色近来已经被重新定义，从单纯的药品供应角色转变为医疗和健康服务的提供者（El Dahiyat等，2018）。诸如药品数量的增加，限制医疗费用的压力增大（Thompson和Nissen，2013）以及患者指导服务的兴起（Palaian等，2006）是药学实践中考虑发展的一些方面。

扎根理论源于符号互动论的理论观点和研究者的观点，这些观点在收集的数据中明确且完全"扎根"（Crotty，1998）。应用扎根理论可以系统性识别药学实践在不同环境中可能采用的当代变量因素。扎根理论还允许研究人员在达到数据饱和后验证结果，这是一个重复回答的阶段，不需要进一步提问或访谈。

尽管社会科学研究数量增加，发表的很多文章使用了定性方法和扎根理论方法（Eaves，2001），但扎根理论是最容易被误解的方法之一（Shah和Corley，2006；Suddaby，2006）。本章提供了发展和实施扎根理论的结构化方法，特别关注药学实践研究。本章分为扎根理论的发展、建立扎根理论、故事情节的解读与发展、扎根理论在药学实践中的应用以及本章总结等五个部分。

8.2 扎根理论的发展：作者之间的争论 ·····-·····-·····-

药学实践研究者在扎根理论中选择正确的方法是非常重要的。主要有三种方法：Glaser和Strauss（1967）、Strauss和Corbin（1990）以及Charmaz（2006），本节将讨论这些方法。

最初扎根理论是由 Anselm Strauss 和 Barney Glaser 于 1967（Baker 等，1992）发展起来的，加利福尼亚大学任命 Glaser 和 Strauss（Stern，1985）负责护理专业博士学位项目，思考扎根理论的应用研究。这就是最初使用扎根理论进行的研究是在护理领域的原因（Baker 等，1992）。Glaser 和 Strauss（1967）强调了扎根理论中的归纳方法，并指出研究人员必须保持开放的数据收集和分析方法，以便他们能够在"多元思维"中建立抽象的关联逻辑（Glaser，2003：62）。

1990 年，Strauss 和 Corbin 澄清了扎根理论的应用，那时理论正变得更加程序化和过于公式化（Melia, 1996），这意味着研究人员可以在数据收集之初确定研究方向。Strauss 和 Corbin 发表研究后，扎根理论的 Glaser 和 Strauss 版本就过时了。因为 Strauss 和 Corbin 更喜欢影响行为的维度方法，他们将扎根理论描述为"假设生成和验证的组合"（Strauss 和 Corbin, 1990），而 Glaser（1992 年）坚持最初的方法，认为扎根理论应该独立于研究者而存在。他说："当理论似乎充分扎根于核心变量时以及出现类属和属性整合时，研究者可能会开始综述实质性领域的文献，并以多种方式将文献与自己的工作联系起来。因此，在很好地建立新兴理论之后，同一领域的学术研究才开始。"

Eaves 在 2001 年支持这样的观点，即基于研究的类型和目的，可以证明不同方法之间的差异是合理的。Alammar 等在 2019 年总结了 Straussian 和 Glaserian 思想方法在下列方面之间的差异：

Strauss 思想方法（Straussian approach）支持研究人员进行假设、情境化，并将某些类属及其属性联系在一起，以创建一个理论。然而，**Glaser 思想方法（Glaserian approach）**鼓励理论的自然出现，而不是有目的地直接关联类属或概念。

2006 年，Charmaz 建立了扎根理论的建构主义方法，作为理论化"研究人员在特定时间和地点与他人共同建构的社会行为"的方法。通过与参与者和其他数据来源共享经验和关系，实现数据互动和理论创建的过程。Charmaz 说，"建构主义者研究参与者如何以及为何有时在特定情况下构建意义和行为……因此不同的研究者可能会提出类似的想法，但他们在理论上表达的方式上可能会有所不同"。图 8.1 为自 1967 年以来扎根理论发展的时间表。

基于以上所述，扎根理论有三种方法：①原始（或 Glaserian）方法；②Strauss 和 Corbin（或 Straussian）方法；③Charmaz（或建构主义）方法（Denzin 和 Lincoln，2008）。

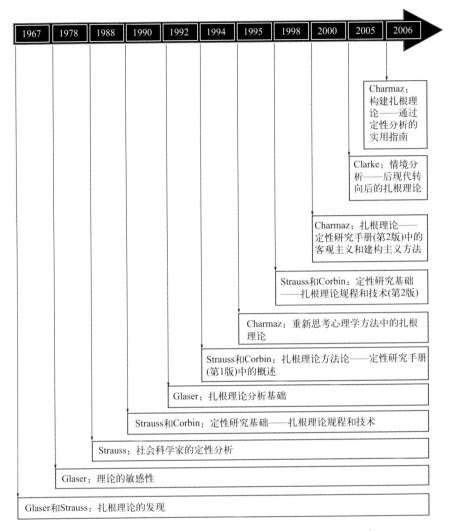

图 8.1　扎根理论自 1967 年以来的时间发展历程（Birks 和 Mills，2011）

8.3　建立扎根理论 ----------------------------------

　　建立扎根理论有五个阶段（Pandit，1996），如图8.2所示。这些阶段不是严格按顺序进行的，每个阶段包含不同的规程，用于判断扎根理论方法的质量。第一阶段是研究设计，包括综述技术文献和选择案例。第二阶段是数据收集，包括制定严格的数据收集协议并进入现场。第三阶段是数据排序，包括按顺序排列数据。第四阶段是数据分析，包括分析与第一种情况有关的数据（编码过程）、理论抽样和得出结论。第五阶段也是最后一个阶段是文献比较阶段，这涉及将涌现理论与文献进行比较。

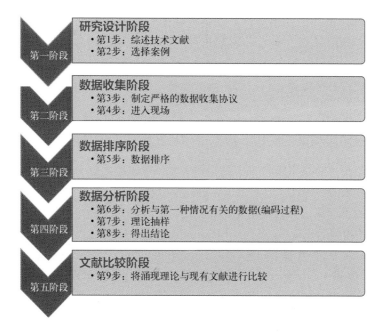

图8.2 扎根理论研究的五个阶段（Pandit，1996）

8.3.1 第一阶段：应用扎根理论进行研究设计和形成理念

选择扎根理论作为合适的方法与研究的哲学思想有关，这个思想产生于综述技术文献和选择案例。正如Birks和Mills（2011）所解释的，研究设计的这些内容组成描述了知识与发展过程（或在扎根理论研究中出现）之间的关系。研究方法描述了关联研究思想、方法和规程的成套原则并将其应用于分析数据的研究。如图8.3所示。

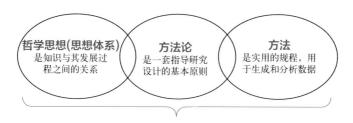

图8.3 研究设计的组成部分（改编自 Birks和Mills，2011）

选择目标样本是非常关键的，因为受访者需要与正在调查的现象相吻合。这是为了支持结果的普遍性。在扎根理论中，无法规划研究样本，但抽样决策在研究过程中不断演变（Strauss和Corbin，1990）。

8.3.2 第二阶段：数据收集阶段

在使用扎根理论方法时，访谈问题应根据数据收集的阶段而变化（Strauss和

Corbin，1990）。第一次访谈应该是非结构性的，重点是提出一般性问题，以测试受访者对该主题的理解。然后，应通过寻找在后续访谈中使用的代码，对每次访谈进行单独分析。研究问题将在数据收集过程中的每一步发生变化。在达到数据饱和阶段后，研究人员可以停止进行进一步的访谈，饱和阶段是重复回答而没增加任何内容。

8.3.3　第三阶段和第四阶段：数据排序和扎根理论的分析要素

扎根理论是"通过系统性收集数据和关联该现象的数据分析后，发现、建立和暂时性验证形成的。因此，收集数据、进行分析和理论形成应该是各自互相关联的。研究不是起始于理论，然后证明理论。相反，研究起始于一个研究的领域，然后允许该领域相关内容的出现"（Strauss 和 Corbin，1990:23）。

扎根理论中的**数据排序（data ordering）**有三个基本要素，包括**概念（concept）、类属（categorie）**和**命题（proposition）**。概念来源于所收集数据的概念化，这些数据被认为是建立理论的基本分析单元。类属"比数据体现出的概念层级更高、更抽象。类属是通过相同的分析过程产生的，即进行比较以突出产生较低层次概念的相似性和差异性。类属是建立理论的基石，提供了整合理论的手段"（Corbin 和 Strauss，1990:7）。

数据排序的第三个要素是生成涉及概念性关系的命题（Whetten，1989；Pandit，1996），这些命题可以在未来研究中进行假设和定量测量（Glaser 和 Strauss，1967）。

在数据收集期间，产生的研究代码和类属是基于对数据全面和深入的理解。理论样本要求研究人员使用数据解释类属和建立命题，直至达到"理论饱和"。 Glaser 和 Strauss（1967）解释了这一论点：

> "尚未发现（研究人员）能够建立类属属性的其他数据。当研究者一次又一次地看到类似的情况时，根据经验确信在一个类属饱和时，另一个类属也就饱和，剩下的就只有转到新组获取其他类属的数据，并尝试使这些类属饱和。"

8.3.4　第五阶段：数据分析和文献比较

Strauss 和 Corbin 认为，数据分析方法是"你自己经验的试金石，可能对你更有价值，更能有效帮助你的研究工作取得成功"（Strauss 和 Corbin，1990：35-36）。根据 Pandit 的观点（1996），数据分析阶段被视为是构建扎根理论研究的重心。为了形成一种扎根理论，研究人员应该参与到严格的迭代过程，进行数据收集和持续地比较分析，直到理论形成。这种理论生成的方法必须有很好的定义，并且应该清晰地使用明确的技术。

数据分析的第一阶段是"进行编码"，即"表示进行数据分解、概念化和[然后]

以新的方式重新组合在一起的运作过程"（Strauss 和 Corbin，1990:57）。根据 Creswell 的观点（1994），可以通过不同方向的各种繁杂过程提取有意义的数据，然后决定数据分析的方向，之后可能出现的主题受到研究目标的影响。

由于定性数据和访谈的性质，有些数据与研究无关，可被视为不需要的额外数据（Silverman，2000）。然而，尽管如此，研究人员不应忽视不相关的数据，应该对其进行编码，以明确其对研究结果贡献的重要差异（Knight，2002）。在开发代码的过程中，防止短视行为也很重要，并将其统筹安排在一起（Huberman 和 Miles，1998；Knight，2002）。对生成的与研究文献不相关的代码将根据类属进行持续测试和检查，以确保它们符合类属。因此，形成条件和维度，最终，通过解释过程（或选择性编码）理论开始形成（Glaser，1978；Glaser 和 Strauss，1967；Strauss 和 Corbin，1990）。尽管如此，生成的数据并不同时全部处理，研究人员可以识别代码设置中存在的不一致或不规则。应在不同时间对编码转录单进行双重检查，以评估其相关性和指定代码的适用性。

编码过程分为三种分析类型，包括**开放编码（open coding）、轴向编码（axial coding）**和**选择性编码（selective coding）**，严格来说，编码不必按顺序从开放编码到轴向编码再到选择性编码进行。开放编码是扎根理论分析的初始阶段（Glaser 和 Strauss，1967；Strauss 和 Corbin，1990），它与识别、命名、归类和描述文本中的现象有关，其中每一行和每一句都是通过**持续比较法（constant comparative method）**（Scott 和 Howell，2008）阅读和编码的。这种方法使研究人员能够推导出一般描述符，并理解开放代码之间的相互关系，这些开放代码可作为构建扎根理论的基础。开放代码将经历详尽描述和精炼结果的过程。类似的数据将分组在一起，并在相同的概念标签下进行标记，此过程称为**分类（categorising）**。这些概念被分成类属，再通过在轴向编码的过程中找到关系相互链接起来。这些联系将以指定条件的假设命题形式出现，而选择性编码是整合类属并创建核心类属的过程，核心类属是最初的理论框架。正如 Strauss 和 Corbin（1990）所解释的那样，"核心类属是太阳，处于有序与其他行星建立系统的关系之中"。这些类属是中心思想或现象表达，是理论产生的第一条故事主线。

编写备忘录是开放编码过程中的一项重要活动，Corbin 和 Strauss（1990）提出了建议，"撰写理论备忘录是实施扎根理论的一个组成部分。由于分析员无法随时跟踪分析过程中产生的所有类属、属性、假设和生成性问题，因此必须有这样实施的一个系统。备忘录的使用构成了这样一个系统。备忘录不仅是想法，而且是参与制定和修订理论的研究过程"。

备忘录有三种不同的类型，包括**代码备忘录（code memos）、理论备忘录（theoretical memos）**和**操作备忘录（operational memos）**。需要代码备忘录来解释开放代码之间的联系并确定概念标签，而理论备忘录将轴向编码和选择性编码联系起来。操作备忘录包含代表不断发展的研究设计的各种方向。各个类属之间通过核心类属关系或条件关系手册与核心类属相连接。Strauss 和 Corbin（1998）提到，使用扎根理论分析的研究人员将"通过回答谁、何时、为什么、如何以及产生什么后果……将结构与过程关联起来……来揭示类属之间的关系"（Strauss 和 Corbin，1998:127）。类属之间的关系可以使中心现象情境化。使用条件关系指南或条件矩阵有助于研究人员构建理论（Scott 和 Howell，2008；McCaslin 和 Scott，2003；Strauss 和 Corbin，1998）。根据 Scott 的观点（2004），条件关系手册可以通过提出以下问题来进行编写：

- [类属]是什么？（使用参与者的话语有助于避免偏倚）
- [类属]何时发生？（使用"在……"有助于形成答案）
- [类属]在何处出现？（使用"处于……"有助于形成答案）
- 为什么会出现[类属]？（使用"因为……"有助于形成答案）
- [类属]是如何出现的？（使用"经……"有助于形成答案）
- [类属]会发生什么结果或如何理解[类属]？[（Scott，2004:205），引用于（Scott 和 Howell，2008:6）]。

条件关系手册填补了达到饱和阶段后理解全貌的空白。出现的后果类属（表 8.1 最后一列）在反射编码矩阵中非常有用，可以解释故事线的维度和条件（Glaser 和 Strauss，1967；Strauss 和 Corbin，1998）。**反射编码矩阵（reflective coding matrix）** 基于"理解兴趣中心现象后果的属性、过程、维度、情境和模式"（Scott 和 Howell，2008：6）。它对于构建关系层次结构、核心类属情境化以及联结主要和次要子类属也至关重要（Strauss 和 Corbin，1998）。表 8.2 中描述了反射编码矩阵。

根据 Richardson 的观点（2000），数据的主观性是对不同方向收集的数据之间的关系进行具体验证的主要动机，这就是为什么备忘录是数据分析中非常重要的一步。（Glaser 和 Strauss，1967；Glaser，1978）。

研究人员应该考虑参与者和现实之间存在持续互动的关系是否在进行研究的过程中发生变化。使用反射编码矩阵和条件关系手册可以识别研究期间的变化。

表 8.1　**条件关系手册（或指南）（Scott 和 Howell，2008）**

类属	是什么	什么时候	哪里	为什么	如何	结果是什么
第1类	来自受访者抄录的答案	来自受访者抄录的答案	来自受访者抄录的答案	来自受访者抄录的答案	来自受访者抄录的答案	来自受访者抄录的答案
第2类	来自受访者抄录的答案	来自受访者抄录的答案	来自受访者抄录的答案	来自受访者抄录的答案	来自受访者抄录的答案	来自受访者抄录的答案
第3类	来自受访者抄录的答案	来自受访者抄录的答案	来自受访者抄录的答案	来自受访者抄录的答案	来自受访者抄录的答案	来自受访者抄录的答案

表8.2 反射编码矩阵（Scott和Howell，2008）

中心现象	核心类属名称				
过程（行动/互动）					
属性（类属特征）					
维度（连续体上的属性位置）	↓	↓	↓	↓	↓
情境（语境）					
理解结果的模式（过程结局）					
	故事一	故事二	故事三	故事四	故事五

8.4 故事情节的解读和发展

故事具有描述性特点与研究的具体现象有关。如前所述，根据 Strauss 和 Corbin 的观点（1998），核心类属用于整合解释分析工作来解释故事的情节。在这个阶段，研究人员应该准备好发展具有吸引力的可信故事情节。从左到右阅读反射编码矩阵应该描述参与者关于中心现象的故事，每个分析过程都采用参与者的语言进行描述和支持。"每位研究人员根据其研究的反射编码矩阵构建了一个条件矩阵，作为代表呈现理论的模型"（Scott 和 Howell，2008:14）。

图8.4总结了扎根理论方法，直到理论出现。开始时的非结构化访谈将引导研究人员解决研究问题。正如本章前面提到的一样，在此阶段，扎根理论两种主要思想分别是 Strauss 和 Corbin（1990）以及 Glaser 和 Strauss（1967）的是从采用完全非结构化的访谈形式还是从有一些方向的问题开始着手研究。在开始下一次访谈之前转录每次访谈，并在前一次访谈分析的基础上进行分析，这样就可以获得关于研究主题的知识。这是基于扎根理论实施分析的原则进行的，如 Glaser 和 Strauss（1967）所述：

> 在生成理论而进行的数据收集过程中，分析员共同收集、编码和分析其数据，并决定下一步收集什么数据以及在何处找到这些数据，以便在理论出现时发展其理论。（Glaser 和 Strauss，1967:45）

初始访谈被视为访谈受访者过程中积累经验的一部分，并探索将在分析中使用的开放编码。每次访谈后，研究人员应进行分析，将收集的数据分解为开放编码，然后将出现的编码与前期访谈联结起来，以帮助研究人员确定受访者之间共同和冲突的观点，未来的访谈问题应该根据回答和文献之间的持续比较来设计。数据中的不确定性都应该通过修改和发展新访谈问题来澄清。访谈和分析一直持续到饱和水平，在此相同的编码和信息大量重复（Glaser 和 Strauss，1967）。Strauss 和 Corbin

（1990）确定了当研究中确定的类属相互关联时的饱和水平，进一步的访谈不会提供新的输入信息，而是会在此时段内重复相同的信息。

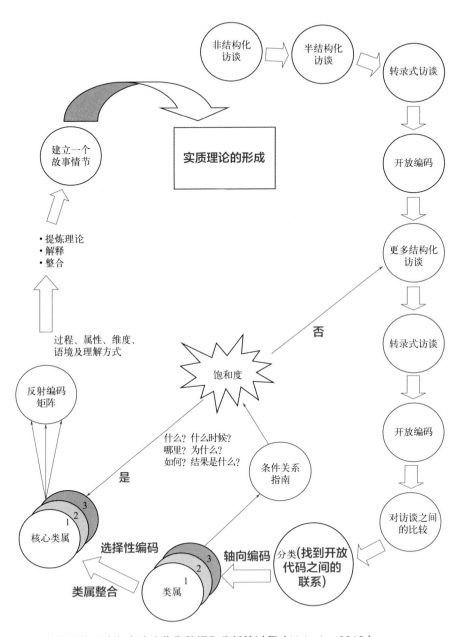

图 8.4　使用扎根理论和方法论收集数据和分析的过程（Haloub，2013）

8.5　扎根理论在药学实践中的应用 ------------------------

药学实践研究人员进行定性研究的数量呈现增加趋势（Smith，1998）。这是因为定性研究方法具有挖掘使用者情绪和行为的潜力（Auta等，2017）。

然而，一篇文献综述发现，在药学实践研究中，只有极少数文章采用了扎根理论的原则。其中一些研究根据其目标和目的，单独使用扎根理论或混合使用其他方法（如定量方法）。例如，Adigwe等（2013）使用扎根理论论证了阻碍和促进因素，促使英国实施卫生政策变革，说明了护士和药师可以为慢性疼痛患者处方药物。选择扎根理论适合这类研究。作者在Charmaz（2006）工作的基础上使用了多级迭代方法。类似地，Patton等（2018）使用建构主义方法（Charmaz，2006）评估了加拿大安大略省社区药房扩展临床的作用。作者使用了四家药店作为案例进行调研。除了访谈外，作者还使用了非参与者具体观察药师的用药评估、客户活动以及双方互动情况。

一些药学实践研究也采用了Strauss思想方法。例如，2009年Benson等使用了Strauss思想方法，旨在了解药师的价值观，还涉及了英国药房业务存在的伦理困境问题。此外，2013年Almutairia等调查和分析了，尽管各种指南呼吁痴呆患者应减少使用抗精神病药物，但仍然对其心理症状持续处方治疗的原因。他们证明了扎根理论的使用是正确的，因为没有现有的理论能够充分解释痴呆伴发精神行为障碍（BPSD）患者继续服用抗精神病药物的原因。由于研究的性质，研究人员采用了Strauss思想方法，从观察抗精神病药物在某些疾病下使用的情况开始。2016年Cunningham等在采访英国（NHS）全科医师和药师时采用了Strauss思想方法；这项研究的目的是评估对跨专业学习、跨专业关系和团队工作的认知和体验。

同样，2017年Cicelie和de Guzman在其研究中使用了Strauss思想的扎根理论方法，旨在加强药学课程建设，并扩展描述药学学生体验的文献。例如2015年Daher等使用Strauss思想方法，调查了澳大利亚患者的宗教和精神信仰对药学实践的影响。作者采用半结构化访谈，经过21次访谈后达到饱和。在本研究中使用Strauss思想方法是因为很少有关于多元文化和多样化人群中药学实践的社会研究。

2006年Tavakol等建议在医院和门诊环境的医学教育中使用Glaser思想方法。例如2014年O'Sullivan等进行了一项研究，他们收集了药学专业学生对当前药学课程的看法以及他们对能力建设课程的期望。通过使用焦点小组访谈收集数据，扎根理论为药学专业学生的意见和观点提供了研究的主题和趋势。

2012年Irwin等在英国进行的另一项研究也使用了扎根理论分析数据，因为他们调查了服用美沙酮❶患者存在的攻击行为对药学实践的影响。他们的研究建议采取行动，以减少这种攻击行为对药学实践产生的影响。通过定性分析，作者在进行16次访谈后达到饱和阶段。此外，2012年Sorensen和Bernard通过在患者安全和临床

---

❶ 译者注：美沙酮是一种合成阿片类药物，用作海洛因止痛药的替代品。

药学服务中引入可衡量的行动措施，调查了为英国卫生资源和服务管理局（Health Resources and Services Administration，HRSA）制定方案变更的过程。作者既使用扎根理论又使用归纳数据分析技术，系统地确认患者安全和临床药学的考核指标。他们的研究提供了可能使用不同方法变更概念和可操作性项目的证据。

2017年Verweel等在数据收集中使用扎根理论，以探讨加拿大安大略省的社区药师使用辅助决策对2型糖尿病管理的看法；但他们使用专题分析来分析数据，而不是使用编码和类属方法。此外，2018年Katoue和Ker也使用了扎根理论，他们在数据收集中使用了定性定量混合方法，扎根理论是用于分析的方法，以探索科威特在业务中实施用药重整工具的情况。结果的三角互证为科威特实施用药重整扫清障碍打下了基础。

就像以上示例中看到的那样，扎根理论的所有方法，无论是单独使用还是混合其他方法一起使用，都较早用于药学实践研究。

8.6 总结：在药学实践研究中使用扎根理论的挑战和未来机遇

扎根理论是一种非常合适评价复杂社会科学问题的方法，其有助于从数据中形成实质性理论。扎根理论在商业研究中已得到了广泛应用（Ng，2005；Ng和Hase，2008）。为了让研究人员形成一种理论，要求他们通过聆听受访者的意见以及受访者如何处理这种情况来理解问题。扎根理论方法论得出的结果是情境解释而不是描述。这为研究人员和执业者提供了"理论视角"，以分享实际生活中的研究成果（Creswell，1998；Partington，2000；Locke，2001；Dick，2002）。

在Strauss思想和Glaser思想方法之间的争论中，主要区别在于研究人员在分析数据之前使用相关材料的程度。也许这就是扎根理论家之间的冲突点。Strauss和Corbin（1990）考虑了灵活度问题，鼓励在研究早期阶段对文献进行深度阅读；然而，Glaser认为（1992）在收集数据确定核心类属之前并不应阅读文献（Goulding，1998；Melia，1996）。

Locke认为（2001），扎根理论"特别适合于研究管理行为"，因为它诠释了管理过程的复杂性，也进一步增加了其在药学实践研究中的适用性。许多研究人员呼吁在药学实践中使用扎根理论，包括Austin和Sutton（2014）、Smith（1998）和Norgaard等（2000）。这种方法最适合于涉及社会经验和/或互动的研究，以发展理论或解释服务的过程。在8.5节中提到的所有示例概述了扎根理论在药学实践研究中的应用。

选择使用扎根理论的主要挑战之一是研究人员在Glaser思想和Strauss思想的历史方法之间进行选择的能力，因为这两种方法之间的差异让新的研究人员感到困惑。这有时会造成该理论在组织和管理科学研究中的应用出现瑕疵（Alammar等，2019）。

参考文献

Adigwe OP, Strickland-Hodge P, Briggs M, Closs SJ. Developing a grounded theory to understand non-medical prescribing for chronic pain. Int J Pharm Pract. 2013;21(S1):1–26. Presented at the health services research & pharmacy practice conference, 9–10 May 2013, University of Central Lancashire, Preston, UK.

Alammar FM, Intezari A, Cardow A, Pauleen DJ. Grounded theory in practice: novice researchers' choice between Straussian and Glaserian. J Manag Inq. 2019;28(2):228–45.

Almutairia S, Mastersb K, Donyai P. Why are antipsychotics still being prescribed in dementia? Int J Pharm Pract. 2013;21(S1):9–10. Presented at the health services research & pharmacy practice conference, 9–10 May 2013, University of Central Lancashire, Preston, UK.

Austin Z, Sutton J. Qualitative research: getting started. Can J Hosp Pharm. 2014;67(6):436–40.

Auta A, Strickland-Hodge B, Maz J. There is still a case for a generic qualitative approach in some pharmacy practice research. Res Soc Adm Pharm. 2017;13(1):266–8.

Baker C, Wuest J, Stern P. Method slurring: the grounded theory/phenomenology example. J Adv Nurs. 1992;17:1355–60.

Benson A, Cribb A, Barber N. Understanding pharmacists' values: a qualitative study of ideals and dilemmas in UK pharmacy practice. Soc Sci Med. 2009;68:2223–30.

Birks M, Mills J. Grounded theory: a practical guide. London: SAGE Publication; 2011.

Charmaz K. Constructing grounded theory: a practical guide through qualitative analysis. London: SAGE Publications, Inc.; 2006.

Cicelie M, de Guzman A. Liminal adjustment experiences of pharmacy students: a grounded theory analysis. Pharm Educ. 2017;17(1):125–35.

Corbin J, Strauss A. Grounded theory research: procedures, canons, and evaluative criteria. Qual Sociol. 1990;13(1):3–21.

Creswell J. Research design: qualitative and quantitative approaches. USA: SAGE Publications; 1994.

Creswell J. Qualitative inquiry and research design: choosing among five traditions. Thousand Oaks, CA: SAGE; 1998.

Crotty M. The foundations of social research: meaning and perspective in the research process. London: SAGE; 1998.

Cunningham DE, Ferguson J, Wakeling J, Zlotos L, Power A. GP and pharmacist inter-professional learning – a grounded theory study. Educ Prim Care. 2016;27(3):188–95.

Daher M, Chaar B, Saini B. Impact of patients' religious and spiritual beliefs in pharmacy: from the perspective of the pharmacist. Res Soc Adm Pharm. 2015;11:e31–41.

Denzin NK, Lincoln YS. The discipline and practice of qualitative research. In: Denzin NK, Lincoln YS, editors. Strategies of qualitative inquiry. Los Angeles: SAGE Publications; 2008.

Dick B. Postgraduate programs using action research. Learn Organ. 2002;9(4):159–70.

Eaves YD. A synthesis technique for grounded theory data analysis. J Adv Nurs. 2001;35(5):654–63.

El-Dahiyat F, Curley LE, Babar Z. A survey study to measure the practice of patient counselling and other community pharmacy services in Jordan. J Pharm Health Serv Res. 2018;10:133–9.

Glaser B. Theoretical sensitivity advances in the methodology of grounded theory. Mill Valley, CA: The Sociology Press; 1978.

Glaser B. Basics of grounded theory analysis: emergence vs. forcing. Mill Valley, CA: Sociology Press; 1992.

Glaser B. Conceptualization contrasted with description. Mill Valley: CA: Sociology Press; 2003.

Glaser B, Strauss A. The discovery of grounded theory: strategies for qualitative research. Chicago: Aldine Publishing Company; 1967.

Goulding C. Grounded theory: the missing methodology on the interpretivist agenda. Qual Mark Res Int J. 1998;1(1):50–7.

Haloub, R. Assessment of forecasting management in international pharmaceutical firms. PhD thesis, University of Huddersfield. 2013.

Huberman M, Miles M. Data management and analysis methods. In: Denzin N, Lincoln Y, editors. Collecting and interpreting qualitative materials. London: SAGE Publications; 1998.

Irwin A, Laing C, Mearns K. Dealing with aggressive methadone patients in community pharmacy: a critical incident study. Res Social Adm Pharm. 2012;8:542–51.

Katoue MG, Ker J. Implementing the medicines reconciliation tool in practice: challenges and opportunities for pharmacists in Kuwait. Health Policy. 2018;122(4):404–11.

Knight P. Small scale research. London: SAGE Publications; 2002.

Locke K. Grounded theory in management research. London: SAGE; 2001.

McCaslin M, Scott K. Method for studying a human ecology: an adaptation of the grounded theory tradition. Qual Res. 2003;17(1):26–32.

Melia KM. Rediscovering glaser. Qual Health Res. 1996;6(3):368–78.

Merton R. Social structure and social theory. USA: Collier-Macmillan; 1968.

Morse J, Field P. Qualitative research methods for health professionals. 2nd ed. Thousand Oaks, CA: SAGE; 1995.

Ng Y. Managing collaborative synergy. Grounded Theory Rev. 2005;4(3):81–103.

Ng K, Hase S. Grounded suggestions for doing a grounded theory business research. Electron J Bus Res Methods. 2008;6:155–70.

Norgaard LS, Morgall JM, Bissell P. Arguments for theory-based pharmacy practice research. Int J Pharm Pract. 2000;8:77–81.

O'Sullivan TA, Danielson J, Weber SS. Qualitative analysis of common definitions for core advanced pharmacy practice experiences. Am J Pharm Educ. 2014;78(5): article 91(1–9).

Palaian S, Prabhu M, Shankar PR. Patient counseling by pharmacist – a focus on chronic illness. Pak J Pharm Sci. 2006;19(1):65–72.

Pandit N. The creation of theory: a recent application of the grounded theory method. Qual Rep. 1996;2(4):1–20.

Partington D. Building grounded theories of management action. Br J Manag Stud. 2000;11:91–102.

Patton SJ, Miller FA, Abrahamyan L, Rac VE. Expanding the clinical role of community pharmacy: a qualitative ethnographic study of medication reviews in Ontario, Canada. Health Policy. 2018;122:256–62.

Pettigrew S. Ethnography and grounded theory: a happy marriage? Adv Consum Res. 2000;27:256–60.

Richardson L. Writing: a method of inquiry. In: Denzin N, Lincoln NK, editors. Handbook of qualitative research. 2nd ed. Thousand Oaks, CA: SAGE; 2000. p. 923–48.

Scott K. Relating categories in grounded theory analysis: using a conditional relationship guide and reflective coding matrix. Qual Rep. 2004;9(1):113–26.

Scott K, Howell D. Clarifying analysis and interpretation in grounded theory: using a conditional relationship guide and reflective coding matrix. Int J Qual Methods. 2008;7(2):1–15.

Shah S, Corley K. Building better theory by bridging the quantitative-qualitative divide. J Manag Stud. 2006;43(8):1825–35.

Silverman D. Doing qualitative research: a practical handbook. London: SAGE Publications; 2000.

Smith F. Health services research methods in pharmacy: qualitative interviews. Int J Pharm Pract. 1998;6(2):97–108.

Sorensen AV, Bernard SL. Accelerating what works: using qualitative research methods in developing a change package for a learning collaborative. Jt Comm J Qual Patient Saf. 2012;38(2):89–95.

Stern P. Using grounded theory in nursing research. In: Leininger M, editor. Qualitative research methods in nursing. Orlando: Grune and Stratton; 1985. p. 140–60.

Strauss A, Corbin J. Basics of qualitative research: grounded theory procedures and techniques. Newbury Park: SAGE Publications; 1990.

Strauss A, Corbin J. Basics of qualitative research: techniques and procedures for developing grounded theory. Thousand Oaks, CA: SAGE Publications, Inc.; 1998.

Strauss A, Corbin J. Grounded theory methodology: an overview. In: Denzin NK, Lincoln YS, editors. Handbook of Qualitative Research. London: SAGE; 1994. p. 273–85.

Suddaby R. From the editors: what grounded theory is not. Acad Manag J. 2006;49(4):633–42.

Tavakol M, Torabi S, Akbar Zeinaloo A. Grounded theory in medical education research. Med Educ Online. 2006;11(1):4607, (1–6).

Thompson W, Nissen LM. Australian Pharmacists' understanding of their continuing professional development obligations. J Pharm Pract Res. 2013;43(3):213–7.

Verweel L, Gionfriddo MR, MacCallum L, Dolovich L, Rosenberg-Yunger ZRS. Community pharmacists' perspectives of a decision aid for managing type 2 diabetes in Ontario. Can J Diabetes. 2017;41:587–95.

Whetten D. What constitutes a theoretical contribution? Acad Manag Rev. 1989;14:490–5.

第9章

医疗卫生研究的药物流行病学方法

Xiaojuan Li, Christine Y. Lu

摘要

药物流行病学（pharmacoepidemiology）研究药物的利用模式，也称为**药物利用研究**（drug utilization research），是药学实践研究的重要组成部分。药物流行病学还研究在非实验情况下大量人群使用药物或其他医学疗法与健康结局之间的关系。本章仅介绍药物流行病学入门知识，描述常用的指标，以了解药物利用和用药依从性等知识。本章还涵盖研究内科或外科治疗与患者结局之间关联所涉及的关键概念。这些概念包括提出研究问题、选择数据来源、定义研究人群以及定义**药物暴露**（drug exposure）、**协变量**❶（covariate）和**结局**（outcome）。本章还讨论用于药物流行病学研究的一系列研究设计，包括但不限于**队列研究**（cohort study）、**病例对照研究**（case-control study）、**被试内研究**（within-subject study）、**横断面研究**（cross-sectional study）、**生态学研究**（ecological study）和**类实验设计**（quasi-experimental design）。最后，本章利用混杂偏倚及常用分析技术，以克服这些重要的挑战。

9.1 药物流行病学及其研究的必要性

药物治疗是现代医学的重要手段。药物流行病学是使用流行病学研究中类似的方法来研究药物治疗，但侧重于临床药理学领域的一门学科。药物流行病学的诞生可以追溯到20世纪60年代初期（Wettermark，2013）。最初应用药物流行病学进行调查研究是侧重于药物不良反应，但近几十年来也研究药物产生的效果。一般而言，

---

❶ 译者注：协变量经常被用来选择和匹配研究人群，比较队列特征，产生倾向评分，创造分层变量并估计混杂变量和效应修正因子。因此，协变量的可靠评价对于研究结果的有效性是非常有必要的。

药物流行病学研究药物利用的模式，以及药物治疗与健康结局（好和坏）之间的关系（图9.1），其健康结局是指在非实验环境下，在大量且往往不同的人群中逐渐产生的（Avorn, 2004）。促进药物流行病学发展的动力是人们越来越关注药物安全性和有效性，以及人们意识到在严格的随机对照试验（RCT）环境下药物使用产生的健康结局不一定等同于真实世界临床实践中药物使用产生的健康结局。

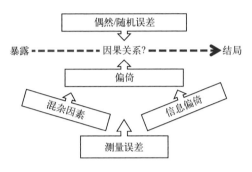

图9.1 暴露与结局之间的因果关系

随机试验（randomized trial）被认为是评估干预措施有效性和安全性的金标准。**随机化**是本研究设计确定因果关系的最重要特征（图9.1），确保了所有方面随机化时除了偶然差异外，形成类似特征的分组。这种方法在随机化时通过尽可能减少混杂偏倚来实现**内部真实性（internal validity）**的最大化。研究的内部真实性是研究组之间观察到的结局差异可归因于干预措施而非其他因素实施的程度。然而，**随机对照试验**仍存在几个重要的局限性。其是资源密集性，并且专注于对少量精心挑选的患者进行干预产生的效果，这些患者在严格对照条件下在相对较短时间内接受治疗和随访。其试验通常是采用严格的入选和排除标准，但这些标准不足以代表**弱势患者人群（vulnerable patient group）**（例如儿童、妊娠妇女、老年人、患有多种疾病的个体）。由于这些局限性，RCT 的**外部真实性（external validity）**通常是有限的。外部真实性，也称为**普适性**或**外推性（generalizability）**或**适用性（transportability）**，是指因果关系是否超出了研究中的个体人群（例如其他环境或人群）。由于 RCT 仅提供对照环境中普通患者的结果，因此试验并未真实反映在真实世界使用药物对患者健康结局产生影响的途径。此外，RCT 无法回答许多重要的问题，例如罕见的结局。因此，临床医师、患者和政策决策者必须求助于药物流行病学研究才能获得最佳的证据。

药物流行病学研究支持在现实世界中有效、合理和经济地使用药物的策略，从而为改善健康结局发挥重要的作用。具体而言，药物流行病学调查研究可以通过多种方式发挥作用（Avorn, 2004；Lu, 2009）。我们将在下一节中讨论药物流行病学研究可以帮助回答的这些主要研究问题。

9.2　药物流行病学的主要研究问题 ------------------------

药物流行病学研究（pharmacoepidemiologic research）可以通过测量特定临床问题的**普及性**（prevalence）和经济负担来确定新型治疗药物的临床地位，从而确定药物的需求。**药物流行病学研究**可以评估药物使用的模式（也称为药物利用研究）和**用药依从性**[medication adherence，有时称为**顺应性**（compliance）]等问题。重要的是，药物流行病学研究可以检查在大量的不同人群中药物应用的安全性和有效性；有效性描述了药物在真实世界中的临床表现，即临床医生在较长时间内使用药物治疗典型患者时，与其他可用药物治疗方案相比，它的表现如何。通过量化药物或药物类别发生不良反应的频率和严重程度，药物流行病学研究可用于药物安全监测（drug safety surveillance）。

9.2.1　药物利用研究

药物利用研究（drug utilization research）是药物流行病学和药学实践的重要组成部分，因为研究描述了药物暴露的程度、性质和决定因素（Introduction to Drug Utilization Research，2019）。药物利用研究对药物处方和使用给出了以下见解，研究可以估算出既定时间段内患者接触（暴露）某种药物或药物种类的人数。我们可以估算所有用药者的数量，无论他们何时开始使用该药物（患病率[1]），或在既定时间段内已开始使用该药物的患者（发病率[2]）。药物利用研究还描述了药物在某一确定时间点和/或确定地区（例如县、州、医院）使用的程度和概况，以及药物应用及其成本逐渐变化的趋势。根据疾病的流行病学数据，药物利用研究还可以估算出药物适宜使用、过度使用或使用不足的程度。同时还描述了一组药物的应用模式及其对某种疾病的相对市场份额。检查患者使用药物模式或处方医师的特征（例如社会人口因素、服务提供者专业）可以帮助确定实施教育干预的目标人群，以改善药物使用。药物利用研究还可以将观察到的药物利用模式与治疗某种疾病的临床建议或指南以及当地药物的处方集进行比较。这种比较可能有助于产生不同方案的差异是否代表其不如最佳临床实践的假设（hypotheses），确定是否需要教育或其他类型的干预措施，或确定是否需要借助实际的实践对指南进行评价。此外，药物利用研究比较了不同地区和时间段之间的药物应用模式及其成本。这种比较可以产生假设，以进一步调查发现差异的原因和健康影响。随着时间的推移，药物使用的地理差异和变化可能对患者个体和社会都能产生临床、社会和/或经济结局的影响，因此在必要时进行确定、解释和干预很重要。

---

[1] 译者注：患病率也称现患率，是指某特定时间内总人口中某病新旧病例之和所占的比例。

[2] 译者注：发病率是表示在一定期间内，一定人群中某病新发生的病例出现的频率。

药物利用研究通常使用横断面研究（9.4.3.5 节）或**纵向研究设计（longitudinal study design）**。横断面研究提供了某一确定时间（例如 2019 年）药物使用的大概情况。此类研究可能会使用相似的数据来比较不同国家之间、不同地区之间或不同医院之间的药物使用情况。**纵向数据（longitudinal data）**通常用于描述药物使用趋势（Vitry 等，2011；Kelly 等，2015；Chung 等，2008；Lu 等，2007a、b）。药物利用研究的纵向数据可以根据药房或医疗实践统计的有效样本从医疗理赔管理数据库中获得，或也可以从横断面研究的重复调查中获得。横断面重复调查的数据收集是连续的，但接受调查的患者或服务提供者在不断变化。因此，此类数据可以反映总体趋势，但不能提供有关个体从业者或临床实践处方趋势的信息。

9.2.2 药物安全性和有效性的研究

顾名思义，药物流行病学使用流行病学的研究设计、方法和技术对药物使用和效果进行研究。除了通过药物利用研究挖掘出药物使用特征外，药物流行病学还可以研究药物对大量人群应用产生的影响。例如用于监测药物上市后的使用情况，近年来已扩大到药物的有效性研究等更多领域（Strom 等，2012）。由于药物的安全问题引起了公众的重点关注，并且其有效性和安全性都会影响循证的处方行为，因此识别药物有效性和安全性的各种研究越来越成为重点。

随机试验是测试新药的安全性和有效性的一种好方法。随机化干预基线、仔细收集和判断结局指标以及执行预先指定的严格方案，使得 RCT 具备更强的检验效能推断因果关系。然而，RCT 呈现出成本高、耗时、耗资源的特点，有时甚至超出伦理要求。由于实施严格入组资格标准以及在前面提到的其他原因，RCT 的普适性也往往受限。此外，有些 RCT 对疗效具有检验效能，但样本量太小，无法研究不良事件情况（Evans，2012）。

药物流行病学研究涉及大量的不同人群，可用于检查药物的安全性和有效性。与 RCT 严格"控制"的环境相比，药物流行病学研究可以研究患者在常规临床诊疗的"真实世界"中使用药物的效果。由于研究的个体数量众多，药物流行病学研究很有可能发现药物不良反应，而主要针对疗效研究的随机对照试验在这方面通常较差。此外，药物流行病学研究可以研究长期治疗的持续效果，并与其他可用的治疗替代方案进行比较，这对 RCT 来说成本太高。

虽然随机对照试验产生的数据仍然是监管决策的基石，但人们越来越有兴趣利用高质量药物流行病学研究产生可靠的真实世界证据和数据来支持监管的决策。继《21 世纪治愈法案》（Bonamici，2016）之后，美国食品药品管理局（FDA）已将真实世界证据确定为根据《处方药用户费用法案六》（Prescription Drug User Fee Act，PDUFA Ⅵ，2019）资助的最重要课题之一，致力于促进真实世界证据的使用，并考虑将其用于监管批准决策。

9.2.3 明确研究问题的重要性

在药物流行病学中，由于多重假设检验（Austin等，2006），建议以研究方案的形式预先说明研究问题（以及研究人群、研究设计和数据分析计划）以最大限度地减少"精选（cherry-picking）"令人感兴趣的发现的风险，以及观察虚假结果的相关问题。研究的基本原理应明确陈述并使用新研究结果增加现有知识。提出的研究问题应该简明扼要且清晰表达关注药物效果时的暴露和结局情况。因此，应参考可用数据的优势和局限来提出研究问题。

9.3 药物流行病学的数据来源 ---------------------

研究问题应该决定数据源的选择，以及是否可以用这样的数据库适当地解决问题。了解可用数据源的相对优势和局限，才能选择合适的数据源，达到合理提出研究问题的目的。

9.3.1 主要的电子数据源

在过去的 20 年里，随着电子数据库的规模变得越来越可被开发利用，药物流行病学已经迅速发展。经常用于药物流行病学研究的大型计算机数据源主要有三种类型：医疗理赔管理数据库（administrative healthcare claims database）、电子病历(electronic medical records，EMR) 数据库和患者记录（patient registries）数据库❶。理赔管理数据库包含用于支付目的的服务交付或事件记录信息。在临床诊疗过程中记录EMR 数据。虽然理赔管理和 EMR 数据库是宝贵的资源，但这些数据并不是为研究而设计的（Motheral 和 Fairman，1997；Schneeweiss，2007）。相比之下，基于疾病或基于药物信息的患者记录数据库是为特定的临床信息报告及某些疾病和程序管理而建立的。在其他地方可以找到对药物流行病学研究中使用更为全面的三种数据源（Strom 等，2012）。

理赔管理数据库（Lu, 2009）包含了数百万份对药物、生物制品、医疗器具和手术以及健康结局的观测结果，是药物安全性和有效性研究的宝贵来源（Gram等，2000）。使用大型医疗理赔数据库进行严格的**纵向观察性研究（longitudinal observational studies）**可以在常规临床实践中评估就诊患者药物治疗的效果，用以补充 RCT 的结果。将观察性研究的结果与RCT结果进行比较，表明这些研究通常会产生相似的结果，精心设计的观察性研究不会系统性地高估治疗效果并且确实提

---

❶ 译者注：患者记录数据库被定义为有组织地收集统一的观察性数据，以评估特定人群的特定结局。建立患者记录数据库是为了检查疾病的自然史，分析治疗的有效性和安全性，衡量诊疗质量，以及其他目的。患者记录中的主要数据可以由医疗经历（例如，医生评估和调查研究结果）生成，这些数据还可以链接到为其他目的收集的次要数据源（例如，门诊药房账单数据）。

供了有效的附加信息（Benson 和 Hartz，2000；Concato等，2000）。此外，观察性研究克服了当前药物警戒系统的局限性，因为警戒系统的信息多数依赖于**自愿性报告**（**voluntary reporting**）。

大型医疗理赔管理数据库应用于药物流行病学，包括结局研究、药物安全监测和医疗质量改进计划，已经有了巨大的增长。表 9.1 列出了用于药物流行病学研究的医疗理赔数据库示例。

表9.1　电子医疗大型数据库示例

国家	数据库名称	网址
美国	HMO Research Network	http://www.hmoresearchnetwork.org/
	Healthcare Cost and Utilization Project (HCUP)	http://www.hcup-us.ahrq.gov/databases.jsp
	SEER-Medicare Linked Database	http://appliedresearch.cancer.gov/seermedicare/
	Medicare and Medicaid Databases	https://www.resdac.org/
	Veterans Administration Databases	http://www.virec.research.va.gov/
加拿大	Population Health Research Unit	http://metadata.phru.dal.ca/
	Population Data BC	https://www.popdata.bc.ca/researchers
英国	The Clinical Practice Research Datalink	http://www.cprd.com/intro.asp
新西兰	PHARMO Record Linkage System	http://www.pharmo.nl/
澳大利亚	Medicare Benefits Scheme Data, Pharmaceutical Benefits Scheme Data	http://www.humanservices.gov.au/corporate/statistical-information-and-data/?utm_id=9

医疗理赔管理数据库有几个优势（Lu，2009）。报告的合规性很好，提交的数据准确性通常很高，因为数据是出于管理目的而收集的，而且由于正确填写报销原因的重要性，这些数据通常会进行严格审计。这些数据库包含患者人口统计信息、一些临床诊断、医疗服务和药物使用以及收费的详细信息。数据可用于在相对较短的时间内以较低的成本回答各种研究问题。此外，常规医疗数据反映了现实世界实践中就诊患者药物治疗的有效性和安全性。此外，与 RCT 相比，可以长期随访大量患者，使这些数据库成为识别临床上重大的、罕见的不良事件的良好来源。

医疗理赔管理数据库的一个问题是数据的不完整性。在某些情况下，理赔中可能不会包括处方药的使用数据，例如患者在住院期间使用药物、使用其伴侣的药品福利（Schneeweiss 和 Avorn，2005）、使用免费样品（Li 等，2014）或自费购买处方药（Choudhry 和 Shrank，2010）等。因此，在使用医疗理赔管理数据库中药房配药的数据来确定药物暴露的开始日期时，必须谨慎。

电子病历数据库包含丰富的患者临床信息，这些信息通常在管理数据库中缺乏（例如吸烟状况、体重指数、生命体征、实验室数据）。EMR 数据可以为更好调整混杂因素，特别是对于那些易受**混杂❶偏倚**（confounding bias）影响的研究提供数据。不过，虽然 EMR 数据包含了医师处方的记录信息，但尚未记录患者服用的所有处方药，且通常不被视为识别药物暴露（drug exposure）的有效来源。另一个主要挑战是 EMR 数据库中可用的数据字段和数据标准的差异（Kush 等，2008）可能会限制数据链接，进而限制研究的样本量。

患者记录数据库也是跟踪治疗性处置（包括药物）的相关临床、经济和人文（例如患者健康的生活质量、患者满意度）结局的宝贵信息来源。记录数据库是对具有某些共同特征的患者进行前瞻性观察研究，并逐渐对明确的关注结局的持续且有帮助数据进行采集。鉴于患者记录数据库是专门为某个目的而设计的，它们可能没有数据来回答除预先指定的问题之外的一系列问题。

将理赔管理数据与 EMR 数据库或患者记录数据合并可以发挥每种类型数据的优势。但是，这种做法必须考虑**隐私问题**（privacy issue）、**数据质量**（data quality）、**转化性**（transferability）以及合并数据集的可行性。下一节将讨论**数据链接**（data linkage）。最终，**数据源**（data source）的选择取决于研究问题以及是否可以使用特定的数据库合理解决这个问题。需要注意的是，数据库并没有研究人员在药物暴露和结局测量时所寻求的所有答案。在选择数据源时，至少必须考虑数据库中数据的广度和深度、数据库本身的质量、贡献数据的患者人群以及数据库中信息的持续时间。

对于药物利用研究，**家庭调查**（household survey）是另一个数据来源，用于检查药物使用和相关问题（例如依从性和药物获取）（Paniz 等，2010；Bertoldi 等，2008）。家庭中可用的药物要么是在医疗机构开具处方或调配的，要么是在药房购买的（有或没有处方），要么是非处方药。这些药物可能是用于治疗当前疾病的药物或之前疾病剩下的药物。因此，处方调配数据和药物使用数据不一定一致，因为它们尚未针对不依从性进行校正，这是现实世界药物流行病学研究中常见的问题。可以通过家庭调查、计算剩余药片或使用特殊药物器具（special device）对特定药物给药次数进行电子计数来评估药物使用情况。

9.3.2 数据链接

药物流行病学研究可能需要多个来源的数据，链接不同数据来源以增强数据的可用性，或通过组合类似数据来源来扩大研究人群的规模。链接不同数据库的个人数据可以提供更完整的患者诊疗和特点概况来进行更可靠的评价（Lu，2009）。这种数据链接可以提高研究的有效性（例如减少数据缺失，改善混杂因素的控制）或数据覆盖的普适性（例如增加样本量）。

---

❶ 译者注：混杂因素是指在流行病学研究中，由于一个或多个潜在的混杂因素的影响，掩盖或夸大了研究因素与疾病（或事件）之间的联系，从而使两者间的真正联系被错误估计。可发生于分析性研究、实验性研究中，以前者为多见。

常见的做法是组合链接住院、门诊和药房数据，或者在医疗机构内部或跨机构之间链接癌症或死亡记录的病历数据。在最好的情况下，每个数据集将包括几个常见相关患者变量，这样可以高度匹配数据（例如病历编号或其他标准化个人标识符、出生日期和居住日期），可用的链接变量越多越好。对于各种数据来源的一般信息，还必须规定处理潜在重复信息的规则（例如要保留哪个记录信息）。在尚未统一患者标识符的国家/地区（如美国），链接不同来源的数据通常需要概率性或确定性链接算法来解决数据模糊的问题（例如姓名或地址的拼写略有不同）。链接方法的选择应基于所用方法的专业知识、数据库的先前链接（如果有）以及假阳性和假阴性信息的可接受范围，认识到有些数据的链接可能不对且也会丢失一些数据链接。

此外，重要的是评估人群的重叠情况，因为数据链接不足会影响样本量的大小。应考虑进行灵敏性分析，以评估数据链接可能的误差。在进行数据链接时，患者隐私（patient privacy）是一个值得关注的问题。已经开发了匿名链接的方法（例如哈希安全算法）（Dusetzina 等，2014），这超出了本章内容的范围。近年来，越来越多医疗电子数据库链接了不同来源的数据，提供了患者治疗更完整的病历情况。这些示例包括 SEER-Medicare 链接数据库（National Cancer Institute Division of Cancer Control and Population Sciences，2019），链接流行病学终点结果监测项目 (SEER 项目) 和 Medicare 的数据，以及 OptumLabs 数据库（OptumLabs Health Care Collaboration and Innovation，2019）将覆盖超过 2 亿人的 Medicare 保险计划理赔数据与 EHR 数据链接起来。

链接不同患者类似信息的数据源旨在扩大研究人群的规模（Brown 等，2010）。许多药物流行病学研究需要非常大的样本人群。示例包括针对少数关注人群的研究问题（如嗜酸性粒细胞增多综合征或慢性嗜酸性粒细胞白血病）、不常见的暴露（如新疗法的安全监测）和/或罕见的结局（如横纹肌溶解症）。来自多个健康保险计划的数据来源，在没有足够大的单个数据库足以及时和充分地解决此类研究问题时，需要确定足够规模的研究人群。示例包括 FDA 资助的"哨兵"系统（Sentinel Initiative，2019）和疫苗安全数据链项目 [Vaccine Safety Datalink (VSD)，2019]。

在数据链接之前，需要评估数据来源的**可比性（comparability）**。数据来源的可比性是指采集和记录数据的方式，以便在数据采集和术语方面合理地组合数据。详尽了解数据来源进行定性评估，再对所有相关变量数据的可比性进行定量评估，以确保不同来源信息能够合并。例如，不同健康保险公司的理赔数据库可能具有可比性，可以通过标准化的报销系统获取数据，并使用标准化的编码模式记录信息。对于通过分布式模型进行的多机构研究来说（Brown 等 2010、2013），数据合作伙伴根据其隐私和安全规则保持对其数据的物理控制，而不是在集中模式中所有数据合作伙伴将数据传输到单个站点进行分析，从而放弃控制。应进行综合分析来表征数据，以评估数据合作伙伴在总体队列指标（如年龄和性别分布）和研究特定指标（如按年龄、性别和年份划分暴露率和结局率）方面的可变性。

9.4 药物流行病学的研究设计和方法 ----------------------

正如9.2.3节提到的，在药物流行病学研究中，提出一个预先确定的研究问题非常重要。详细的研究方案应明确说明研究问题、关注的暴露和结局指标、研究人群、研究变量的测量、研究设计和分析计划。在本节中，我们将描述每个要素的具体注意事项。

9.4.1 选择研究人群

在药物流行病学研究中选择/创建的研究人群至关重要，因为在非试验研究中混杂偏倚是一个特别要关注的问题。对药物流行病学的研究关注评估药物的效果来说，**研究队列**通常包括一组已药物暴露和一组尚未暴露❶过相同药物（但可能接触过对照药物）的患者。为了增加研究组的可比性，研究队列应仅限于研究药物对相同适应证患者的暴露效果，这对患者特征预测结局更加平衡（Perrio等，2007；Schneeweiss等，2007）。这种方法将减少但不能完全消除混杂因素，因为数据中可能没有影响处方决策的某些因素。

在药物流行病学研究中，需要考虑两个主要的排除标准，以通过减少混杂因素来尽可能提高内部真实性（内部效度）。首先，如果目的是检查所出现结局的发生率，而不是复发率，请确保排除已有结局病史的患者；这些患者结局的基线风险可能增加，同时更有可能服用研究的药物。特别是如果该疾病是未来事件的强风险因素（因此是一个混杂因素），通常最好在建立队列/设计阶段排除这些患者，而不是在后期分析阶段进行调整。其次，研究可能仅限于研究药物的**首次使用者**（incident user）。首次使用者是指那些在预定时间的间隔[也称为**洗脱期**（washout period），图9.2]内并没有预先调配的研究药物（即没有药物暴露）而开始服用研究药物的人。一般洗脱期为 6 个月。然而，对于可能已在 9 个月前服用过该药物的患者来说，这段时间可能不够长。因此，较长的洗脱期可以提高患者是真正首次使用者的确定性。不幸的是，使用更长的洗脱期会减少符合研究条件的患者数量，从而降低效果估算（即研究结果）的**精确度**（precision）。**当前使用者**（prevalent user）是那些已经服用研究药物一段时间的个人。当前使用者很可能是那些对药物耐受良好的患者，认为治疗有些益处，但可能引起健康使用者产生偏倚（Glynn 等，2001）。将队列研究限定为确定人群中开始接受研究药物治疗的所有患者（"**新使用者设计**"）可能会减少混杂因素的干扰（Johnson 等，2013）。**新使用者设计**❷（new-user design）确保

---

❶ 译者注：暴露是指与一种致病因素接近和接触，从而可能使致病因素发生有效传播或产生致病因子的有害作用，即为暴露。在药物流行病学研究中，暴露主要描述的是在一定条件下（剂量、疗程等）下使用某一种或多种药物后，是否会出现人们所预期的治疗效果或不良反应。

❷ 译者注：新使用者设计是药物流行病学研究方法，其随访时间开始于研究对象接受处理时点（T_0），避免了接受一段时间处理的研究对象与刚接受处理的研究对象间可能存在的发病风险差异。

对基线混杂因素、暴露和结局的适当时间排序，避免调整在暴露和结局之间存在因果关系的中间变量。当与主动对照设计（Schneeweiss 等，2007）结合使用时，该设计将研究药物的新使用者与治疗替代药物或对照药物的新使用者进行比较，新使用者设计方法可以帮助减少可能存在的**恒定时间偏倚（immortal time bias）**（Suissa，2003），以及因适应证引起的混杂因素（Walker，1996）（见9.6节）。

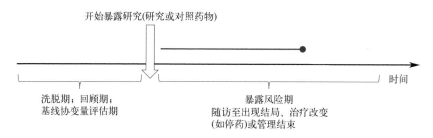

图9.2 药物流行病学研究的基本设计

9.4.2 药物暴露和结局的定义

药物流行病学研究中确定药物暴露和结局指标必须考虑提出的研究问题和要使用的数据源的可操作性。由于理赔管理数据的记录是出于收费目的而非研究目的，因此在确认药物暴露和结局时可能会出现系统误差和随机误差。重要的是，数据采集仅针对寻求诊疗服务以及从保险支付系统获得诊疗服务的患者个人。尽管理赔数据可能会遗漏一些药物信息，如免费药物样品、患者全额支付的处方等（见9.3.1节），采集处方药的理赔数据通常被认为是测量药物暴露的评估指标（Strom 等，1991）。当前已发现医疗手术和服务的理赔数据具有高度的特异性，但与病历的金标准相比，不同诊断的敏感性存在很大差异（Wilchesky 等，2004）。

处方理赔数据提供了大量关于药物暴露的信息，包括配药日期、药房标识和药物信息[通用名和品牌名、剂量、持续时间（以天供应量的形式表示）]。药物可以通过已建立的分类系统进行编码，例如世界卫生组织的解剖治疗化学分类系统（World Health Organization's Anatomical Therapeutic Chemical system）。使用配药日期和供应天数之类的详细信息，可以构建评估药物治疗依从性的措施（如下所述）。相比之下，虽然EMR数据采集了医师是否为患者开药、剂量和预期治疗方案，但EMR数据并未记录患者是否确实到药房调配药物。这种对初始治疗决策的不依从被称为"主要不依从"或"主要不顺应"，并且在真实世界实践中发现患者不依从的问题很大（Beardon 等，1993；Fischer 等，2010）。这种患者服用调配的所有药物数据存在的缺陷是 EMR 数据的一个关键局限性。

医疗理赔数据提供患者最终治疗终点的信息，例如骨折、卒中、心肌梗死或死亡，但仅限于涉及**中间生物标志物（intermediate biomarker）、自我报告症状量表（self-reported symptom scale）**或患者功能测量的结局指标。研究人员可以使用诊断、手术和设施代码的组合来开发中间结局的替代测量指标。例如，一项使用诊断和住院治疗对慢性阻塞性肺疾病严重程度进行分类的研究发现，医疗病历仅达到中等准确性（McKnight 等，2005）。近年来，理赔数据关联的实验室结果数据被越来越多地使用，但在全球范围内无法大规模采集到这些数据。

为了评估结局指标的呈现，通常在治疗开始后的某一确定时期内观察（随访）研究队列，见图 9.2。这被称为**暴露风险窗口（exposure risk window）**（或暴露风险期）。暴露风险窗口是指药物使个体为获得关注结局而处于风险的时间段。暴露风险期的选择考虑了药物使用的持续时间以及药物毒性的发生和持续时间。通常，停药后会有一个延期，因为药物在一段时间内在体内仍具有生物活性。暴露风险窗口的选择会影响结局风险的估算。应仔细评估风险窗口，或对不同长度的暴露风险窗口进行灵敏性分析。

9.4.3 研究设计

药物流行病学研究通常使用流行病学研究设计和方法。本节介绍药物流行病学研究中经常应用的一系列研究设计，总结在表9.2中。在选择最合适的方案用于感兴趣的研究问题之前，考虑所有潜在的研究设计方案很重要。

9.4.3.1 队列研究

队列研究❶（cohort study）通常跟踪一组个体/患者，其中一些个体已经或继续对暴露进行关注，以确定结局的出现。在药物流行病学研究中，暴露通常是指药物或医疗干预。通常，队列研究中还包括一组未暴露过相同药物、未暴露过或暴露过对照药物的个体/患者。将一组出现结局的概率与另一组进行比较，得出**相对危险度（relative risk）**。队列设计可以是前瞻性队列或回顾性队列，并且具有多种应用研究，包括发病率、病因和预后等研究（Goldacre，2001；Gurwitz等，2005）。在前瞻性队列研究中，个人在没有产生感兴趣的结局之前就被纳入了研究。而在回顾性队列研究中，关注的暴露和结局都已经出现，但研究人员将回到过去并在关注的结局发生之前的某个时间点组建队列。因此，无论是使用前瞻性设计还是回顾性设计，队列研究都会根据个人的暴露状态将其选入研究并测量随后的结局发生率。换句话说，队列研究按时间顺序测量暴露和结局的状况，从而避免争论哪个测量值先出现，并可能证明其因果关系。与病例对照方法相比，队列设计的另一个优势（将在下一节讨论）是，可以在一项队列研究中检查相同暴露可能产生的更多结局。队列研究通

---

❶ 译者注：队列研究是将人群按照是否暴露于某种可疑因素及其暴露程度分为不同的亚组，追踪其各自的结局，比较不同亚组之间结局频率的差异，从而判定暴露因子与结局之间有无因果关联及关联程度大小的一种观察性研究方法。药物流行病学研究中，可追踪观察服药组与未服药组某种疾病（即不良反应）的发生情况，以判断药物与不良反应之间的关联，如沙利度胺与短肢畸形的关联。（药物流行病学，第2版，2016）

常比 RCT 更便宜、更易实施。

表 9.2　药物流行病学研究设计

- **队列研究**跟踪一组暴露于药物或进行医疗干预的患者和另一组暴露于对照药物或未暴露的患者，以确定结局出现的情况（**估算相对危险度**）。队列研究可以检查单次暴露产生的多种结局情况

- **病例对照研究**将具有特定暴露的病例比例与具有相同暴露的对照比例进行比较（估算优势比）。病例对照研究可以检查多个可能影响结局发生或不发生的相关因素

被试内方法：

- **自身对照病例系列法**（self-controlled case series method）通过估算暴露后在特定时间段内特定事件的**相对发生率**来评估瞬时暴露与结局之间的关联程度

- **病例交叉设计**（case-crossover design）通过比较风险期和对照期之间的暴露概率来估算结局的概率

- **病例 - 时间 - 对照设计**（case-time-control design）是**病例交叉设计**，增加了传统的对照组而没有出现结果

- **横断面研究**（cross-sectional study）用于确定患病率，即特定时间或时间段人群中的病例数，并检查暴露与结局之间的关联程度

- **生态学研究**（ecological study）侧重于群组的比较。可用于通过比较不同人群的风险因素和疾病患病率的汇总数据来确认之间的关联程度

类 / 准试验设计方法：

- **中断时间序列设计❶**（interrupted time series design，ITS）涉及时间序列（重复观察实施干预之前和之后收集的特定结局以评估其效果）。它可以在不使用或使用对照组的时间序列的情况下进行（带有比较系列的中断时间序列）

- **试验前后有 / 无对照组设计**(pre-post with/without comparison group design)涉及在实施干预之前对特定结果进行一次测量，在实施干预后进行另一次测量，以评估其效果。当也有来自对照组的前后测量时，通过双重差分法估计干预效果

- **试验后有 / 无对照组设计**(post-only with/without comparison group design)仅涉及在实施干预后对特定结局的测量以评估其效果

　　队列设计的局限性是对于研究潜在或罕见结局（例如癌症）的发生率时表现出低效性，因为需要长时间跟踪个体。主要挑战包括：①研究组之间对结局相关的因素可能存在系统误差而引起选择偏倚；②无法控制可能存在的结局相关的所有外来因素（混杂因素），并且可能在研究组间存在差异；③由于搬迁、死亡或中途退出原因导致偏差性失访（differential loss to follow up）而引起偏倚（Gurwitz 等，2005）。偏倚和混杂因素将在本章后面讨论。

---

　　❶ 译者注：中断时间序列是对具体时间序列特点的结果变量进行分析，评价干预措施是否有效的类实验设计方法。相对于单组 ITS，两组 ITS 可以更好地控制干预前混杂因素的影响，评价干预措施的效果。

9.4.3.2 病例对照研究

与队列研究相比，病例对照研究根据个体的结局状态将其纳入研究，然后确定其先前的暴露状态。因此，病例对照研究通常是回顾性的。一组包括具有关注结局的个体（即病例），并将他们与没有关注结局的对照组（即对照或非病例）相匹配。从两组中收集了有关先前暴露的相同信息（Breslow，1982）。病例对照研究报告中关联的关键衡量指标是**优势比**，它是对具有特定暴露的病例比值与具有相同暴露的对照组比值进行比较，确定了暴露对于结局存在或不存在的相对重要性。由于两个暴露组都缺乏分母，病例对照研究不能直接报告结局的发生率或发生率比。在罕见疾病的病例中，优势比近似于相对危险度。

由于某些个体是因为他们有结局而被有意选择，因此病例对照研究比队列研究更具成本效益——也就是说，由于每项研究的病例百分比更高，因此较小的样本量足以产生足够的信息。此外，在研究的结局受限时（即结局的存在或不存在），可以在一个时间检查出大量的变量。病例对照研究通常用于对风险因素进行成本低廉的初始评估，当暴露与出现结局之间的时间间隔很长或少见结局时尤其有用。病例对照设计的主要问题是混杂因素、**选择偏倚（selection bias）**和**回忆偏倚（recall bias）**，因为出现结局的人更有可能记住某些前因或者夸大或尽量减少他们认为是风险因素的东西。

9.4.3.3 巢式病例对照研究

巢式病例对照研究（nested case-control study）是指由明确定义的队列研究中抽样个体组成研究病例。因此，病例对照研究"嵌入"队列研究之中（Etminan，2004）。适用于病例对照研究的分析方法，也适用于计算优势比的巢式病例对照研究。巢式病例对照设计较为灵活，因为如果有病例和非病例子集具体暴露的记录可用的话，允许检查未提前计划的暴露。这种设计还减少了选择偏倚，因为病例和对照是抽样于同源人群。在某些环境中，相比标准队列设计，巢式病例对照设计可能涉及不太复杂的分析，因为通过匹配来控制混杂因素，从而避免了复杂统计技术的干扰，如**倾向性评分（propensity score）**（Etminan，2004）。

传统上，病例对照和巢式病例对照设计因其相对于队列设计的效率提高而受到青睐，因为它们减少了数据收集的成本和负担。在以医疗电子数据库为主要数据源的当代药物流行病学时代，整个队列所有暴露、协变量和结局数据都已经可以使用了，因此单个研究的数据收集成本接近于零。以前使巢式病例对照研究具有吸引力的另一个特征是其在**时间依赖暴露变量(time-dependent exposures)**环境中的计算效率更高（Essebag 等，2005）。计算科学和技术的最新进展使这一优势变得不那么重要。越来越多的研究人员认为，尽管可用但这些设计不应再用于二级数据库（Schuemie 等，2019）。

9.4.3.4　被试内方法（单纯病例设计）

队列研究和病例对照研究可用于检查慢性暴露的累积效应。在难以确定合适的比较或对照组时，自身对照病例方法是一个很好的替代方案。**被试内方法（within-subject method）**，也称为**单纯病例设计（case-only design）**，其优势是不需要单独的比较组，且所有固定的混杂因素，无论是可测量还是未能测量到的，都可以得到很好的控制（Petersen 等，2016）。这些方法包括自身对照病例系列法、病例交叉设计❶和**病例-时间-对照设计（case-time-control design）**（Maclure 等，2012）。

与下面讨论的病例交叉设计相反，自身对照病例系列法源自队列研究（固定暴露、随机事件）而不是病例对照（固定事件、随机暴露）（Farrington，2004）。最初 Farrington 等（1995）发表了自身病例系列法，用于研究疫苗接种与急性潜在不良事件之间的关联强度，并且还用于检查抗抑郁药等慢性暴露产生的效应（Hubbard 等，2003）。仅使用病例数据是队列或病例对照方法的替代方法，可通过估计暴露后特定时间段内特定事件的相对发生率来评估瞬时暴露与结局之间的关联强度。此设计检索给定时间窗口内的整个暴露历史。观察期内的时间被归类为风险期或与暴露有关的对照期。关键优势在于个人层面混杂因素（测量和未测量）的设计控制，随着时间推移保持稳定，允许暴露随时间发生变化（即暴露趋势）（Whitaker 等，2006）。因此，有效推断了相对于对照期的风险期事件发生率，所以适用于研究复发性结局。

病例交叉设计还可以消除随着时间推移个人体内稳定的混杂因素，因为每个病例的暴露史都作为自己的对照对象（Maclure，1991）。它们可用于检查短暂暴露（例如使用苯二氮䓬类药物）对急性事件（例如车祸）产生的影响以及暴露产生即时效应的时间关系。它通过比较风险期和对照期之间的暴露概率来估计出现结局的可能性。然而，潜在的暴露概率必须是恒定的（即没有暴露趋势），以便风险期和对照期具有可比性。因此，处方行为随时间或体内混杂的变化而变化，包括短暂适应证或疾病严重程度的变化，可能无法确定，因为它们会影响暴露的概率，即病例交叉设计可能存在时间趋势偏倚（time trend bias）（Schneeweiss 等，1997）。

病例-时间-对照设计是病例交叉设计（Suissa，1995）的细化方法。这种设计使用来自传统对照组（没有出现结局）的数据来估计、调整时间趋势偏倚和对照时间选择偏倚（Schneeweiss 等，1997）。通过将病例中观察到的优势比除以对照中观察到的优势比来获得趋势调整的关联度量。

---

❶ 译者注：病例交叉设计是由 Maclure 在 1991 年首次提出的，它是一种用于研究短暂暴露对罕见急性病的瞬间影响的流行病学方法。其定义为：选择发生某种急性事件的病例，分别调查事件发生时及事件发生前的暴露情况及程度，来判断暴露危险因素与某事件有无关联及其关联大小的研究方法。按照病例交叉研究对照选择方法的不同，可以将其分为单向病例交叉研究和双向病例交叉研究。

9.4.3.5 横断面研究

横断面研究主要用于确定患病率，即特定时间或时间段人群中出现的病例数。此方法还用于检查暴露与结局之间的关联程度，而不是确定因果关系。在某个时间点对受试者进行评估，以确定他们是否暴露过药物以及他们是否有结局出现。横断面研究与队列及病例-对照设计之间的区别在于，研究样本中的某些个体既没有暴露也没有出现结局。横断面研究的主要优点是，因为没有随访跟踪它们通常进行得很快且费用低廉。然而，由于无法辨别事件的顺序，这种方法无法区分因果关系，并且在结局很少的情况下表现出方法效率低下。

9.4.3.6 生态学研究

生态学或相关性研究（ecological or correlational study）侧重于群组而非个体的比较，并且通常基于二手数据的汇总。生态研究中的分析单位是个体的集合，变量通常是对该群组收集的集合测量指标。人们可以使用生态研究来，通过比较不同群组的风险因素和患病率的汇总数据来确定他们之间的关联程度。由于所有数据都是以群组水平汇总的，因此无法凭经验确定个体的暴露与结局之间的关系。当基于群组层面的数据得出个体的结论时，就会出现推理误差，即**生态学谬误（ecological fallacy）**，因为群组观察到的变量之间的关系可能不一定适用于个体研究（Wilchesky等，2004）。**生态学研究（ecological study）**为生成或检验假设的合理性提供了相对便宜和高效的数据来源，以供其他研究设计（例如病例对照研究、队列或实验研究）进行进一步研究，从而检验对整个人群的观察是否可以在个体得到证实。尽管有这些实际优势，但存在限制因果推断的主要方法学问题，包括生态和跨层级偏倚、混杂控制问题、组内错误分类、时间模糊、共线性和跨组迁移（Morgenstern，1995）。因此，只有在个体层面的数据不可用时，才应该进行生态学研究。

9.4.3.7 类试验研究设计（quasi-experimental study design）

与RCT类似，类试验研究的目的是估算干预产生结局的因果效应，但类试验研究没有使用随机化组分。对于这类研究来说，有效的干预措施通常是教育干预、质量改进举措和健康政策的改变，而不是典型药物流行病学研究中的药物暴露。干预通常不能随机化，原因包括：①道德伦理问题；②无法随机化患者；③无法随机化地点；④需要快速干预。

中断时间序列设计是一种强大的类/准试验设计，通过回归模型评估干预措施产生的纵向效果（Wagner等，2002）。它包括在特定时间点实施干预之前和之后，每隔一段时间（例如，每月或每季度）对结局进行的重复测量。例如各种研究的目的可能是评估政策或监管行动对药物利用和直接结局产生的影响（Lu等，2010、2011、2012、2014；Adams等，2009）。这种方法可以控制大多数对内部真实性产生影响的风险（例如处方行为受宗教变化影响、人口老龄化），因为它可调整非干预性研究结局的基线趋势。在中断时间序列研究中，根据干预前的历史数据模式，预测在非干预情况下可能已经发生的后测干预结局，因此有可能获得更有效和准确的干预效果测量指标，中断时间序列设计的一个挑战通常是需要相对较大的效应量。

在中断时间序列研究中，可能很难得出这样的结论，即观察到的效果并不是因为共同干预或干预前后发生一些其他事件而造成的。减少这种混杂因素的有效设计是具有对照系列设计的中断时间序列，其中包括来自另一个地区或另一组提供者或患者进行的对照时间序列。

试验前后非随机对照组设计是另一种常用的类试验研究设计。该设计检查干预组和对照组中干预前和干预后的单次测量。干预前的观察数据提供了一些本该干预而未发生的比率的信息。在大多数情况下，如果干预达到了预期的影响效果，则观察到的组间效果差异应该来自研究组的变化。因此，重要的是要表明干预组和对照组在干预之前的各种因素是相似的。有时使用统计方法（例如倾向评分）来调整组间基线特征的差异。然而，仅依靠统计学调整而没有强有力的研究设计的研究，其产生的结果难以令人信服。

准试验研究也可以使用"没有对照组的前后试验"或"仅有后试验"设计。没有对照组的前后试验设计检查单个组中干预前后的单次测量值。相比之下，仅有后试验设计只检查在干预发生后收集的测量值。前后试验研究是一种薄弱的设计；我们不能确信，由于先前趋势或外部变化，如果没有干预，观察到的变化无论如何都会发生。由于缺乏对先前水平和测量效果趋势的了解，只实施后试验研究也是一种薄弱的设计。因此，我们不能确定观察到的效果是由于干预而不是其他一些因素引起的。即使该研究包括一个对照组（"仅有后试验有对照组"），也无法知道如果没有干预，研究组和对照组中观察到的效果是否会有所不同。

9.5　常见的用药衡量指标

本节介绍，理解药物利用、用药依从性以及药物流行病学和药学实践研究中关键研究结局的常见衡量指标。

9.5.1　药物利用衡量指标

世界卫生组织推荐了很多构建处方或配药数据的用药质量指标（WHO，2018）。这些指标包括但不限于：
- 每张处方（每次就诊或每位患者）的平均药物数。
- 按通用名称处方的药物的百分比。
- 就诊处方抗生素治疗的百分比。
- 就诊处方注射药的百分比。
- 处方基本药物目录或处方集中药物的百分比。

- 根据标准治疗指南进行治疗的比例。
- 每次就诊的平均药物费用。

药物费用数据对于管理药物供应、定价、使用的政策设计和制定都很重要。费用的确定可能受到政府、卫生机构、医院、健康保险计划或卫生部门内其他各级管理部门的影响。例如通常根据药物类别或治疗领域进行细分，以确定药物费用增加的原因。此外，可能还会发现引入昂贵的治疗肿瘤的新药会使医院药物费用增加。处方量、每张处方的药物数量或每张处方的平均费用变化可能引起药物费用的变化。常见的费用指标包括药物总费用，每张处方的费用，每日、每月或每年治疗的费用，药物费用占总卫生费用的比例，以及药物费用占平均服务收入的比例（Introduction to Drug Utilization Research，2019）。

常用的药物利用衡量指标为每1000名居民每日的限定日剂量（defined daily doses，DDD），这是世界卫生组织推荐的标准单位（WHOCC，2019）。这项衡量指标允许对药物使用进行比较，而不受国家人口、包装大小和配药剂量的影响。DDD是用于成人使用一种药物治疗其主要适应证的每日假定平均维持剂量。根据有关剂量的可用信息（例如销售、处方或配药数据），DDD/1000居民/天的数据提供了每天可能接受某些药物治疗的研究人群比例的粗略估计。例如10 DDD/1000居民/天表示平均1%的人每天可能接受某种药物或一组药物的治疗。当平均处方的日剂量与DDD之间存在良好的一致性时，这一估计值对于长期使用的药物非常有用。这种方法有助于在同一治疗类别的药物之间以及不同环境或地理区域之间进行比较。

应谨慎解释DDD指标。首先，这个衡量指标是比较的一个技术单位，而不是推荐剂量，因此不反映实际处方剂量。其次，DDD描述了成人用药情况，如果需要包括儿科用药，则需要首先进行调整。最后，DDD方法不考虑用药依从性的变化。

9.5.2 用药依从性指标

用药依从性通常是指患者是否按照处方医嘱服药，而**持久性(persistence)**通常表示患者继续治疗方案的持续时间。在已发表的文献中，确定依从性和持久性的定义和方法大不相同。对大量人群用药依从性和持久性的研究对于了解依从性差的相关因素（这将允许进行必要的干预措施以提高依从性）以及评估依从性与持久性差相关的临床和经济结局很重要。用药依从性可以通过生化检验（如血液或尿液中的药物或其代谢物的水平）、患者访谈、用药日记、药片计数、电子药物监测器和临床医师评估等实施评估。然而，这些方法通常不适用于大量人群的监测。

药房理赔管理数据库（administrative pharmacy claims database）是有效评估患者用药依从性和持久性的宝贵信息源。值得注意的一个主要局限性是实际使用情况与观察到的使用情况可能不同，并且仅根据使用情况数据，我们无法确定患者是否实际服用了调配的药物。在这里，我们讨论了使用药房理赔数据（Andrade等，2006）来衡量患者用药依从性的一些常见衡量指标。

最常见的两个指标是：**药物占有率（medication possession ratio，MPR）**，估算特定时间段内提供药物的天数比例（或百分比）；**用药覆盖天数的比例（proportion of days covered，PDC）**，估计一段时间间隔内用药的天数。药物可用性的其他相关度量包括依从率、续方依从性、顺从率、药物可用性的连续多次续方间隔测量、依从性指数、顺从比率或指定时间间隔内处方调配供应的总天数。依从性测量指标通常是二分或分类的，因此如果患者达到特定的阈值，则被视为依从用药。80% 或更高的值通常被认为是依从用药（Michael Ho 等，2009）。

在评估用药依从性时，在治疗类别内的药物之间的切换被定义为在研究期间某个时间点（在调配初始药物之后）在同一类别内调配不同的药物。用药间隔相关的衡量指标（例如连续测量用药间隔、累积间隔比率）基于患者未服药的天数。确定衡量指标可以使用理赔数据的供应天数信息和续方之间的时间长度为每次续方间隔。在指定时间间隔内可以计算未服药天数的比例。

衡量指标（metrics）包括停药率和续药率（通常称为持续性）及患者停药/续药的频率，是该药物接受度的指标。停药通常是由一次配药和后续配药之间的间隔来定义，续药基于配药天数或每次配药后的指定时间段（例如配药天数加上宽限期，以天为单位）来定义。

9.6 药物流行病学研究的挑战

为了提供令人信服的可靠结果，在药物流行病学研究中尽可能减少偶然偏倚、混杂偏倚及其他偏倚的影响至关重要。偶然、混杂和其他偏倚是对研究的内部真实性的主要威胁，在解释暴露与结局之间的关系时，应始终将其视为替代解释。本节介绍药物流行病学研究中存在的主要挑战：错误分类、选择偏倚和混杂偏倚，表 9.3 总结了这些挑战。

表 9.3　药物流行病学研究的主要挑战

• **选择偏倚**：组建对照组时产生的系统误差，使得对照组在预后方面存在差异。也就是说，由于参与者的选择或分配方式不同，这些组在测量或未测量的基线特征方面有所不同。这也曾经意味着参与者不能代表所有可能参与者人群
• **混杂偏倚**：看似关联或缺乏关联的情况是由决定关注结局的发生但也与暴露相关的另一因素造成的，例如基线特征、预后因素或共用药物。要使一个因素成为混杂因素，它必须在比较组之间有所不同并预测出现的结局
• **信息偏倚**：当数据完整性或准确性的系统差异导致个体在暴露或结局方面的差异化错误分类时，就会发生这种情况

注：定义源自 STROBE 陈述（Vandenbroucke 等，2007）。

9.6.1 错误分类

使用理赔数据来定义暴露、协变量和结局的一个主要挑战是错误分类（信息偏倚）（Vandenbroucke 等，2007），也就是说，受试者在未接触药物时可能被归类为暴露药物或接触药物时却归类为未暴露药物，这与协变量和结局事件的分类类似。暴露组和非暴露组之间可能造成的错误分类也不尽相同，通常称为**差异化错误分类（ differential misclassification ）**。一般而言，暴露组造成的结局错误分类可能性较低，因为他们已经在医疗系统内就诊治疗，这增加了记录结局事件诊断的可能性。相比之下，未暴露组更有可能被错误分类为没有结局，这是没有进入医疗系统的产物。

关于药物暴露，主要数据来源是处方或配药数据。使用这些数据源的研究需要意识到，开出的药物不一定会被调配（主要不依从），而调配的药物不一定会被服用（次要不依从）（Beardon 等，1993；Fischer 等，2010），这些会引起暴露的错误分类。当受试者通过在报销系统之外的多种渠道（包括药物样本、患者援助计划、自付费用、服用属于他人的药物、二级保险以及由零售药店提供的低成本通用计划）接受药物时，也可能发生错误分类。药物暴露的错误分类会影响测量结果，因为结果风险是在患者被视为"暴露"的时间窗口内评估的（暴露风险窗口见图9.2）。药物暴露的错误分类也会影响对研究结果的解释（Li等，2018）。

关于结果，它们通常使用诊断或临床程序代码列表来识别。由于付款安排，可能会发生诊断或临床程序代码的错误分类。例如，临床医师不太愿意在按人头付费的系统下提交记录诊疗的理赔申请。在按服务收费的制度下，编码做法也有所不同[例如，**多填代码（upcoding）**——故意夸大账单以获得更高的付款，或**少填代码（undercoding)**——以避免罚款]。在理想情况下，研究人员应咨询熟悉研究领域填写代码的临床医师，或使用已在类似环境中根据医疗图表审查进行过验证的定义。当有多种方法可用于定义结果时，应进行敏感性分析以了解各种定义对结果的影响。

协变量的正确分类对于研究的真实性也是必不可少的。由于患者特征和协变量状态可能随时间变化而变化，协变量的评估范围很重要。一种常见的方法是在暴露开始之前（即固定回顾期）评估固定时间窗内的协变量。另一种方法是使用所有可用的历史数据进行评估（Brunelli 等，2013），这种方法已证明，估算偏倚较小，但需要更多的数据评估。

暴露风险窗中随访时间的错误分类可能导致时间相关偏倚，包括**恒定时间偏倚**（Suissa，2008），并产生虚假的结果。在分析中使用适当的研究设计及对随访时间和暴露状态进行正确的分类通常可以避免偏倚。

9.6.2 选择偏倚

选择偏倚是由**抽样（sampling）**、选择或分类方法中的设计和执行差错而导致的系统误差，这些误差会导致关联测量出现失真，从而无法准确反映目标人群的真实情况（Gurwitz 等，2005）。如果入组率或失访率因暴露和结局状态而异，则队列研究中将出现选择偏倚。当对照不能真正代表产生病例的源人群时，病例对照研究中也可能出现选择偏倚。一个例子是 Berkson 偏倚 (Berkson, 1946)，也称为**医院患者偏倚（hospital patient bias）**，当在病例对照研究中使用医院对照时可能会发生这种偏差。

在药物流行病学研究中，应努力避免研究组的选择偏倚。在设计阶段仔细选择和明确确定研究人群是重要的第一步。需要在不知道结局的情况下选择研究组。涉及**审查权重（censoring weight）**的**逆概率（inverse probability）**的分析方法可以调整随访阶段产生的选择偏倚，例如偏差性失访（Robins 和 Finkelstein，2000）。

9.6.3 混杂偏倚

当研究组在影响结局的其他因素方面存在差异时，就会出现**混杂**（Mamdani 等，2005）。对混淆关联的变量来说，它必须与暴露和结局两者相关，并且它与结局的关系应独立于它与暴露的关联。混杂因素会造成对真实暴露-结局关系的高估或低估，甚至可能改变观察到效应的方向。如果未经调整，非实验研究的结果可能会导致对暴露效应的无效推断。

当根据潜在风险状况优先向患者组开具治疗处方时，就会出现**适应证混杂（confounding by indication）**（也称为通道偏倚）（Psaty 等，1999）。有更严重疾病的患者更有可能接受治疗（使用更高剂量），但也有更高的不良结局风险。与未暴露的个体相比，这种混杂因素往往会使研究药物看起来更糟。适应证混杂偏倚是药物流行病学研究中遇到的最重要、最常见的问题之一，因为在接受药物和未接受药物的受试者之间自然存在预后不可比性。

接近死亡（或较虚弱）的个体更有可能接受某些药物类别或进行**姑息治疗（palliative treatments）**，并且由于更关注主要医疗问题而不太可能接受预防性治疗时，就会发生虚弱混杂偏倚（Glynn 等，2001；Redelmeier 等，1998）。与未暴露的个体相比，这种混杂偏倚往往会使研究药物看起来更好。

下一节将介绍一些适当的研究设计和分析方法，可以帮助减少潜在的混杂和选择偏倚。

9.7 常见的设计选项和分析技术 ------------------------------

药物流行病学研究通常使用最初为其他目的收集的数据，因此并非所有相关信息都可用于分析，从而导致未知和/或尚未测量的潜在混杂因素。本节讨论已开发和采用的方法，以提高组间的可比性，同时限制混杂和选择偏倚。表 9.4 总结了这些策略。

表 9.4　减少混杂的策略

设计阶段

- 新使用者设计：将研究样本限制在药物新使用个体并从治疗开始就对他们进行随访

- 活性对照药物新使用者设计：将研究药物的新使用者队列与治疗替代药物或对照药物新使用者队列进行比较，而不是对非使用者组进行比较

- 限制：选入研究仅限于特定类别的混杂因素（如男性）

- 对照与病例的匹配（在病例对照研究中）以提高研究组中具有某些混杂因素的受试者的平等代表性

分析阶段

- 分层：根据可能混杂分析的特征（如年龄）将样本分为亚组或亚层

- 统计调整：估计每个自变量与因变量（结局）在调整其他变量产生的效应后的关联程度

混杂因素汇总得分

- 倾向性评分[1]（propensity score）：给定一组可能影响暴露可能性的观察变量，暴露于干预的条件概率[2]

- 疾病风险评分（disease risk score）：研究结局以其基线特征为条件的条件概率或风险

- 两种评分都可用来通过匹配、分层、加权（疾病风险评分除外）和回归以控制混杂偏倚

- G 方法包括参数 g 公式、边际结构模型的逆概率加权和 G 估算等，已开发用于调整受过去治疗影响的时变混杂偏倚问题

- 工具变量[3]：一种伪随机方法，根据与暴露相关但与结局不直接相关的协变量水平来划分患者，除非通过暴露

9.7.1　研究设计选项

　　新使用者设计（Ray，2003）广泛用于药物流行病学，将研究样本限制为药物新使用者个体，并从治疗开始就跟踪他们。这种设计避免了药物曾用者相关的偏倚，

---

[1] 译者注：倾向性评分定义为"个体在一组既定的协变量下，接受某种参与的可能性"。倾向性评分匹配是一种统计学方法，用于处理观察研究的数据。在观察研究中，由于种种原因，数据偏倚和混杂变量较多，倾向性评分匹配的方法正是为了减少这些偏倚和混杂变量的影响，以便对试验组和对照组进行更合理的比较。这种方法最早由 Paul Rosenbaum 和 Donald Rubin 在 1983 年提出，一般常用于医学、公共卫生、经济学等领域。从统计学角度分析原因，这是因为观察研究并未采用随机分组的方法，无法基于大数定律的作用，在实验组和对照组之间削弱混杂变量的影响，很容易产生系统性的偏差。倾向性评分匹配就是用来解决这个问题，消除组别之间的干扰因素。

[2] 译者注：条件概率就是事件 A 在事件 B 发生的条件下发生的概率。条件概率表示为 $P(A|B)$，读作"A 在 B 发生的条件下发生的概率"。

[3] 译者注：工具变量也称为"仪器变量"或"辅助变量"，是经济学、计量经济学、流行病学和相关学科中无法实现可控实验时，用于估计模型因果关系的方法。在回归模型中，当解释变量与误差项存在相关性时（内生性问题），使用工具变量法能够得到一致的估计量。内生性问题一般产生于被忽略变量问题或者测量误差问题。当内生性问题出现时，常见的线性回归模型会出现不一致的估计量。此时，如果存在工具变量，那么人们仍然可以得到一致的估计量。

并在研究开始时调整了已受到药物影响的协变量，也称为中介。

活性对照药物新使用者设计（active comparator, new-user design）是新使用者设计的一种选择，它将研究药物的新使用者队列与治疗替代药物或对照药物新使用者队列进行比较，而不是对未暴露组进行比较。结合活性对照药物设计，新使用者设计可以帮助减轻上一节中讨论的许多偏倚。该研究设计被视为药物流行病学比较研究的规范（Johnson 等，2013）。

在设计阶段还有其他方法可以控制混杂偏倚。首先，研究入选限制条件仅限于某一类混杂因素（如男性）。然而，严格的入选标准可能会限制结果对其他人群的外推性。此外，在病例对照研究中，研究人员可以通过频率匹配或一对一匹配将对照与某些混杂因素的病例相匹配。然而，无法评估用于限制或匹配的变量效果，这也是这些方法的一个缺点。

9.7.2　分析选项

在分析阶段，根据潜在混杂因素（如年龄）的特征将研究样本分为亚组或亚层，可以减少混杂。在每个亚组内测量治疗效果，并可以使用 Mantel-Haenszel 方法（Mantel 和 Haenszel，1959）进行汇总。这种方法可能会导致检测效果的能力降低，因为每个层次的参与者数量都少于研究的总人群。人群分层后，亚组在其他特征方面可能无法平衡。汇总特定层次的效果可能并不合适。特定亚层效应之间的显著异质性表明存在治疗效应调整，这是研究下效应的特征，而不是需要消除的偏倚来源。在这种情况下，应报告特定层的估算值而不是汇总估算值。

实施回归模型对研究组之间存在的特征差异进行统计学调整是控制混杂偏倚的常用方法（Normand 等，2005）。在调整所有其他变量的影响后，回归分析估算每个自变量（即治疗和某些利益特征）与因变量（结局）的关联程度。

不管使用哪种方法控制混杂因素，第一个重要步骤是采集和评估研究中暴露-结局关系的所有潜在混杂因素。应进行一次彻底的文献综述，以确定可能影响治疗选择或结局风险的变量。完全调整混杂因素需要这些变量的详细信息，有时需要改变临床参数和生活方式，这些信息在医疗电子数据库中无法查到很好的记录。由于未测量的混杂因素会出现残余混杂偏倚。如果可以获得此类数据，残余混杂的影响应该在灵敏性分析中进行系统评价或者通过外部调整来减少偏倚（Schneeweiss，2006）。

9.7.3　混杂因素汇总得分

医疗电子数据库中包含丰富的信息使该研究能够控制大量潜在混杂因素，但其庞大的数量可能会给统计分析带来挑战。为了调整大量混杂因素，混杂因素汇总倾向评分和疾病风险评分可以将个体的混杂因素包含的信息压缩为一个变量。

由 Rubin 和 Rosenbaum (1984) 提出的倾向性评分是在给定患者可能影响暴露可

能性的特征情况下，进行药物暴露的条件概率。疾病风险评分是研究结果以其基线特征为条件的条件概率或风险（Arbogast 和 Ray，2011）。倾向性评分可以从多变量逻辑回归模型估算，而疾病风险评分可以使用逻辑或 Cox 回归模型估算。混杂因素汇总评分技术最关键的问题是选择合适的协变量，将其在模型中使用以生成评分。对于倾向性评分来说，应仔细考虑入选的治疗选择和/或结局相关的所有因素（Brookhart 等，2006）。下面讨论的工具变量应被排除在倾向性评分模型之外。

两种混杂因素汇总评分都可以通过匹配、分层、加权（疾病风险评分除外）和回归纳入分析中。当正确估算时，对估算分数的个体进行匹配、分层或加权治疗和比较往往会平衡各个分组观察到的特征（McWilliams 等，2007）。然而，当这些分数用于混杂因素控制时，无法假设各组之间未测量变量之间的平衡关系。

9.7.4 工具变量

工具变量方法是起源于计量经济学领域的一种技术，近年来，在药物流行病学研究中得到越来越广泛的应用，以克服潜在未观察到的预后因素（例如健康行为）缺乏平衡的问题（Greenland，2018）。简而言之，这种**伪随机方法（pseudo-randomization method）**根据与暴露相关但与结局不直接相关的协变量水平来划分患者，除非通过暴露。该方法可能会导致暴露和未暴露人群的特征均等分布，从而减少潜在的混杂因素。例如，Brookhart 等 (2006) 使用处方医师对 COX2 抑制剂或非选择性非甾体抗炎药的偏好作为一种工具变量，来比较使用这些药物引起的胃肠道并发症的风险。然而，事实证明，找到好的工具变量非常困难。研究人员应该集中精力减少偏倚的来源（如测量误差、遗漏变量），而不是希望从工具变量中获得"魔法弹药"。

9.7.5 时变混杂因素

在真实世界的临床实践中，对某种疾病（尤其是慢性疾病）的治疗通常会随着时间而变化。为了估算治疗的效果，研究需要适当控制回归模型中存在的时变混杂因素。在时变混杂因素本身受过去治疗影响的情况下，即使在回归模型中考虑到并正确指定了所有相关混杂因素，用于混杂控制的标准回归方法也会有偏倚。例如评估阿司匹林对预防心肌梗死减少心源性死亡风险的影响程度（Cook 等，2002）。既往心肌梗死会影响阿司匹林的使用以及心源性死亡的风险；心肌梗死本身也受到既往使用阿司匹林的影响。因此，既往心肌梗死是阿司匹林和心源性死亡之间的时间依赖性混杂因素，也受既往治疗的影响。

已经提出了几种方法来估计存在受过去治疗影响的时变混杂的治疗效果。这些方法统称为**"G 方法"**，包括参数 g 公式（Robins，1986）、边缘结构模型的逆概率加权（Robins 等，2000；Hernán 等，2000）和 G 估算。由于缺乏关于医疗管理数据库中时变混杂因素的足够信息以及熟悉、可及的分析工具用于实施相对复杂算法，这些方法在药物流行病学中的应用很少（Li等，2017）。幸运的是，越来越多的数据源包含更完整的纵向信息和对G方法的更好理解，开始促进应用这些方法来估计复杂的时变治疗和治疗策略的效果。

9.8 药物流行病学的未来

我们很幸运地生活在一个拥有大量数据（包括遗传信息）可供研究的时代。医疗领域的遗传信息包括个人对疾病的遗传倾向（例如特定基因测试的结果）、遗传性疾病的诊断、具有已知遗传模式的疾病家族史。基因检测可能有助于识别预测DNA的变异，预测个体对药物或治疗过程的反应，从而识别出在治疗效果方面可能受益最大的群体，同时避免不良反应的发生。

公众、患者和消费者对可能影响就业或健康保险权利的敏感基因信息的保密性和不当使用有很多担忧。可能需要比其他医疗信息更高的隐私标准。为解决这些担心的问题，2003年10月通过了《人类遗传数据国际宣言》；《人类遗传数据国际宣言》和《世界人类基因组与人权宣言》是生物伦理学领域唯一的国际参考点（国际人类遗传数据宣言：联合国教科文组织，2019）。此外，2007年5月，经济合作与发展组织（Organization for Economic Cooperation and Development，OECD）成员国通过了《分子遗传检测质量保证指南》，该指南为分子遗传检测提供了质量保证原则和最佳实践（OECD基因检测质量保证指南——OECD组织，2019）。根据OECD组织隐私指南，包括OECD组织成员国在内的一些国家中，患者隐私已普遍受到法律保护。药物流行病学已经开始看到越来越多涉及遗传信息的研究问题，并且在未来会看到更多。该领域的研究人员应关注将遗传信息用于研究的立法、政策和指南。

医疗电子数据库的可用性和药物流行病学方法的进步使研究人员能够识别在现实世界中显示的有效性与试验中显示的有效性不匹配的产品。这将挑战所有关注方的行动——行业、监管机构、付款人、医疗提供者和患者。近年来，欧洲药品管理局（EMA）和美国食品药品管理局（FDA）要求将风险管理计划或风险评估和缓解策略作为药物批准过程的一部分，以帮助确保特定药物在真实世界环境中收益大于其风险。支付方和其他机构也越来越多地要求进行观察性研究来评估药物的价值。患者还可能需要更好的制度来监测药物的有效性和安全性。事实上，最好的做法是建立全面的系统性方法来监测所有上市药物上市后的情况，而丰富的医疗电子数据库提供了一个独特的机会。这样监测的范围可能从描述性利用统计数据到复杂的有效性比较研究，这取决于药物上市时预算影响和风险收益的不确定性水平。

现代社会的数据爆炸肯定会持续下去。正如本章所述，药物监测活动的性质将取决于数据的可用性、研究方法、生物统计学的进展以及有能力的药物流行病学专家。药物流行病学也将继续成为多个利益相关者之间合作的领域，包括医师、监管机构、付款人、制造商、患者和公众。鉴于药物流行病学研究的重要贡献，合作者还应包括药物处方集的决策者、卫生经济学专家和卫生政策研究人员。在未来几十年中，药物流行病学可能会继续成为最具活力和最具挑战性的研究领域之一。

致谢 感谢 Harvard Pilgrim Health Care Institute 的 Caitlin Lupton 博士的研究协助和行政支持。

参考文献

Adams AS, Zhang F, LeCates RF, et al. Prior authorization for antidepressants in Medicaid: effects among disabled dual enrollees. Arch Intern Med. 2009;169(8):750–6. https://doi.org/10.1001/archinternmed.2009.39.

Andrade SE, Kahler KH, Frech F, Chan KA. Methods for evaluation of medication adherence and persistence using automated databases. Pharmacoepidemiol Drug Saf. 2006;15(8):565–74. https://doi.org/10.1002/pds.1230.

Arbogast PG, Ray WA. Performance of disease risk scores, propensity scores, and traditional multivariable outcome regression in the presence of multiple confounders. Am J Epidemiol. 2011;174(5):613–20. https://doi.org/10.1093/aje/kwr143.

Austin PC, Mamdani MM, Juurlink DN, Hux JE. Testing multiple statistical hypotheses resulted in spurious associations: a study of astrological signs and health. J Clin Epidemiol. 2006;59(9):964–9. https://doi.org/10.1016/j.jclinepi.2006.01.012.

Avorn J. The role of pharmacoepidemiology and pharmacoeconomics in promoting access and stimulating innovation. Pharmacoeconomics. 2004;22(2):81–6. https://doi.org/10.2165/00019053-200422002-00009.

Beardon PH, McGilchrist MM, McKendrick AD, McDevitt DG, MacDonald TM. Primary non-compliance with prescribed medication in primary care. BMJ. 1993;307(6908):846–8.

Benson K, Hartz AJ. A comparison of observational studies and randomized, controlled trials. N Engl J Med. 2000;342:1878–86.

Berkson J. Limitations of the application of fourfold table analysis to hospital data. Biometrics. 1946;2(3):47–53.

Bertoldi AD, Barros AJ, Wagner A, Ross-Degnan D, Hallal PC. A descriptive review of the methodologies used in household surveys on medicine utilization. BMC Health Serv Res. 2008;8(1):222. https://doi.org/10.1186/1472-6963-8-222.

Bonamici S. Text—H.R.34—114th congress (2015–2016): 21st century cures act. https://www.congress.gov/bill/114th-congress/house-bill/34/text. Published 13 Dec 2016. Accessed 15 Oct 2019.

Breslow N. Design and analysis of case-control studies. Annu Rev Public Health. 1982;3(1):29–54. https://doi.org/10.1146/annurev.pu.03.050182.000333.

Brookhart MA, Schneeweiss S, Rothman KJ, Glynn RJ, Avorn J, Stürmer T. Variable selection for propensity score models. Am J Epidemiol. 2006;163(12):1149–56. https://doi.org/10.1093/aje/kwj149.

Brookhart MA, Wang P, Solomon DH, Schneeweiss S. Evaluating short-term drug effects using a physician-specific prescribing preference as an instrumental variable. Epidemiology. 2006;17(3):268–75. https://doi.org/10.1097/01.ede.0000193606.58671.c5.

Brown J, Holmes J, Shah K, Hall K, Lazarus R, Platt R. Distributed health data networks: a practical and preferred approach to multi-institutional evaluations of comparative effectiveness, safety, and quality of care. Med Care. 2010;48(6):S45. https://doi.org/10.1097/MLR.0b013e3181d9919f.

Brown J, Kahn M, Toh S. Data quality assessment for comparative effectiveness research in distributed data networks. Med Care. 2013;51:S22. https://doi.org/10.1097/MLR.0b013e31829b1e2c.

Brunelli SM, Gagne JJ, Huybrechts KF, et al. Estimation using all available covariate information versus a fixed look-back window for dichotomous covariates. Pharmacoepidemiol Drug Saf. 2013;22(5):542–50. https://doi.org/10.1002/pds.3434.

Choudhry NK, Shrank WH. Four-dollar generics—increased accessibility, impaired quality assurance. N Engl J Med. 2010;363(20):1885–7. https://doi.org/10.1056/NEJMp1006189.

Chung Y, Lu CY, Graham GG, Mant A, Day RO. Utilization of allopurinol in the Australian community. Intern Med J. 2008;38(6a):388–95. https://doi.org/10.1111/j.1445-5994.2008.01641.x.

Concato J, Shah N, Horwitz RI. Randomized, controlled trials, observational studies, and the hierarchy of research designs. N Engl J Med. 2000;342(25):1887–92.

Cook NR, Cole SR, Hennekens CH. Use of a marginal structural model to determine the effect of aspirin on cardiovascular mortality in the physicians' health study. Am J Epidemiol. 2002;155(11):1045–53. https://doi.org/10.1093/aje/155.11.1045.

Dusetzina SB, Tyree S, Meyer A-M, Meyer A, Green L, Carpenter WR. Linking data for health services research: a framework and instructional guide. Rockville, MD: Agency for Healthcare Research and Quality (US); 2014. http://www.ncbi.nlm.nih.gov/books/NBK253313/. Accessed 15 Oct 2019.

Essebag V, Platt RW, Abrahamowicz M, Pilote L. Comparison of nested case-control and survival analysis methodologies for analysis of time-dependent exposure. BMC Med Res Methodol. 2005;5(1):5. https://doi.org/10.1186/1471-2288-5-5.

Etminan M. Pharmacoepidemiology II: The nested case-control study—a novel approach in pharmacoepidemiologic research. Pharmacotherapy. 2004;24(9):1105–9. https://doi.org/10.1592/phco.24.13.1105.38083.

Evans SJW. An agenda for UK clinical pharmacology: pharmacoepidemiology. Br J Clin Pharmacol. 2012;73(6):973–8. https://doi.org/10.1111/j.1365-2125.2012.04248.x.

Farrington CP. Re: "Risk analysis of aseptic meningitis after measles-mumps-rubella vaccination in Korean children by using a case-crossover design". Am J Epidemiol. 2004;159(7):717–8. https://doi.org/10.1093/aje/kwh093.

Farrington P, Pugh S, Colville A, et al. A new method for active surveillance of adverse events from diphtheria/tetanus/pertussis and measles/mumps/rubella vaccines. Lancet. 1995;345(8949):567–9.

Fischer MA, Stedman MR, Lii J, et al. Primary medication non-adherence: analysis of 195,930 electronic prescriptions. J Gen Intern Med. 2010;25(4):284–90. https://doi.org/10.1007/s11606-010-1253-9.

Glynn R, Knight E, Levin R, Avorn J. Paradoxical relations of drug treatment with mortality in older persons. Epidemiology. 2001;12(6):682–9.

Goldacre M. The role of cohort studies in medical research. Pharmacoepidemiol Drug Saf. 2001;10(1):5–11. https://doi.org/10.1002/pds.562.

Gram LF, Hallas J, Andersen M. Pharmacovigilance based on prescription databases. Pharmacol Toxicol. 2000;86(s1):13–5. https://doi.org/10.1034/j.1600-0773.2000.d01-4.x.

Greenland S. An introduction to instrumental variables for epidemiologists. Int J Epidemiol. 2018;47(1):358. https://doi.org/10.1093/ije/dyx275.

Gurwitz JH, Sykora K, Mamdani M, et al. Reader's guide to critical appraisal of cohort studies: 1. Role and design. BMJ. 2005;330(7496):895–7.

Hernán M, Brumback B, Robins J. Marginal structural models to estimate the causal effect of zidovudine on the survival of HIV-positive men. Epidemiology. 2000;11(5):561–70.

Ho PM, Bryson CL, Rumsfeld JS. Medication adherence: its importance in cardiovascular outcomes. Circulation. 2009;119(23):3028–35. https://doi.org/10.1161/CIRCULATIONAHA.108.768986.

Hubbard R, Farrington P, Smith C, Smeeth L, Tattersfield A. Exposure to tricyclic and selective serotonin reuptake inhibitor antidepressants and the risk of hip fracture. Am J Epidemiol.

2003;158(1):77–84. https://doi.org/10.1093/aje/kwg114.

International Declaration on Human Genetic Data: UNESCO. http://portal.unesco.org/en/ev.php-URL_ID=17720&URL_DO=DO_TOPIC&URL_SECTION=201.html. Accessed 15 Oct 2019.

Introduction to Drug Utilization Research. https://apps.who.int/medicinedocs/en/d/Js4876e/. Accessed 15 Oct 15 2019.

Johnson ES, Bartman BA, Briesacher BA, et al. The incident user design in comparative effectiveness research. Pharmacoepidemiol Drug Saf. 2013;22(1):1–6. https://doi.org/10.1002/pds.3334.

Kelly E, Lu CY, Albertini S, Vitry A. Longitudinal trends in utilization of endocrine therapies for breast cancer: an international comparison. J Clin Pharm Ther. 2015;40(1):76–82. https://doi.org/10.1111/jcpt.12227.

Kush RD, Helton E, Rockhold FW, Hardison CD. Electronic health records, medical research, and the tower of babel. N Engl J Med. 2008;358(16):1738–40. https://doi.org/10.1056/NEJMsb0800209.

Li X, Cole SR, Westreich D, Brookhart MA. Primary non-adherence and the new-user design. Pharmacoepidemiol Drug Saf. 2018;27(4):361–4. https://doi.org/10.1002/pds.4403.

Li X, Stürmer T, Brookhart MA. Evidence of sample use among new users of statins: implications for pharmacoepidemiology. Med Care. 2014;52(9):773–80. https://doi.org/10.1097/MLR.0000000000000174.

Li X, Young JG, Toh S. Estimating effects of dynamic treatment strategies in pharmacoepidemiologic studies with time-varying confounding: a primer. Curr Epidemiol Rep. 2017;4(4):288–97. https://doi.org/10.1007/s40471-017-0124-x.

Lu CY. Pharmacoepidemiologic research in Australia: challenges and opportunities for monitoring patients with rheumatic diseases. Clin Rheumatol. 2009;28(4):371–7. https://doi.org/10.1007/s10067-009-1102-6.

Lu CY, Law MR, Soumerai SB, et al. Impact of prior authorization on the use and costs of lipid-lowering medications among Michigan and Indiana dual enrollees in Medicaid and Medicare: results of a longitudinal, population-based study. Clin Ther. 2011;33(1):135–44. https://doi.org/10.1016/j.clinthera.2011.01.012.

Lu CY, Soumerai SB, Ross-Degnan D, Zhang F, Adams AS. Unintended impacts of a medicaid prior authorization policy on access to medications for bipolar illness. Med Care. 2010;48(1):4–9. https://doi.org/10.1097/MLR.0b013e3181bd4c10.

Lu CY, Srasuebkul P, Drew AK, Ward RL, Pearson S-A. Positive spillover effects of prescribing requirements: increased cardiac testing in patients treated with trastuzumab for HER2+ metastatic breast cancer. Intern Med J. 2012;42(11):1229–35. https://doi.org/10.1111/j.1445-5994.2011.02604.x.

Lu CY, Williams KM, Day RO. Has the use of disease-modifying anti-rheumatic drugs changed as a consequence of controlled access to high-cost biological agents through the Pharmaceutical Benefits Scheme? Intern Med J. 2007a;37(9):601–6. https://doi.org/10.1111/j.1445-5994.2007.01396.x.

Lu CY, Williams KM, Day RO. The funding and use of high-cost medicines in Australia: the example of anti-rheumatic biological medicines. Aust New Zealand Health Policy. 2007b;4(1):2. https://doi.org/10.1186/1743-8462-4-2.

Lu CY, Zhang F, Lakoma MD, et al. Changes in antidepressant use by young people and suicidal behavior after FDA warnings and media coverage: quasi-experimental study. BMJ. 2014;348:g3596. https://doi.org/10.1136/bmj.g3596.

Maclure M. The case-crossover design: a method for studying transient effects on the risk of acute events. Am J Epidemiol. 1991;133(2):144–53. https://doi.org/10.1093/oxfordjournals.aje.a115853.

Maclure M, Fireman B, Nelson JC, et al. When should case-only designs be used for safety monitoring of medical products? Pharmacoepidemiol Drug Saf. 2012;21(S1):50–61. https://doi.

org/10.1002/pds.2330.

Mamdani M, Sykora K, Li P, et al. Reader's guide to critical appraisal of cohort studies: 2. Assessing potential for confounding. BMJ. 2005;330(7497):960–2. https://doi.org/10.1136/bmj.330.7497.960.

Mantel N, Haenszel W. Statistical aspects of the analysis of data from retrospective studies of disease. J Natl Cancer Inst. 1959;22(4):719–48. https://doi.org/10.1093/jnci/22.4.719.

McKnight J, Scott A, Menzies D, Bourbeau J, Blais L, Lemière C. A cohort study showed that health insurance databases were accurate to distinguish chronic obstructive pulmonary disease from asthma and classify disease severity. J Clin Epidemiol. 2005;58(2):206–8. https://doi.org/10.1016/j.jclinepi.2004.08.006.

McWilliams JM, Meara E, Zaslavsky AM, Ayanian JZ. Use of health services by previously uninsured Medicare beneficiaries. N Engl J Med. 2007;357(2):143–53. https://doi.org/10.1056/NEJMsa067712.

Morgenstern H. Ecologic studies in epidemiology: concepts, principles, and methods. Annu Rev Public Health. 1995;16(1):61–81. https://doi.org/10.1146/annurev.pu.16.050195.000425.

Motheral BR, Fairman KA. The use of claims databases for outcomes research: rationale, challenges, and strategies. Clin Ther. 1997;19(2):346–66. https://doi.org/10.1016/S0149-2918(97)80122-1.

National Cancer Institute Division of Cancer Control & Population Sciences. SEER-medicare linked database. https://healthcaredelivery.cancer.gov/seermedicare/. Published 3 Oct 2019. Accessed 15 Oct 2019.

Normand S-LT, Sykora K, Li P, Mamdani M, Rochon PA, Anderson GM. Readers guide to critical appraisal of cohort studies: 3. Analytical strategies to reduce confounding. BMJ. 2005;330(7498):1021–3. https://doi.org/10.1136/bmj.330.7498.1021.

OECD Guidelines for Quality Assurance in Genetic Testing—OECD. http://www.oecd.org/sti/emerging-tech/oecdguidelinesforqualityassuranceingenetictesting.htm. Accessed 16 Oct 2019.

OptumLabs Health Care Collaboration & Innovation. https://www.optumlabs.com/. Accessed 15 Oct 2019.

Paniz VMV, Fassa AG, Maia M de FS, Domingues MR, Bertoldi AD. Measuring access to medicines: a review of quantitative methods used in household surveys. BMC Health Serv Res. 2010;10:146. https://doi.org/10.1186/1472-6963-10-146.

PDUFA VI: Fiscal years 2018–2022. FDA. June 2019. http://www.fda.gov/industry/prescription-drug-user-fee-amendments/pdufa-vi-fiscal-years-2018-2022. Accessed 15 Oct 2019.

Perrio M, Waller PC, Shakir SAW. An analysis of the exclusion criteria used in observational pharmacoepidemiological studies. Pharmacoepidemiol Drug Saf. 2007;16(3):329–36. https://doi.org/10.1002/pds.1262.

Petersen I, Douglas I, Whitaker H. Self controlled case series methods: an alternative to standard epidemiological study designs. BMJ. 2016;354:i4515. https://doi.org/10.1136/bmj.i4515.

Psaty BM, Koepsell TD, Lin D, et al. Assessment and control for confounding by indication in observational studies. J Am Geriatr Soc. 1999;47(6):749–54. https://doi.org/10.1111/j.1532-5415.1999.tb01603.x.

Ray WA. Evaluating medication effects outside of clinical trials: new-user designs. Am J Epidemiol. 2003;158(9):915–20. https://doi.org/10.1093/aje/kwg231.

Redelmeier DA, Tan SH, Booth GL. The treatment of unrelated disorders in patients with chronic medical diseases. N Engl J Med. 1998;338:1516–20.

Robins J. A new approach to causal inference in mortality studies with a sustained exposure period–application to control of the healthy worker survivor effect. Math Model. 1986;7(9–12):1395–512.

Robins JM, Finkelstein DM. Correcting for noncompliance and dependent censoring in an AIDS clinical trial with inverse probability of censoring weighted (IPCW) log-rank tests. Biometrics. 2000;56(3):779–88. https://doi.org/10.1111/j.0006-341X.2000.00779.x.

Robins JM, Hernan MA, Brumback B. Marginal structural models and causal inference in epidemiology. [Editorial]. Epidemiology. 2000;11(5):550–60.

Rosenbaum PR, Rubin DB. Reducing bias in observational studies using subclassification on the propensity score. J Am Stat Assoc. 1984;79(387):516–24. https://doi.org/10.2307/2288398.

Schneeweiss S. Sensitivity analysis and external adjustment for unmeasured confounders in epidemiologic database studies of therapeutics. Pharmacoepidemiol Drug Saf. 2006;15(5):291–303. https://doi.org/10.1002/pds.1200.

Schneeweiss S. Developments in post-marketing comparative effectiveness research. Clin Pharmacol Ther. 2007;82(2):143–56. https://doi.org/10.1038/sj.clpt.6100249.

Schneeweiss S, Avorn J. A review of uses of health care utilization databases for epidemiologic research on therapeutics. J Clin Epidemiol. 2005;58(4):323–37. https://doi.org/10.1016/j.jclinepi.2004.10.012.

Schneeweiss S, Patrick AR, Stürmer T, et al. Increasing levels of restriction in pharmacoepidemiologic database studies of elderly and comparison with randomized trial results. Med Care. 2007;45(10 Suppl):S131–42. https://doi.org/10.1097/MLR.0b013e318070c08e.

Schneeweiss S, Stürmer T, Maclure M. Case-crossover and case-time-control designs as alternatives in pharmacoepidemiologic research. Pharmacoepidemiol Drug Saf. 1997;6(Suppl 3):S51–9. https://doi.org/10.1002/(SICI)1099-1557(199710)6:3+<S51::AID-PDS301>3.0.CO;2-S.

Schuemie MJ, Ryan PB, Man KKC, Wong ICK, Suchard MA, Hripcsak G. A plea to stop using the case-control design in retrospective database studies. Stat Med. 2019;38(22):4199–208. https://doi.org/10.1002/sim.8215.

Sentinel Initiative. https://www.sentinelinitiative.org/. Accessed 16 Oct 2019.

Strom BL, Carson JL, Halpern AC, et al. Using a claims database to investigate drug-induced Stevens-Johnson syndrome. Stat Med. 1991;10(4):565–76. https://doi.org/10.1002/sim.4780100408.

Strom BL, Kimmel SE, Hennessy S. Pharmacoepidemiology. 5th ed. Chichester: John Wiley & Sons Ltd; 2012.

Suissa S. The case-time-control design. Epidemiology. 1995;6(3):248–53. https://doi.org/10.1097/00001648-199505000-00010.

Suissa S. Effectiveness of inhaled corticosteroids in chronic obstructive pulmonary disease: immortal time bias in observational studies. Am J Respir Crit Care Med. 2003;168(1):49–53. https://doi.org/10.1164/rccm.200210-1231OC.

Suissa S. Immortal time bias in pharmacoepidemiology. Am J Epidemiol. 2008;167(4):492–9. https://doi.org/10.1093/aje/kwm324.

Vaccine Safety Datalink (VSD) | VSD | Monitoring | Ensuring Safety | Vaccine Safety | CDC. https://www.cdc.gov/vaccinesafety/ensuringsafety/monitoring/vsd/index.html. Published 17 June 2019. Accessed 16 Oct 2019.

Vandenbroucke JP, von Elm E, Altman DG, et al. Strengthening the reporting of observational studies in epidemiology (STROBE): explanation and elaboration. Ann Intern Med. 2007;147(8):W-163–94.

Vitry AI, Thai LP, Lu CY. Time and geographical variations in utilization of endocrine therapy for breast cancer in Australia. Intern Med J. 2011;41(2):162–6. https://doi.org/10.1111/j.1445-5994.2010.02304.x.

Wagner AK, Soumerai SB, Zhang F, Ross-Degnan D. Segmented regression analysis of interrupted time series studies in medication use research. J Clin Pharm Ther. 2002;27(4):299–309. https://doi.org/10.1046/j.1365-2710.2002.00430.x.

Walker AM. Confounding by indication. Epidemiology. 1996;7(4):335–6.

Wettermark B. The intriguing future of pharmacoepidemiology. Eur J Clin Pharmacol. 2013;69(1):43–51. https://doi.org/10.1007/s00228-013-1496-6.

Whitaker HJ, Farrington CP, Spiessens B, Musonda P. Tutorial in biostatistics: the self-controlled case series method. Stat Med. 2006;25(10):1768–97. https://doi.org/10.1002/sim.2302.

WHO. How to investigate drug use in health facilities: selected drug use indicators—EDM Research Series No. 007. https://apps.who.int/medicinedocs/en/d/Js2289e/. Published 29 Oct

2018. Accessed 15 Oct 2019.

WHOCC. Definition and general considerations. https://www.whocc.no/ddd/definition_and_general_considera/. Accessed 15 October 2019.

Wilchesky M, Tamblyn RM, Huang A. Validation of diagnostic codes within medical services claims. J Clin Epidemiol. 2004;57(2):131–41. https://doi.org/10.1016/S0895-4356(03)00246-4.

第10章

随机对照试验和药学实践研究

Louise E. Curley, Joanne C. Lin

摘要

　　随机对照试验（randomized controlled trial，RCT）被视为评估干预及其结局方法的金标准，也具备对干预的成本效益进行评估的能力。众所周知，这种研究形式是确定因果关系最严格的研究设计。本章总结了随机对照试验设计方法、应呈现的主要特征及其优点和局限。还将讨论集群随机对照试验在卫生服务研究中的地位，特别是在**药学实践研究**中的地位。

　　药学实践研究（PPR）已在文献和本书其他章节中进行了广泛的描述。多年来药学实践研究一直在发展，自2000年以来药学实践研究中的RCT数量显著增加。本章还详细介绍了药学实践研究中最近RCT的示例，并为该领域的未来研究提出了建议。

10.1 引言

　　在医疗卫生的每个途径中，重要的是对干预措施（无论是治疗还是服务）进行评估，以确保患者获得循证诊疗。虽然这项研究传统上侧重于药物以及治疗，但类似的服务评估正变得越来越普遍。

　　近年来，基层医疗系统的压力以及全球对医疗卫生服务的需求不断增加，原因有很多，包括人口老龄化（World Health Organization，2016a）。因此，在某些地区，卫生系统发生了变化，曾经由医师管理的疾病现在包括药师在内的其他医务人员也都参与了管理。20世纪90年代，Hepler 和 Strand 阐述了药师的临床作用，他们是首先提出"药学监护"概念的学者（Hepler 和 Strand，1990）。几十年来，药师的角色一直在演变，从"配药和调剂药师"转变为"药物治疗管理者"，现在涵盖各种其他以患者为中心的临床服务（Thamby 和 Subramani，2014）。在循证卫生服务中，展示有益的证据以支持药师这些不断变化的角色和认知非常重要（Bond 2006；Jorgenson 等，2011）。由于药学在医疗行业中需要越来越强的整合性（Babar 和 Vitry，2014），"执业药师需要积极参与研究，以反思他们提供服务的相关性以及帮助发现可能需要研究的新领域，并牢固确立药师职业地位的必要性"（Scahill 等，2018）。

在医疗卫生服务研究中已经发展了一个子专业，称为**药学实践研究**（Bond，2015）。其目标是"支持聘用药师开具或使用处方药物的循证政策和实践决策"（Bond，2015）。从本质上讲，药学实践研究尝试从药师、患者和其他医务人员的角度来理解临床、人文和经济影响（Bond，2015）。药学实践研究究竟是什么，似乎没有全球公认的定义，其他作者对此仅进行了探讨（Awaisu 等，2015；Koshman 和 Blais，2011）。

随着药学实践研究几十年来的发展，人们一直呼吁使用严格的方法进行高质量的研究，并由多学科小组实施（Bond，2015）。特别是，考虑到药师角色的不断变化特性，应该使用文献进行系统综述来整理和评估药学实践研究（Bond，2015）。这有可能为医疗卫生实践提供证据并影响政策制定（Bond，2015）。

本章将讨论随机对照试验及其在药学实践研究中的地位，并提供在不同医疗环境中已进行和最近正进行的各类 RCT 示例。

10.2 证据等级

并非所有找到的证据都具有同样的等级。虽然药学实践研究的数量在过去 60 年中呈指数级增长，但 2000 年之前的研究质量仍然存在问题（Bond，2015）。为了能够批判性地评估所呈现的证据，我们必须对研究方法的设计有清晰、准确的理解，并了解每种类型的设计在证据层次结构中的位置。当我们讨论证据等级时，与评估干预措施的有效性有关。众所周知，某些研究设计在评估证据方面比其他研究设计更"强大"。文献中已经建立并详细讨论了证据等级（Akobeng，2005）。RCT 是最严格和有说服力的方法之一，被视为评估干预及其结局方法的金标准（Sibbald 和 Roland，1998）；RCT 有能力评估干预的成本效益，并且比任何其他方法更能对患者诊疗产生巨大而直接的影响（Begg 等，1996）。英国医学研究委员会也强调了干预研究对促进医疗卫生的重要性。他们已经记录并提供了有关此类研究的开发、实施和评估的指南；该指南于 2000 年首次发布并于 2008 年更新（MRC AJMRC，2000）。然而，与任何研究一样，研究的质量取决于良好的研究设计。因此，我们必须了解 RCT 设计以及每个阶段需要考虑的因素。此外，与所有设计一样，RCT 也有其自身的局限性。理解研究的局限性对于理解和解释随之而来的结果是不可或缺的。

10.3　随机对照试验：目的、结构和局限性 ----------------

随机对照试验通常用于评估干预或治疗的疗效或有效性，可分为"**优效性**（superiority）"（干预优于安慰剂或标准治疗）、"**非劣效性**（inferiority）"（干预不比安慰剂或标准治疗差）或"**等效性**（equivalence）"（类似于非劣效性，但决定了新干预是否与安慰剂或标准治疗一样有效）（Guerrera 等，2017）。

偏倚、**混杂因素**（confounder）和**随机误差**（random error）会对研究项目结果的解释和普遍性产生重要的影响；然而，设计良好的随机对照试验可以有效地减少或消除这些误差。下面将讨论稳健 RCT 的重要特征、适宜的设计策略以及一些局限性。

10.3.1　验证假设

试验（trial）是旨在确认或反驳特定假设的实验。研究假设需要指定预测变量和结果变量之间的预期关联，以便进行统计验证（Cummings 和 Hulley ,1988）。优良策略是在研究开始之前（先验）精确提出具体的验证假设（hypothesis）。随后的研究设计将需要设计为能够对所验证的假设进行真实评估。

10.3.2　研究人群

研究样本必须代表目标人群，以便研究结果具有普遍性。设置纳入和排除标准，以定义适合假设的人群非常重要。"**实验性**"（experimental）试验设计可能使用极其严格的资格标准来确定高度选择的患者最佳的可能结果，而"**实用性**"（pragmatic）试验设计则要求更广泛的资格，以更好地反映整个人群。在非常严格和精确的标准（要求"标准化"的患者群体）与更多异质疾病之间找到平衡是很重要的，这会增加结果的外部有效性。

10.3.3　样本量

一旦确定了合适的研究人群，就必须估算研究的**样本量**（sample size），以检测具有临床意义的结局。实现**检验效能**（power）所需的样本量与治疗效果的平方成反比（Rosner，2015）；效果大小的估计可以基于以前的经验，例如来自文献或**预实验研究**（pilot study）。适当的样本量估算将确定所需的样本量，以检测具有一定功效的预定统计学显著性差异。

10.3.4　随机化

随机化是 RCT 的基石，所有符合条件的参与者都应该有平等的机会被分配到干预组中。随机化还应该在各组之间平均分配任何**混杂变量**（confounding variable）（Altman, 1991），尽管重要的是要认识到混杂变量的差异可能是偶然发生的。

必须对调查人员隐藏干预分配，以便在将参与者分配到他们组的阶段不会带入偏倚（Schulz 等，1995）。

随机化过程应在研究开始之前确定。必须按照 CONSORT 声明（Begg 等，1996）报告方法（例如掷硬币、随机数生成器和基于计算机的设置）、参与人员、时机和随机化注册。根据研究的规模和设计，可以实施不同研究类型的随机化（Schulz 等，2010）：

● **简单随机化（simple randomization）**——这是基于单一分配比率 (1∶1) 的纯随机化。

● **区组随机化❶（blocked randomization）**——区组用于确保按照预定比例生成各组，并且可以确保每个组中的数量在任何时候都接近平衡。例如，8名参与者模块将正常进行随机分组，4项任务分配给一组，其余任务分给另一组（Altman 和 Bland，1999）；然而，改善平衡可能会以减少序列的不可预测性为代价。

● **分层随机化（stratified randomization）**——一种确保重要基线特征（潜在混杂因素）在各组之间更均匀分布的技术，如年龄或疾病阶段。分层随机化是通过在参与者亚群内进行单独随机分组来实现的，但分层需要某种形式的限制，例如层内分块，否则分层是无效的（Schulz 等，2010）。

10.3.5 盲法

盲法（blinding）用于对可能受此知识影响参与试验的人员隐藏有关分组的信息，因为此法可以防止潜在的偏倚。在可行的情况下，试验应该对五组个体设盲：参与者、调查员、数据收集者、结局评估者和数据分析师（Karanicolas 等，2010）。

如果参与者不设盲，他们在试验中的行为和对主观结局的反应可能会受到自己知情分组情况的影响。例如，参与者知道他们没有接受积极治疗更有可能在试验之外寻求其他的治疗和/或退出试验。此外，与不知情的参与者相比，那些意识到自己在接受或未接受治疗的患者更有可能对有效性进行带有偏见的评估。同样，不知情的调查人员不太可能将他们的态度转移到参与者身上或对不同的群体提供不同的治疗（Schulz 和 Grimes，2002）。

对参与数据收集和结局评估的人员实施盲法策略，对于确保对结局的公正评估

---

❶ 区组随机化是指根据受试者的某些特征，将特征相同或相似的受试者归入同一个区组，然后对同一个区组内的受试者实施随机化分组的方法。区组因素的选择比较多样化，需要根据研究实际情况确定：可以是某些具有相似特征的患者为同一区组，也可以是全来自某个研究中心的患者为一个区组，也可以是入组时间相近的若干个受试者归入同一个区组等。最简单的方法是固定区组大小，一般取4或6，有时也可以设为8。区组大小亦可不固定，如随机选取区组大小4和6或6和8。随机分入两组（A组和B组）。比如，以区组大小固定等于4为例：1 ~ 4个人组的形成第一个区组，第5 ~ 8个人组的形成第二个区组，依此类推。这样的分组方法共有6种，可以编码成：1=AABB；2=ABAB；3= ABBA；4= BAAB；5= BABA；6=BBAA。每次随机从数字1 ~ 6中抽一个数字，如第一个区组，抽中随机数字5，即对应"BABA"这一种的排列，如前4个受试者（编号1、2、3、4）的入组情况为1=B、2=A、3=B、4=A。重复此过程直至收集到预先规定的受试者数。

至关重要。主观结局最有可能出现确定性偏倚；然而，看似客观的结局往往需要某种程度的主观评估，因此也存在偏倚的风险（Karanicolas 等，2010）。

在研究的分析阶段，选择性地使用和报告统计测试也可能引入偏倚。这可能是由那些渴望看到积极结果的调查人员潜意识以及无意造成的。因此，避免这种潜在偏倚的最佳方法是在完成所有分析之前，对数据分析师实施盲法策略（Karanicolas 等，2010）。

10.3.6 局限性

尽管 RCT 是评估特定人群治疗效果最可靠的方法之一，但在设计中确实存在固有的局限性（Hannan，2008），并且有理由担心试验的进行方式会造成有限的外部有效性和临床结局显著的假象（Mulder 等，2018）。

观察性研究通常适用于更广泛的人群，而 RCT 具有特定的纳入和排除标准，这些标准通常非常严格，并且有证据表明 RCT 人群并未反映目标人群的年龄、性别和种族分布（Hannan，2008）。一般来说，参与者往往病得更少、更年轻、受过更好的教育和社会经济地位更高；这可能意味着他们更有可能依从治疗，这可能会导致治疗效果被夸大。

如前所述，验证效能分析用于确定识别治疗之间有意义的临床差异所需的样本量。然而，由于运行RCT涉及的时间、成本和投入，通常会做出一些妥协，以提高统计验证效能，例如使用组合结局。但是，复合终点可以结合不同严重程度、主观性或发病率的结局（Hannan，2008）；因此，重要的是要记住，使用复合终点指标时，"必须适当选择各个组成部分，以无偏倚的方式客观测量并单独报告"（Lauer 和 Topol，2003）。

10.4 卫生服务研究中整群随机对照试验的差异性及地位

在临床试验中，随机化通常发生在患者/受试者层面。药学实践研究主要的局限性之一是如何确保盲法的成效（Sibbald 和 Roland，1998；Charrois 等，2009）。如果干预措施要求药房/药师在研究的试验组和对照组中都有患者，即干预和控制，则不可能进行双盲的行为干预。如果没有双盲，控制组中的干预容易存在混杂情况，因为干预自然会改变药房/药师的行为（Charrois 等，2009；Carter，2010；Carter 和 Foppe van Mil，2010）。

一种特定类型的 RCT 是整群 RCT (cRCT) 或有时称为群组随机试验设计 (Vetter，2017)；cRCT 现在被一些人认为是卫生服务研究试验的金标准，包括基于药房的干预试验（Gums 等，2016）。cRCT 并不新鲜，已在卫生服务研究之外使用多年，包括评估行为和研究流行病学的研究以及评估教育干预的研究（Vetter，2017；Gums 等，2016）。

在 cRCT 中，随机化不是在患者/受试者层面进行的，而是在组层面或集群层面进行的（Vetter，2017；Tsuyuki，2014）。每个集群将随机分为干预组或对照组。在药学实践研究中，随机分组可以是社区药房和医疗机构，也可以是整个社群，具体取决于干预和研究设计（Vetter，2017）。就干预而言，这可能是一种行为干预，例如，实践指南的变化和教育干预，或者干预可能具有治疗性质（Vetter，2017）。

尽管cRCT现在被一些人认为是金标准，但仍然存在一定的局限性；cRCT 往往很复杂，相关成本高，规模大且统计数据更复杂（Vetter，2017；Gums 等，2016；Tsuyuki，2014）。

根据Gums等的说法(2016)，一个设计良好的 cRCT 必须考虑以下属性：样本量、分层和选择偏倚。cRCT 中的样本量计算比标准 RCT 更复杂（Gums 等，2016；Hemming 等，2017）。对于双组 cRCT，建议至少使用 10 个集群，但计算**组内相关系数（intra-class correlation coefficient，ICC）**将能更好地估算所需要的集群数量（Gums 等，2016）。组内相关系数是"在同一集群招募的参与者之间的相关性"（Gums 等，2016）。组内相关系数将允许考虑诊所和药房之间的差异。可能是在诊所层面，即存在实践的差异（Carter 和 Foppe van Mil，2010），也可能是在患者层面，即存在患者群体的差异（Carter 和 Foppe van Mil，2010）。您可能想知道为什么这很重要。一般来说，随着集群规模的增加，精度和效能不会增加到相同的程度。也就是说，在 cRCT 中，向集群添加数字不会产生效能和精度回报（Hemming 等，2017）。因此，计算组内相关系数很重要。2017年Hemming 等发表了一份实用指南，使这些计算用于设计高效的cRCT。作者指出，集群的数量和大小是一个应该共同作出的决策，而不是单独作出的决定（Hemming 等，2017）。

在 cRCT 中必须考虑随机化程序内的分层，如果不这样做可能会导致干预的结果或对照组结局出现偏倚（Gums 等，2016）。

在 cRCT 中需要考虑偏倚。有很多方法可能可以尽量减少偏倚误差，如将小干预（如教育干预或实际干预的较弱版本）作为对照，或在研究后进行随访干预。另一种方法是在试验完成后对集群进行干预（Gums 等，2016）。

10.5 药学实践研究中的随机对照试验

在过去的三十年中，药学实践研究已经增加了不少（Rotta 等，2017）。本节的目的不是综合关于药学实践研究的 RCT 数据，而是强调所进行的研究范围。

DEPICT（药师干预表征工具的描述性元素）项目数据库于 2013 年建立（Correr 等，2013），数据库的建立是为了提供药师健康干预措施的标准化描述，并思考这些措施中哪些对患者结局最有意义。该项目回顾性地将其应用于RCT对临床药学服务进行的评估（Rotta 等，2017；Correr 等，2013）。

2017年Rotta 等使用 DEPICT 数据库，在药学实践研究中对 RCT 进行了分析。

作者报告说，2000 年之后药学实践研究中发表的 RCT 数量显著增加。尽管有这种增加，但分析发现了样本量涉及的持续问题（Rotta 等，2017），2000 年后的样本量增加到中位数 87，但仍然缺乏足够检验效能的研究（Rotta 等，2017）。这一发现并非药学实践研究所独有，在其他健康研究领域（Freedman 等，2001）也发现了样本量问题，并且在三十年前就有报道（Moher 等，1994）。样本量计算必须仔细进行，以确保有足够的效能来检测微小的变化（Altman 等，2001）。此外，研究人员需要详细说明这些样本量计算是如何进行的，以及在实际数据收集中是否与目标样本量存在任何偏差。

10.5.1 非处方调配服务的评价

在药学实践研究中使用 RCT 设计的研究涵盖了一系列疾病、结局和实践环境。许多 RCT（Rotta 等，2017 ）和 RCT 的系统评价都以这种方式分类（Rotta 等，2017；Chisholm-Burns 等，2010；Salgado 等，2011；de Barra 等，2018；Nkansah 等，2010）。最近 Cochrane 综述的证据表明，某些领域有证据说明一些药师的干预使患者超出范围的血压和身体功能都得到改善，但证据质量较低（de Barra 等，2018）。数据分析包括其他 RCT 评估了超过糖化血红蛋白值、住院率/入院率、药物不良反应和死亡率的百分比，但在本荟萃分析中没有一项显示出显著性差异（de Barra 等，2018）。这篇 Cochrane 综述包含 111 项试验的 116 份报告，但作者建议对这些结果的解释要谨慎对待，因为分析存在高度异质性，纳入研究的偏倚风险存在差异（de Barra 等，2018）。

可能最明显和最常报告的门诊药师服务环境是社区药房（Rotta 等，2017）；可以雇用其他地区和多学科团队。这些将在下面讨论。

10.5.2 居家药学干预

居家干预在药学实践研究中很常见，在 Rotta 等的分析中占所有 RCT 的三分之一 (2017)。在居家环境中的大多数 RCT 侧重于用药评估或药物治疗管理（MacKeigan 和 Nissen，2008）。这些居家服务已经在许多国家建立起来，例如澳大利亚的居家用药评估（Healthdirect Australia）。尽管建立了这些服务，但围绕居家干预有效性的数据仍然存在矛盾（MacKeigan 和 Nissen，2008；Flanagan 和 Barns，2018）。HOMER 随机对照试验就是此类研究的一个例子，80 岁以上的患者是在急诊入院后（如果他们回家并服用两种或多种药物）招募的试验对象（Holland 等，2005）。该研究表明，与对照组（常规诊疗）相比，药师干预（居家用药评估）与更高的老年患者住院率相关，且不会影响患者的生活质量或死亡率（Holland 等，2005）。

最近，还有许多其他研究居家药师服务的示例（MacKeigan 和 Nissen，2008），包括血压监测和依从性管理（Green 等，2008；Margolis 等，2013）。与 Hogg 等的一项研究中的常规诊疗相比，护士和药师在充血性心力衰竭患者出院后对其在家进行干预（Stewart 等，1999，1998）和协作团队诊疗（包括一名药师）大大改善了具有高风险患者的诊疗质量 (2009)。

Flanagan 和 Barns 于 2018 年发表了对药师参与居家患者干预的综述。该综述确定一系列研究评估家庭环境中的药师服务的价值，包括9项 RCT 试验（Flanagan 和 Barns，2018）。在这些 RCT 中，大多数是针对 60 岁以上老年人进行的（Flanagan 和 Barns，2018），并且测量的结局因研究而异。

10.5.3 疗养院/类似护理院的服务

老年人一般有更复杂的健康管理要求，这些患者更有可能患有更多的慢性疾病，需开具更多的药物，并且具有年龄相关的药代动力学和药效学变化情况（Turnheim，2004）。该人群面临许多挑战，包括**多重用药（polypharmacy）**和**不恰当处方（inappropriate prescribing）**等问题（Wallerstedt 等，2014）。这种环境下的 RCT 试验包括用药评估、员工教育以及多学科团队成员会议（Loganathan 等，2011）。

对疗养院中实施"用药评估"价值的证据尚不明确。最近对 RCT 的荟萃分析显示对住院率或死亡率没有效果（Wallerstedt 等，2014）。这些研究除了两项仅包括医师或老年病学家和老年护士组合的研究（Wallerstedt 等，2014）之外，其他所有研究都包括药师单独或作为多学科团队的一部分成员。

药师参与教育干预似乎大多数产生了积极的效果，但结果也好坏参半（Loganathan 等，2011）。在这些 RCT 中测量的结果主要报告了用药调整或不恰当处方减少的数量（Avorn 等，1992；Crotty 等，2004）。

已在疗养院进行了少量多学科团队会议的 RCT 示例，包括 Schmidt 等（1998）和 Crotty 等（2004）的一项研究。两者都显示对精神药物使用率显著下降。

10.5.4 其他环境：药师通过远程提供药学服务

药师也可以通过其他通信手段为非住院患者提供服务。最近发表的 RCT 研究使用远程作为药学服务的示例。当患者可能无法获得药房服务或正在试验作为改善患者结局的新服务（例如，对药物治疗的依从性）时，文献中报道了通过远程提供服务。2013 年 Margolis 等进行的一项 cRCT 试验评价了药师借助远程监测患者血压的控制状况。8 家诊所被随机分配到药师远程监测干预组，8 家诊所被随机分配到标准诊疗对照组，发现药师的干预效果显著改善了患者的血压控制。药师远程干预慢性疾病改善治疗依从性研究（STIC2IT）RCT 对照常规诊疗，评价了远程实施多组干预对高脂血症、高血压和糖尿病患者药物治疗的依从性产生的影响（Choudhry 等，2018）。该 cRCT 发现，这种药师干预改善了患者药物治疗依从性，显示具有统计学显著性意义，但没有改善临床结局（Choudhry 等，2018）。这些例子显示了远程提供医疗干预的前景，但需要更多的研究来阐明干预的类型和可能受益的患者。

10.5.5　多学科研究（医师/药师）干预

世界卫生组织卫生人力资源全球战略预计到2030年将创造4000万个卫生和社会医疗工作的新岗位（World Health Organization，2016b），并且需要额外增加1800万卫生工作者，以便实现广泛卫生服务，能够高效覆盖需求，确保百姓健康生活。该报告影响到从社区到专科层面的所有卫生工作者，并认识到卫生人力的多样性"是可以通过加强社会问责制、跨专业教育和实践以及卫生和社会服务劳动力更紧密整合的协作方法加以利用的一个机会，以改善对老龄化人口的长期照护"（World Health Organization，2016b）。

经过近50年的调查，世界卫生组织指出，有效的跨专业教育可以实现有效的合作实践，并且"合作式实践可以强化卫生系统并改善患者健康结局"（Gilbert等，2010）。因此，高质量的研究对于了解卫生工作者的角色和价值至关重要，以便建立更灵活协作的卫生人力，从而提高医疗服务的有效性。

系统综述已经探讨了药师参与合作式诊疗活动对不同患者群体、疾病状态和医疗环境产生的影响，例如基层医疗（Riordan等，2016）、急性诊疗（Hickman等，2015）、居家诊疗（Flanagan和Barns，2018）和全科医疗（Tan等，2014）。许多RCT报告了对结局产生了积极的影响，包括改善心血管疾病和糖尿病等慢性病的管理，这可以通过改善血压、HbA1c、胆固醇水平和实现健康目标来给予证明（Tan等，2014）。药师参与干预患者治疗还可以提高处方的适宜性，并对降低再入院率和死亡率产生积极的影响（Hickman等，2015）。

证据突出了跨专业交流与合作的益处，然而，也表明了一些可能成功干预的影响因素。研究报告称，医务人员的反馈和接受率从18%到95%不等（Flanagan和Barns，2018），另一项研究（Raebel等，2007）发现，尽管完全支持和倡导干预措施，但改变行为可能具有挑战性。合作沟通的程度和类型会影响改善结局的可能性。2014年Tan等发现，对药师在全科诊所提供临床服务进行的38项不同RCT中，当对患者治疗进行多方面干预措施涉及跨专业合作和面对面的口头交流时，常显示积极的效果，而在以书面交流或无交流方式的干预中难以观察到积极的效果。研究纳入药师的附加干预，例如依从性评估、健康和生活方式信息、启动药物治疗或调整和监测用药，以及与医师进行口头（电话或面对面）沟通，也可能显示出积极的结局（Tan等，2014）。

有些综述强调了一些研究的方法学质量缺乏严谨性，并且由于方法异质性而难以比较研究（Chisholm-Burns等，2010；Nkansah等，2010；Riordan等，2016；Tan等，2014；Fish等，2002）。常见的偏倚来源包括样本量不足、绩效偏倚（对参与者和/或人员进行的盲法不明确或不适当的方法）和检测偏倚（对结局评估的盲法不足）。多中心研究需要充分随访采取集群随机分组，才具有足够效力提高数据的有效性，并且需要明确报告质量标准，以确保研究产生可靠和高质量的数据。

10.6　服务经济学与随机对照试验

需要有说服力的证据来量化药师提供针对性的专业服务所创造的价值，然而，很少有药学实践研究进行RCT评估药师主导的干预措施付出的成本。大多数研究使用结局产生的美元价值来衡量干预的成本效益，例如每天避免血糖事件产生的费用为××美元（Hendrie等，2014），每次急诊就诊的平均费用为××欧元（Jodar-Sanchez等，2015），每次入院的平均费用（Jodar-Sanchez等，2015；Malet-Larrea等，2016）或干预和常规诊疗之间的成本节余（Manfrin等，2017）。在不同结局衡量指标中，所有研究都显示药学实践职能的扩大既有效又具有成本效益意义。然而，提供服务带来的进一步成本消耗是不可避免的，并且构成了明显的障碍，特别是在增加培训、服务立项成本、服务报酬和时间投入相关的费用方面（Winslade等，2016）。

由于包括经济可行性和成本效益措施在内的研究相对较少，因此有必要进行更大规模的复制研究。未来的研究应侧重于使用客观的措施和强有力的方法学，来评估药师服务对患者健康结局改善产生具有意义的影响成果。

10.7　建议

● 药师在未来医疗卫生中不断发展的角色已在文献和世界范围实践中显而易见。为了确保循证实践研究，必须提供这些服务。

● RCT，特别是适当的cRCT，应该在未来药学实践研究中得到应用从而对药房服务进行有效地评估。

● 规划RCT或cRCT试验非常重要，例如资助机构应鼓励实施研究。

● 鼓励所有研究人员与专家合作推进RCT/cRCT的发展。

● 应咨询卫生统计研究人员来计算样本量，尤其是cRCT实例需要更复杂的统计计算，包括ICC。

● 对随机对照试验进行荟萃分析发现某些研究领域存在发表偏倚。应鼓励研究人员在发现非统计学意义的显著性差异时寻求文献发表。

● 世界卫生组织和世界各地的其他政府机构鼓励合作式医疗模式，而且证据早已表明对患者结局产生积极的效果。药学实践研究的未来不应孤立存在，必须引入多学科团队参与。

● 使用RCT进行经济评价是有限的，但非常必要。

● 需要对跨越临床、患者和经济结局的RCT试验进行系统综述，以全面综合药师非处方调配服务的效果。

10.8 总结

本章重点介绍 RCT 和 cRCT 研究，两者都被视为评估干预及其结局方法的金标准。众所周知，这种研究的形式是确定因果关系最严格的研究设计。药学实践研究为药师扩展新兴的非调剂角色，进行深入的循证医疗研究至关重要。然而，药学实践需要高质量的研究，这需要仔细规划并与具备统计和研究专业知识的多学科团队合作。合作式医疗模式对于未来提供医疗服务很重要，研究也应该效仿实施。未来的药学实践研究需要接受这一点，而不是孤立地行动。药学实践研究在立足传统的观点下，不断拓展思路，创建和评估各种服务，不仅在社区药房，甚至可以到患者家中、养老院以及通过远程方式提供服务。

参考文献

Akobeng A. Understanding randomised controlled trials. Arch Dis Child. 2005;90(8):840–4.

Altman DG. Randomisation. BMJ. 1991;302(6791):1481–2.

Altman DG, Bland JM. How to randomise. BMJ (Clinical Research Ed). 1999;319(7211):703–4.

Altman DG, Schulz KF, Moher D, Egger M, Davidoff F, Elbourne D, et al. The revised CONSORT statement for reporting randomized trials: explanation and elaboration. Ann Intern Med. 2001;134(8):663–94.

Avorn J, Soumerai SB, Everitt DE, Ross-Degnan D, Beers MH, Sherman D, et al. A randomized trial of a program to reduce the use of psychoactive drugs in nursing homes. N Engl J Med. 1992;327(3):168–73.

Awaisu A, Alsalimy N, Pharmacy A. Pharmacists' involvement in and attitudes toward pharmacy practice research: a systematic review of the literature. Res Social Adm Pharm. 2015;11(6):725–48.

Babar Z, Vitry A. Differences in Australian and New Zealand medicines funding policies. Aust Prescr. 2014;37:150–1.

Begg C, Cho M, Eastwood S, Horton R, Moher D, Olkin I, et al. Improving the quality of reporting of randomized controlled trials. The CONSORT statement. JAMA. 1996;276(8):637–9.

Bond C. The need for pharmacy practice research. Int J Pharm Pract. 2006;14:1–2.

Bond C. Pharmacy practice research: evidence and impact. In: Pharmacy practice research methods. New York: Springer; 2015. p. 1–24.

Carter BL. Designing quality health services research: why comparative effectiveness studies are needed and why pharmacists should be involved. Pharmacotherapy. 2010;30(8):751–7.

Carter BL, Foppe van Mil JW. Comparative effectiveness research: evaluating pharmacist interventions and strategies to improve medication adherence. Am J Hypertens. 2010;23(9): 949–55.

Charrois TL, Durec T, Tsuyuki RT. Systematic reviews of pharmacy practice research: methodologic issues in searching, evaluating, interpreting, and disseminating results. Ann Pharmacother. 2009;43(1):118–22.

Chisholm-Burns MA, Lee JK, Spivey CA, Slack M, Herrier RN, Hall-Lipsy E, et al. US pharmacists' effect as team members on patient care: systematic review and meta-analyses. Med Care. 2010;48:923–33.

Choudhry NK, Isaac T, Lauffenburger JC, Gopalakrishnan C, Lee M, Vachon A, et al. Effect of a remotely delivered tailored multicomponent approach to enhance medication taking for patients with hyperlipidemia, hypertension, and diabetes: the STIC2IT cluster randomized clinical trial. JAMA Intern Med. 2018;178(9):1182–9.

Correr CJ, Melchiors AC, de Souza TT, Rotta I, Salgado TM, Fernandez-Llimos F. A tool to characterize the components of pharmacist interventions in clinical pharmacy services: the DEPICT project. Ann Pharmacother. 2013;47(7–8):946–52.

Crotty M, Halbert J, Rowett D, Giles L, Birks R, Williams H, et al. An outreach geriatric medication advisory service in residential aged care: a randomised controlled trial of case conferencing. Age Ageing. 2004;33(6):612–7.

Crotty M, Whitehead C, Rowett D, Halbert J, Weller D, Finucane P, et al. An outreach intervention to implement evidence based practice in residential care: a randomized controlled trial [ISRCTN67855475]. BMC Health Serv Res. 2004;4(1):6.

Cummings SR, Hulley SB. Designing clinical research: an epidemiologic approach. Philadelphia: Williams & Wilkins; 1988.

de Barra M, Scott CL, Scott NW, Johnston M, de Bruin M, Nkansah N, et al. Pharmacist services for non-hospitalised patients. Cochrane Database Syst Rev. 2018;(9):CD013102.

Fish A, Watson MC, Bond CM. Practice-based pharmaceutical services: a systematic review. Int J Pharm Pract. 2002;10(4):225–33.

Flanagan PS, Barns A. Current perspectives on pharmacist home visits: do we keep reinventing the wheel? Integr Pharm Res Pract. 2018;7:141.

Freedman K, Back S, Bernstein J. Sample size and statistical power of randomised, controlled trials in orthopaedics. J Bone Joint Surg Br. 2001;83(3):397–402.

Gilbert JH, Yan J, Hoffman SJ. A WHO report: framework for action on Interprofessional education and collaborative practice. J Allied Health. 2010;39(3):196–7.

Green BB, Cook AJ, Ralston JD, Fishman PA, Catz SL, Carlson J, et al. Effectiveness of home blood pressure monitoring, Web communication, and pharmacist care on hypertension control: a randomized controlled trial. JAMA. 2008;299(24):2857–67.

Guerrera F, Renaud S, Tabbò F, Filosso PL. How to design a randomized clinical trial: tips and tricks for conduct a successful study in thoracic disease domain. J Thorac Dis. 2017;9(8):2692–6.

Gums T, Carter B, Foster E. Cluster randomized trials for pharmacy practice research. Int J Clin Pharm. 2016;38(3):607–14.

Hannan EL. Randomized clinical trials and observational studies: guidelines for assessing respective strengths and limitations. JACC Cardiovasc Interv. 2008;1(3):211–7.

Healthdirect Australia. Home medicines review. Available from: https://www.healthdirect.gov.au/home-medicines-review.

Hemming K, Eldridge S, Forbes G, Weijer C, Taljaard M. How to design efficient cluster randomised trials. BMJ. 2017;358:j3064.

Hendrie D, Miller TR, Woodman RJ, Hoti K, Hughes J. Cost-effectiveness of reducing glycaemic episodes through community pharmacy management of patients with type 2 diabetes mellitus. J Prim Prev. 2014;35(6):439–49.

Hepler CD, Strand LM. Opportunities and responsibilities in pharmaceutical care. Am J Hosp Pharm. 1990;47(3):533–43.

Hickman LD, Phillips JL, Newton PJ, Halcomb EJ, Al Abed N, Davidson PM. Multidisciplinary team interventions to optimise health outcomes for older people in acute care settings: a systematic review. Arch Gerontol Geriatr. 2015;61(3):322–9.

Hogg W, Lemelin J, Dahrouge S, Liddy C, Armstrong CD, Legault F, et al. Randomized controlled trial of anticipatory and preventive multidisciplinary team care: for complex patients in a community-based primary care setting. Can Fam Physician. 2009;55(12):e76–85.

Holland R, Lenaghan E, Harvey I, Smith R, Shepstone L, Lipp A, et al. Does home based medication review keep older people out of hospital? The HOMER randomised controlled trial. BMJ. 2005;330(7486):293.

Jodar-Sanchez F, Malet-Larrea A, Martin JJ, Garcia-Mochon L, Lopez Del Amo MP, Martinez-Martinez F, et al. Cost-utility analysis of a medication review with follow-up service for older adults with polypharmacy in community pharmacies in Spain: the conSIGUE program. PharmacoEconomics. 2015;33(6):599–610.

Jorgenson D, Lamb D, MacKinnon N. Practice change challenges and priorities: a national survey of practising pharmacists. Can Pharm J. 2011;144(3):125–31.

Karanicolas PJ, Farrokhyar F, Bhandari M. Practical tips for surgical research: blinding: who, what, when, why, how? Can J Surg. 2010;53(5):345–8.

Koshman SL, Blais J. What is pharmacy research? Can J Hosp Pharm. 2011;64(2):154.

Lauer MS, Topol EJ. Clinical trials—multiple treatments, multiple end points, and multiple lessons. JAMA. 2003;289(19):2575–7.

Loganathan M, Singh S, Franklin BD, Bottle A, Majeed A. Interventions to optimise prescribing in care homes: systematic review. Age Ageing. 2011;40(2):150–62.

MacKeigan LD, Nissen LM. Clinical pharmacy services in the home. Dis Manag Health Out. 2008;16(4):227–44.

Malet-Larrea A, Goyenechea E, Garcia-Cardenas V, Calvo B, Arteche JM, Aranegui P, et al. The impact of a medication review with follow-up service on hospital admissions in aged polypharmacy patients. Br J Clin Pharmacol. 2016;82(3):831–8.

Manfrin A, Tinelli M, Thomas T, Krska J. A cluster randomised control trial to evaluate the effectiveness and cost-effectiveness of the Italian medicines use review (I-MUR) for asthma patients. BMC Health Serv Res. 2017;17(1):300.

Margolis KL, Asche SE, Bergdall AR, Dehmer SP, Groen SE, Kadrmas HM, et al. Effect of home blood pressure telemonitoring and pharmacist management on blood pressure control: a cluster randomized clinical trial. JAMA. 2013;310(1):46–56.

Moher D, Dulberg CS, Wells GAJJ. Statistical power, sample size, and their reporting in randomized controlled trials. JAMA. 1994;272(2):122–4.

MRC AJMRC. Framework for the development and evaluation of RCTs for complex interventions to improve health. 2000.

Mulder R, Singh AB, Hamilton A, Das P, Outhred T, Morris G, et al. The limitations of using randomised controlled trials as a basis for developing treatment guidelines. Evid Based Ment Health. 2018;21(1):4–6.

Nkansah N, Mostovetsky O, Yu C, Chheng T, Beney J, Bond CM, et al. Effect of outpatient pharmacists' non-dispensing roles on patient outcomes and prescribing patterns. Cochrane Database Syst Rev. 2010;(7):CD000336.

Raebel MA, Charles J, Dugan J, Carroll NM, Korner EJ, Brand DW, et al. Randomized trial to improve prescribing safety in ambulatory elderly patients. J Am Geriatr Soc. 2007;55(7):977–85.

Riordan DO, Walsh KA, Galvin R, Sinnott C, Kearney PM, Byrne S. The effect of pharmacist-led interventions in optimising prescribing in older adults in primary care: a systematic review. SAGE Open Med. 2016;4:2050312116652568.

Rosner B. Fundamentals of biostatistics. Canada: Nelson Education; 2015.

Rotta I, Souza TT, Salgado TM, Correr CJ, Fernandez-Llimos F, Pharmacy A. Characterization of published randomized controlled trials assessing clinical pharmacy services around the world. Res Social Adm Pharm. 2017;13(1):201–8.

Salgado TM, Moles R, Benrimoj SI, Fernandez-Llimos F. Pharmacists' interventions in the management of patients with chronic kidney disease: a systematic review. Nephrol Dial Transplant. 2011;27(1):276–92.

Scahill S, Nagaria RA, Curley LE. The future of pharmacy practice research–Perspectives of academics and practitioners from Australia, NZ, United Kingdom, Canada and USA. Res Social Adm Pharm. 2018;14(12):1163–71.

Schmidt I, Claesson CB, Westerholm B, Nilsson LG, Svarstad BL. The impact of regular multidisciplinary team interventions on psychotropic prescribing in Swedish nursing homes. J Am Geriatr Soc. 1998;46(1):77–82.

Schulz KF, Altman DG, Moher D. CONSORT 2010 Statement: updated guidelines for reporting parallel group randomised trials. BMJ. 2010;340:c332.

Schulz KF, Chalmers I, Hayes RJ, Altman DG. Empirical evidence of bias. Dimensions of methodological quality associated with estimates of treatment effects in controlled trials. JAMA.

1995;273(5):408–12.

Schulz KF, Grimes DA. Blinding in randomised trials: hiding who got what. Lancet (London, England). 2002;359(9307):696–700.

Sibbald B, Roland M. Understanding controlled trials: Why are randomised controlled trials important? BMJ. 1998;316(7126):201.

Stewart S, Marley JE, Horowitz JD. Effects of a multidisciplinary, home-based intervention on planned readmissions and survival among patients with chronic congestive heart failure: a randomised controlled study. Lancet. 1999;354(9184):1077–83.

Stewart S, Pearson S, Horowitz JD. Effects of a home-based intervention among patients with congestive heart failure discharged from acute hospital care. Arch Intern Med. 1998;158(10):1067–72.

Tan ECK, Stewart K, Elliott RA, George J. Pharmacist services provided in general practice clinics: a systematic review and meta-analysis. Res Soc Adm Pharm. 2014;10(4):608–22.

Thamby SA, Subramani PJ. Seven-star pharmacist concept of WHO. J Young Pharm. 2014;6(2):1.

Tsuyuki RT. Designing pharmacy practice research trials. Can J Hosp Pharm. 2014;67(3):226.

Turnheim K. Drug therapy in the elderly. Exp Gerontol. 2004;39(11–12):1731–8.

Vetter TR. Magic mirror, on the wall—which is the right study design of them all?—Part I. Anesth Analg. 2017;124(6):2068–73.

Wallerstedt SM, Kindblom JM, Nylén K, Samuelsson O, Strandell A. Medication reviews for nursing home residents to reduce mortality and hospitalization: systematic review and meta-analysis. Br J Clin Pharmacol. 2014;78(3):488–97.

Winslade N, Eguale T, Tamblyn R. Optimising the changing role of the community pharmacist: a randomised trial of the impact of audit and feedback. BMJ Open. 2016;6(5):e010865.

World Health Organization. Working for health and growth: investing in the health workforce. 2016a.

World Health Organization. Global strategy on human resources for health: Workforce 2030. 2016b.

第11章

药学实践研究人员的信息来源

Fernanda S Tonin, Helena H Borba, Antonio M Mendes, Astrid Wiens, Roberto Pontarolo,

Fernando Fernandez-Llimos

摘要

获取相关和更新的信息对于研究人员和医务人员获取知识，以及影响、支持或塑造科学研究非常重要。信息以不同的形式提供，通常根据其格式、数据的原创性和出版周期性（即按一级、二级和三级信息源）进行分类。鉴于药学实践的异质性（heterogeneity），有助于通过三级、二级和最终一级文献逐级查找信息。检索信息后，药学实践研究人员应具有批判性评价和负责任地使用证据的能力。这包括了解开发用于评价方法学质量和证据报告的主要工具。研究人员应该能够正确选择期刊发表并了解发表过程。因此，本章的目的是对药学实践研究中的信息资源提供更广泛的概述。

11.1 引言

几乎每个科学学科都在其不同的情境中使用"信息"的概念。在医疗领域，"信息"可以定义为提供公正、循证且严格评价的数据和经验（Mononen 等，2018；Bernknopf 等，2009）。需要获取针对用户的、相关的和客观的最新信息，才能获得知识并作出适当的临床决策（例如，处方、配药和治疗选择的使用），并影响、支持或改变科学研究（Sharp 等，2008）。正式信息来源有不同的格式，包括纸质版和电子版，根据最终用户的需要而有所不同。对于研究人员而言，在科学期刊上发表的文章是最有价值的信息来源之一。

1812 年，马萨诸塞州医学会推出了连续出版的最古老医学期刊，名为《新英格兰内科和外科杂志及医学科学附属分支》（ *New England Journal of Medicine and Surgery and the Collateral Branches of Science* ），1828 年更名为《波士顿医学与外科杂志》(*Boston Medical and Surgical Journal*)，后来又更名为《新英格兰医学杂志》(*New England Journal of Medicine*)。从那时起，许多其他医学协会和期刊开始出现，出版了很多有关健康的版权著作（Porter，1999；Jakovljevic 和 Ogura，2016）。随着通信技术和互联网接入的不断更新发展，信息传播变得更快，其范围更广。尽管数字信息的传播存在争议，但每年发表的生物医学期刊文章远超过 1000000 篇，其中大部分可在线访问（Berland 等，2001；Iwanowicz 等，2006）。

医务人员和研究人员每天都面临着如此大量的信息，因此不可能保持更新临床诊疗中最新、最可靠、最完整的证据（Alper 等，2004；Davies 和 Harrison，2007；Eysenbach 等，2002）。"信息悖论（paradox of the information）"反映了一个明显的矛盾，即我们访问的信息越多，获取和使用所需信息的难度就越大。这在药学领域尤其令人担忧，鉴于该领域的异质性，其中包含类别差异非常大的基础和应用研究（例如，化学、生物学、统计学、化学计量学、物理学、流行病学），导致大量的出版物分散发行（Minguet，2017；Skau，2007；Mendes 等，2016、2019）。除此之外，缺乏全球公认的药学实践定义使得这样的状况更加恶化。1969 年，WHO 将药学实践的使命描述为"不仅提供药物和其他医疗产品及服务，还帮助人们和社会更有效地使用这些产品和服务"(World Health Organization，1996)。现代参考文献不仅包括患者诊疗活动，还包括药物警戒（pharmacovigilance）、药物流行病学（pharmacoepidemiology）、药房服务和社会药学（social pharmacy）等学科（Wiedenmayer 等，2006；Almarsdottir 和 Granas，2016）。

在这种复杂的背景下，药学实践研究人员应该了解如何对每个方案进行检索、选择、评估和传播最新且最具临床相关性的客观证据。因此，本章的目的是对药学实践研究中使用的信息资源和出版物进行更广泛的概述，包括如何查找信息、循证研究的主要概念、如何选择期刊出版、编辑过程和期刊的衡量指标。

11.2 信息素养 -

学者和图书馆员都已经建立了一系列模型和术语，以阐明术语"信息素养"的定义。根据美国图书馆协会 (ALA) 的说法，**信息素养（information literacy）**是识别何时需要信息，然后确定和评估适宜信息，最后有效和负责任地使用信息的能力（ALA Presidential Committee on Information Literacy，1989）。

由于现在信息有多种不同的格式，其质量也千差万别，研究人员需要发展认知和可转移的技能，以便能够有效地处理信息。此定义中涉及的技能需要了解可用资源、查找信息、评估结果的必要性、使用或利用结果、遵守道德负责任地使用信息以及交流或分享结果（ALA Presidential Committee on Information Literacy，1989；Eisenberg，2008；Hersh 等，2014）。

11.3 信息来源 ------------------------------------

11.3.1 一级、二级和三级信息源

过去信息资源是根据其物理格式进行分类的。**一级信息源（primary source）**是指那些原始数据的来源，通常在印刷文章/报告和期刊上发表。**二级信息源（secondary source）**是指用于指导对一次文献进行审查的资料，例如摘要汇编、缩微胶片和数据库。**三级信息源（tertiary source）**是指那些"处理过"的印刷信息，例如书籍（Sharp 等，2008; American Pharmacists Association，2007）。

然而，随着信息技术的发展和全球即时在线信息的普及，信息源不再仅根据其格式进行分类。事实上，通过互联网，人们可以访问一级、二级和三级信息资源。在这种情况下，有两个主要方面与指南来源的分类相关：信息原创性和出版周期性。出版周期性不仅指资料的标准化出版周期（例如每周、每年），还指内容特征的出版周期。要成为期刊，信息源需要在每次新版中提供与前一版本不同的内容，这不同于非期刊源包括一些新内容和旧内容的更新。

一级信息源也称原始信息源，是指提供原始数据的定期出版物。该材料通常包括期刊文章或报告（例如原始研究、临床试验、个案研究、药理学研究或意见）。最高质量的一级信息源应经过同行评审，以评估科学的合理性和价值（Miranda 等，2004；Ghaibi 等，2015）。这种类型的信息源最积极的方面是它们通常提供最新的信息并很快发布。另外，这些信息可能不成熟，尽管经过同行评审，但可能没有足够的对比。一级信息源对研究、教育和当前的认识都很有用。

对二级信息源的定义是有争议的。在这些来源中达成一致的是，它们包含非原创内容，即其他类型来源的汇编。不一致的是，它们的内容是否必须从原始信息源（例如索引和现代文献数据库）中逐字复制，或者可以从其他类型信息源（例如叙事评论或旧的理论书籍）中提取和摘录。第一个是文献数据库，它是克服信息悖论的关键工具，因为它们具有用户容易使用的搜索引擎和其他功能，可以实现高特异性的文献搜索。然而，有效使用这些系统需要适当的培训，其中一些系统成本高昂，需要图书馆或机构预算（Kier 和 Goldwire，2018；Stansfield 等，2014；Clauson 等，2007）。

三级信息源是指信息的最初来源，主要对包含在一级信息源中的信息进行汇编和对比。三级信息源与一级信息源不同，不会定期发布，但可以定期更新。三级信息源包括教科书、汇编、参考书、正式报告和其他电子数据库（例如 Micromedex、UpToDate、Dynamed）。这些信息的发布过程可能会延迟它们的可用性，这可能是它们最大的弱点。然而，这种平静的出版过程也是它们最大的优势，使这些信息源成为获取信息的推荐起点（美国药师协会，2007；Malone 等，2014）。

11.3.2　官方和非官方信息源

信息源也可以根据内容的制作者进行分类。当一个信息源由官方监管机构（如药品监管机构）、独立科学协会或学术团体产生或批准时，该来源被归类为官方信息源。这些信息源的示例包括欧洲产品特性摘要（European summaries of product characteristics，SmPC）、包装单页（package leaflet）和欧洲公共评估报告（European public assessment report，EPAR）。另外，如果信息源是由营利性公司（例如制药业、出版公司）产生的，则信息源被归类为非官方信息源，在许多情况下也称为商业信息源。

11.4　文献检索

为了查找信息，研究人员应该使用任何可用信息源进行文献检索，这可以定义为对数据进行系统和全面的检索。通常，搜索信息的最佳方法包括逐级方法，首先搜索三级信息（例如，教科书、全文数据库、评论文章），然后搜索二级信息（例如，索引或摘要服务），最终确定相关的一级信息源（例如，原始研究）。

11.4.1　文献数据库和检索引擎

文献数据库（bibliographic database）是图书馆文献记录抽屉柜的现代版本，但有一个很大的不同：可以使用搜索引擎。搜索引擎是计算机化的应用程序（独立或网络APP），可以通过搜索词在数据库中进行搜索。这种配置引入了两个可在使用不同引擎时获得不同结果的要素：数据库的内容和搜索引擎的特性。

医疗领域最著名的二级信息源之一是 MEDLINE。该数据库的历史始于美国国家医学图书馆 (National Library of Medicine，NLM) 自1879年以来出版的名为 Index Medicus 的每月文献目录。1964 年，NLM 创建了 MedLARS（医学文献分析和检索系统），这是第一个大型计算机化生物医学文献检索系统，1971 年成为 MEDLINE（MedLARS 在线）。随着互联网传播，1996 年，MEDLINE 被收录在名为 PubMed 的免费公共界面中。该数据库包含超过 2600 万条记录，涵盖从 1950 年至今的生物医学和健康信息（Dee，2007；Lindberg，2000；Cummings，1967）。尽管名称很容易混淆，但 MEDLINE 与 PubMed Central 和 NCBI Bookshelf 一起，只是 PubMed 中包含的数据库之一。了解这种差异对于避免用于识别系统评价文献的系统搜索出现的常见错误至关重要。

Scopus 数据库是另一个对药学实践研究感兴趣的文献数据库。Scopus 创建于2004年，吸收了 1947 年创建的 EMBASE 记录。秉承数据库的优势，Scopus 索引了大约25000种期刊（来自许多学科领域），包含70000多条文献记录。然而，与 PubMed 不同的是，访问 Scopus 需要昂贵的订阅费用。

在其他的文献数据库中，Web of Science（科学网）包括科学引文索引（Science Citation Index）和社会科学引文（Social Sciences Citation）数据库。尽管该数据库的覆盖了从 1900 年开始的文献，但仅索引了所有科学学科的 12000 种期刊，这是生物医学搜索的一个重要局限性，尤其是对药学实践研究人员而言（Mendes 等，2019）。

其他还有一些免费访问的文献数据库可用于搜索文献。开放存取期刊目录（Open Access Journals，DOAJ）提供免费对开放存取文献的访问，但其搜索引擎性能差，搜索功能有限。其他数据库索引来自有限地理区域的文献（例如SciELO），这使得它们的全面性受到限制，但对于该地区的文献来说更完整。

11.4.2 检索策略

文献数据库的不同来源，加上其检索引擎的不同功能，使得在多个数据库中进行检索成为执行系统检索的基本要求。检索引擎之间的第一个区别是使用两种不同的系统来构建检索查询：单栏信息（在 DOAJ 和 SciELO 中使用），其中所有查询都放在检索栏中，以及多栏信息（在 Scopus 或 WoS 中使用），其中栏可以与**布尔**（Boolean）运算符结合使用。PubMed 允许选择两个系统之一。

与典型的 Google 搜索不同，在 Google 检索中，检索者授予引擎一定的自由度，而引擎按相关性顺序（使用秘密算法）显示结果，系统检索尝试平衡敏感性（sensitivity）和特异性（specificity）以产生完全受控的检索。敏感性类似于流行病学的概念，尽管也会检索不相关的记录，但是敏感性是指获取所有相关记录的能力。而特异性是指仅检索相关记录的能力，尽管可能会遗漏一些相关记录。因此，检索查询是一系列与布尔运算符连接的检索词，使用括号、引号和字段描述符，以在不降低敏感性的情况下增加特异性。

常见的布尔逻辑算符❶，也称为逻辑检索运算符，包括逻辑"与"（AND）、"或"（OR）和"非"（NOT）运算符号。AND运算符检索包含由运算符分隔两个检索词的记录。OR运算符检索包含由运算符分隔两个检索词中的任何一个记录（或两者）。而 NOT运算符检索不包含由运算符分隔两个检索词中的任何一个记录。

要在检索栏中组合布尔逻辑运算符，使用括号是非常关键的。类似布尔代数发生的情况，括号向引擎解释应该先做什么分析。如 ≪(pharmacists OR physicians) A ND education≫ 这样的词条查询将比查询 ≪pharmacists OR (physicians AND education)≫ 检索出更多的文献记录。对于第一个查询，检索引擎将开始阐明括号内的内容，并首先识别包含术语 pharmacists 或术语physicians的文献记录，但在第二个查询中，它将在这些文献记录中选择那些还包含术语education的文献记录。这意

---

❶ 译者注：布尔逻辑算符指限定检索词之间相互关系的运算符号，在检索表达式中起着逻辑组配的作用。

味着第一个查询将只检索出有关pharmacists或physicians的Education内容的文献记录。然而，在第二个查询中，引擎将开始阐明括号并检索包含术语physician和术语Education的文献记录，然后将包含术语pharmacists的所有文献记录添加到该列表中。这样，第二个查询将检索有关physicians' education的文献记录，以及有关pharmacists的任何文献记录（无论是否有关education）。

在检索查询中，引号用于连接检索字符串中的多个单词，这意味着一段独特的文本可作为一个整体进行检索。一些检索引擎，如 PubMed，默认使用布尔运算符"AND"。在 PubMed 中检索 ≪pharmacy practice≫ 与检索 ≪pharmacy AND practice≫ 相同，因此检索可以包含这两个词的文献记录，但这两个词不一定在文本中一起出现。如果要检索包含学科名称"pharmacy practice"的文献记录，应该使用 ≪"pharmacy practice"≫ 词条查询，将由空格连接的两个单词转换为一个链接词。

PubMed 和 Scopus 等其他数据库允许检索文献记录的特定字段中分配的术语。文献记录包含一组元数据，其中包括：标题（title）、摘要（abstract）、作者（authors）、从属关系（affiliation）等。如果检索diabetes（糖尿病），但没有检索该术语的特定字段指示，引擎将检索任何字段中包含该术语的任何记录。例如，由糖尿病研究小组的作者成员撰写的一篇文章将被编入该附属机构的索引，并且如果没有使用字段描述符来限制引擎应检索的位置，则该记录将始终使用术语 ≪diabetes≫ 检索。每个引擎都有自己的一组字段描述符。PubMed 中最常用的字段描述符可能是 [TI] 表示标题，[TIAB] 表示标题或摘要，[LA] 表示语言，以及 [DP] 表示出版日期。

关键词（keywords）是文献记录的一个非常特殊的组成部分。关键词存在于传统的纸质记录中，允许在按主题排序的不同抽屉中存储多个相同的文献记录。不管作者在文章中使用哪个术语来描述糖尿病，图书馆管理员都为该文章创建了一个包含关键词糖尿病的文献记录，并将其放在 D 抽屉中。为有效起见，图书馆管理员必须创建一个受控词汇表，以便在某类文章中始终使用相同的词。这个想法在互联网时代依然存在，NLM开发了来自任何领域的最完整的受控词表——MeSH同义词库。MeSH 代表医学主题词，这正是图书馆管理员多年前使用的方法。MeSH 放置在 MEDLINE 索引记录的特定字段中，可以使用 [MH] 字段描述符进行检索。MeSH 术语在 MeSH 数据库中以"树状结构"进行组织。这种分层系统可以进行广泛的主题检索（如pharmaceutical services）或更具体的检索（如community pharmacy services）（国家医学图书馆，2019）。使用 MeSH 数据库定义感兴趣的主题是提高检索质量的有用方法。然而，熟悉这些术语对于高效搜索是必要的（Kier 和 Goldwire，2018；Chapman，2009）

高效的检索者能够结合所有这些元素来执行系统性检索，但也必须意识到索引过程的局限性。使用 MeSH 进行检索可以提高查询的质量，因为它会检索到更多作者使用不准确术语的文献记录。然而，仅使用 MeSH 进行检索是不正确的，原因有以下三个：NLM 编目员可能错误地分配了 MeSH，而忽略了给定文章的相关 MeSH

词（Minguet 等，2015）；MeSH 永远不会分配给 PubMed 中非 MEDLINE 的文献记录，也就是说那些只在 PubMed Central 中索引存在的文献记录；MeSH 分配对于不同的期刊有不同的延迟，可能长达几个月，这意味着在最初的几个月中仅使用 MeSH 进行检索可能会忽略尚未编目进入 MEDLINE 期刊的文献记录。

可以使用供应商提供的其他检索引擎（如 Ovid）检索 MEDLINE，但需付费。这些检索引擎可以具有附加特征，例如邻接运算符，检索包含由特定数量的单词分隔的两个单词的文献记录（例如 pharmacists adj3 education 将检索包含单词 pharmacists 和 education 的记录，两个单词间隔不超过 3 个单词）。同样，重要的是要知道供应商的检索引擎是否仅使用 MEDLINE 数据库，这可能会导致忽略所有仅在 PubMed Central 中索引的文献。

11.4.3 对文献的批判性评价

检索信息后，研究人员应该有能力对证据进行批判性评价，然后正确并负责任地使用证据。这种"循证实践"的过程需要将文献评价技巧与实践知识和临床经验相结合（Sackett，1995）。

任何设计的研究都应使用严格且一致的标准进行评价。一些公认的国际研究小组，如 Cochrane Collaboration、Joanna Briggs Institute 和 EQUATOR Network（Enhancing the QUAlity and Transparency Of health Research），为研究人员进行、报告他们的研究以及评价其他研究提供了建议、指南和工具。Cochrane Collaboration（考克兰协作网）开发了最常用的工具来评价不同研究设计中存在的偏倚风险——RoB 工具（随机试验评估工具中存在的偏倚风险）、ROBINS 工具（干预评估工具进行非随机研究中存在的偏倚风险）和 ROBIS 工具（系统评价中存在的偏倚风险）（Higgins 等，2011；Schunemann 等，2019；Sterne 等，2016；Whiting 等，2016）。这些工具的使用需要特定的培训，培训课程可能应该是本科药学教育课程的一部分，但肯定应该是药学实践研究人员研究生培训的一部分。

EQUATOR Network 是一个组织，汇集了研究人员、医学期刊编辑、同行评审员、报告指南的制定者、资助机构和其他合作者，旨在通过促进透明和准确的报告来提高已发表的卫生研究文献的可靠性和价值。**报告指南（reporting guideline）**是一种结构化工具，可帮助医疗研究人员执行和撰写研究论文。报告指南提供了一份确保读者可以理解、研究人员可以复制、医疗人员可以做出临床决策的稿件需要的最低信息清单，并纳入系统评价或实践指南。EQUATOR Network，2019）。报告指南的例子如下（Schulz 等，2010；von Elm 等，2007；Moher 等，2009；Rotta 等，2015）。

● CONSORT（综合报告标准或合并报告试验标准），一项报告干预研究的计划。最近更新的平行组随机试验报告指南于 2010 年发布。

● STROBE（加强流行病学观察性研究报告）声明，这是为报告观察性研究而制定的指南。

● PRISMA（系统评价和荟萃分析的首选报告项目）声明及其对网络荟萃分析 (PRISMA-NMA) 的扩展，代表了二级研究的实施和报告的重要清单。

● DEPICT❶（药师干预表征工具的描述性要素），这是确保临床药学服务报告一致以提高重复性实践的指南。

11.5　科学出版

学术出版物中的科学文章是传播研究活动产生知识的最常见方式。选择最合适的期刊来提交论文可能是一项复杂的任务，尤其是在药学等多学科领域（Gagnon，2011；Börne 等，2003；Touchette 等，2008）。出版压力根植于"要么出版要么消亡"的文化，是只有通过贡献、分享和与同行竞争，知识才能取得进步认知的直接结果。已发表文献的快速增长（van Assen 等，2014；Rawat 和 Meena，2014）迫使研究人员在选择期刊投稿时考虑以下几个因素，如期刊编辑过程的时间和质量（Cornelius，2012；Wallach 等，2018）、索引时间（Irwin 和 Rackham，2017；Rodriguez，2014、2016）、期刊指标（Fernandez-Llimos，2018a）或期刊类别（Minguet 等，2017）。这意味着，研究人员在职业生涯中高效工作和取得进步的能力与他们了解文献发表出版的技能和知识密切相关。

研究人员应该不断地记住，除了为学术生涯的发展，学术出版物还应服务于更无私的目的，比如分享新知识和加强学科建设。根据期刊指标选择期刊投稿可能不是最佳选择。在药学实践领域，严格根据可能的最高影响因子选择期刊，经常造成文献发表分散到药学实践之外的领域，这可能会削弱该领域本身的学术价值（Rotta 等，2017）。药学实践期刊使用药学实践研究人员作为同行审稿专家，这样可以避免一些问题被确认为药学实践研究的局限性，比如重复研究、使用不一致的术语、缺乏标准程序、缺乏核心结局指标集等（Pintor-Marmol 等，2012；Almarsdottir 等，2014）。同样，在国际期刊上发表文章可能会增加外国研究人员对研究的关注度，但可能会降低该研究具有特殊相关性国家的关注度。出于这些原因，在选择期刊投稿时，期刊的范围和编辑政策应该是要考虑的两个主要方面。

11.5.1　编辑过程

当一组研究人员向期刊投稿时，学术出版过程就开始了。编辑过程可以分为两个阶段：稿件选择和文章发表。

---

❶ 译者注：DEPICT 项目是2012年启动的一项多中心计划，致力于开发、改进和应用这一新工具，以报告针对特定环境中的患者或医疗专业人员已发表有关临床药学服务的研究。

期刊的编委会通常由一名主编和几名副主编组成。主编是编辑过程的最高负责人，最终负责对稿件的接受或拒绝。

副主编通常专注于期刊范围所涵盖的子领域编辑工作。

当研究人员通过在线收稿系统投稿时，经过培训的行政人员会检查确定期刊的作者说明的合规情况。如果稿件不符合这些规范，将提醒通讯作者并要求对提交的稿件进行相应修订。一旦稿件符合规范，主编可以承担稿件责任或选择副主编负责。负责稿件的编辑从以下方面评估和筛选稿件：是否符合期刊的范围，提交原创性相关研究，方法是否符合目标，以及是否写得正确。当稿件在这些方面受到任何一个负面评价时，通常会发生拒稿（在外部评价之前被拒绝）。如果主编给予正面评价，则会选择外部同行审稿专家。**同行审稿专家（peer reviewer）**是编辑过程中最重要的要素之一，因为他们经过评判稿件以改进稿件质量，有助于最终文章的水平提升（Fernandez-Llimos，2018b）。同行审稿专家应制作一份两页的报告，点评稿件的总体质量（例如，稿件的相关性和原创性、研究设计的适宜性以及写作质量），然后对稿件不同部分的内容进行更详细的分析：引言是否符合研究的需要？目标是否明确陈述？充分描述的方法是否确保研究的可重复性？呈现的结果是否清晰且足够详尽？讨论是否分析了比较现有文献的结果并对实践给予指导？结论是否客观地从结果中获得，它们是否对声明的目标做出回应？重要的是要记住，同行审稿专家不承担稿件接受或拒绝的责任，只负责对稿件给予一份评价报告，帮助作者改进稿件质量。一旦负责文章的编辑收到所有选定的审稿专家的报告，就应该作出决定：接受（在这个阶段很少见）、拒绝（通常是当审稿专家的评论给出差评的想法时），或者要求作者根据审稿专家的意见进行修改。作者应提交稿件的新版本，包括需要修改的内容，以及提交一封给审稿专家的回复信——回答所有审稿专家的意见。提交新版本后，负责稿件的编辑可以发送第二轮外部审稿，程序与第一轮类似。这个过程可以重复几次（通常不超过三次），直到主编将结果提交给编辑委员会，主编做出最终决定（接受或拒绝）。

一旦接受论文稿件，稿件加工阶段就开始了。这个过程通常是由编辑委员会成员的不同人员执行，它包括复制编辑、排版、收录到杂志的特定期刊中，然后印刷和在线发布等步骤（Liesegang 等，2003; Janke 等，2017）。

11.5.2 期刊类型

最早的两个科学期刊（scientific journal）于 1665 年由两个科学学会（scientific society）出版。这是许多其他社团创建期刊的共同模式。这些协会使用出版公司来印刷和发行期刊。科学协会的成员不得不承担印刷和发行成本。然后，这些营利性公司开始创建自己的期刊，有时隶属于科学协会，但并非总是如此。自 1665 年以来，互联网给学术出版带来了最重要的变化。在互联网出现之前，期刊必须印刷并邮寄到图书馆，研究人员需要跑到这些图书馆翻阅文章。在互联网发展之后，期刊不需要印刷，研究人员可以通过计算机直接查阅电子文件。这项创新的第一个效果是两项最大的出版成本消失了：印刷和发行。通过消除这两项成本，科学团体可以通过互联网免费为读者提供他们的科学期刊。然而，营利性公司也通过互联网提供订阅费的期刊。这时存在两种类型的期刊：免费存取期刊和订阅期刊。在这两种期刊中，研究人员都可以免费发表文章，但对于订阅期刊来说，他们必须支付费用才能阅读其他研究人员的文章。

2002 年，代表 11 个机构的 15 个人组成的小组公开了布达佩斯开放存取先导计划（Budapest Open Access Initiative BOAI，2002）。该宣言以这样一句话开头："古老的传统和新技术融合在一起，使之可能成为前所未有的公共利益"，并将这项公共利益描述为"世界范围电子分发的同行审查期刊文献，所有科学家、学者、教师、学生和其他兴趣爱好者都可以完全自由和不受限制地获取查阅"。没有人可以反对这一公共利益。该声明为学术出版创造了一个新术语，即**开放存取**❶**期刊**❷（open-access journal），是指那些无须订阅费即可访问查阅的期刊，与订阅期刊完全不一样。布达佩斯开放存取先导计划中不太清楚的是营利性公司出版开放存取期刊的商业模式。于是，另一个新概念出现了，**文章加工费**（article processing charge，APC）。APC 是指研究人员在接受一篇文章发表后应向期刊支付的费用，读者可以免费查阅。

实施这种新出版模式引发了许多质疑和问题，其中"付费出版"的伦理问题是最重要的问题之一。创建新公司运行这些新型的开放存取期刊，只有发表文章后才有收入。布达佩斯开放存取先导计划的一些签署者是其中一些公司的员工，尽管该声明没有利益冲突免责声明。由于"付费出版"和"要么出版要么消亡"模式的共存，不道德的公司开始进行了掠夺性出版手段，文献编辑质量大大降低。这两种出版模式鱼龙混杂，许多知名出版商深受其害，区分规范的开放存取型出版商与掠夺性出版商并不容易。

两种出版模式的商业利益造成了令人困惑的与开放获取相关的术语。黄金开放存取期刊（gold open-access journals）是研究人员必须付费才能发表论文的期刊。绿色开放存取期刊（green open-access journals）是允许在禁阅期后将已发表论文的文本存放在公共存储库中的期刊。混合存取期刊（hybrid journals）是开放那些收费查阅特定论文的订阅期刊。然而，这个令人困惑的术语无意或有意地忽略了这些由科学协会支持的传统期刊，这些期刊在互联网上免费提供，并且不收取 APC 出版费用。

---

❶ 译者注：开放存取或开放获取是国际学术界、出版界、图书情报界为了推动科研成果利用互联网自由传播而采取的行动。其目的是促进科学及人文信息的广泛交流，促进利用互联网进行科学交流与出版，提升科学研究的公共利用程度，保障科学信息的保存，提高科学研究的效率。

❷ 译者注：开放存取期刊在20世纪90年代末兴起，它是互联网上的在线出版物，免费提供给用户使用，用户只需支付上网的费用，而不必支付其他费用。瑞典隆德大学的开放存取期刊列表（directory of open access journal，DOAJ）对开放存取期刊所下的定义是：我们把开放存取期刊定义为这样一种期刊，它采用集资的模式，不向读者或其机构收取使用费。

有些作者称这些期刊为白金开放存取期刊，但这个术语并不总是被认可（Fernandez-Llimos，2015）。

	作者支付	读者付费
订阅期刊	否	是
黄金开放存取期刊	是	否
白金开放存取期刊	否	否

11.5.3 期刊衡量指标

文献计量学（bibliometrics）可以定义为一组用于评价各种出版物不同特征的统计方法。与任何指标一样，理解指标评估的内容至关重要。研究人员对衡量出版物从编辑过程的质量到一些影响力指标等各个方面感兴趣。文献计量学的滥用非常普遍，它对出版业和研究人员绩效评估产生负面影响。为了评估编辑过程的质量，可以使用特定的指标，例如编辑过程的持续时间或每篇稿件的外部审稿专家数量。然而由于资助机构和研究人员希望有一个易于使用的期刊质量整体评估标准，因此也错误地产生了影响力指标。

关于**影响力指标**（impact indicators）的第一个讨论从影响的定义以及该定义对指标选择的影响开始。**影响力**（impact）是某事物对其他事物产生的强烈影响。因此，要评估发表在期刊上的论文产生的影响力（作为期刊影响力的替代指标），应该确定受到影响的方面：其他文章、大众媒体、监管机构等。要考虑一篇论文在其他文章（或科学期刊）中的影响力，传统的引文指标是很有用的。然而，要衡量一篇论文（或科学期刊）对社交/大众媒体的影响力，首选替代衡量指标。

基于对论文的参考文献进行计数，有几个影响力指标是可以使用的。**影响因子**（impact factor）创建于20世纪50年代，使用在 Science Citation Index 和 Social Sciences Citation Index 中编入索引的期刊作为参考文献来源。影响因子是指该刊前2年发表的论文在统计当年被引用的总次数与前 2 年发表论文总数之间的商。换句话说，影响因子是指前 2 年发表的每篇文章在 1 年内被引用的平均次数。因为影响因子受到文献引证该刊2年前发表论文的次数与该刊前2年所发表的全部源论文数的影响，因此很多文献质疑药学实践领域期刊的影响因子。但药学实践研究数据库收录期刊数量较少是制约影响因子的最主要因素（小于15%）（Mendes 等，2019）。

CiteScore 指数（引用分数）是使用 Scopus 文献数据库计算影响因子的替代衡量指标，两者几乎没有差异，所以药学实践研究人员更愿意采用CiteScore指数。CiteScore 使用3年的数据计算**引用半衰期❶**（citation half-life），不仅更加合适，而

---

❶ 译者注：引用半衰期是指该期刊引用的全部参考文献中，较新一半是在多长一段时间内发表的。通过这个指标可以反映出作者利用文献的新颖度。

且更为重要的是，其数据来源于 Scopus，Scopus数据覆盖了91%的药学实践期刊（Mendes等，2019）。

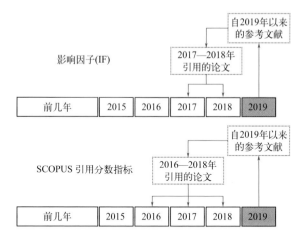

我们应谨慎使用**影响力衡量指标（impact metrics）**。不同科学领域之间的指标没有可比性，主要是因为它们的引用模式不同。但最常见的影响力指标误用是期刊影响与期刊每篇文章的影响之间的错误等价，甚至是该期刊上发表的每篇文章的质量。2012年，一群研究人员和编辑创建了《旧金山研究评估宣言》（通常称为 DORA），其中指出了一项一般性建议："不要使用基于期刊的指标作为衡量个别研究文章质量的替代指标，评估单个科学家的贡献，或在招聘、晋升或资助决策中使用。"不幸的是，许多资助机构和研究人员仍然忽略了这样一个重要的错误。

存在特定的衡量指标来评估研究人员对科学研究产生的影响力。其中最普遍接受的是***h*指数**❶（*h*-index）。该指标结合了研究人员发表的文章数量和该研究人员文章被引用的次数。虽然*h*-指数也有一些局限性❷，但与所有其他基于期刊的指标相比，它是一个更合理的衡量个人科学研究表现的指标。

---

❶ 译者注：*h*指数是一种评价学术成就的新方法。*h*代表"高引用次数"（high citations），一名科研人员的*h*指数是指他至多有*h*篇论文分别被引用了至少*h*次。*h*指数能够比较准确地反映一个人的学术成就。一个人的*h*指数越高，则表明他的论文影响力越大。*h*指数是一个非常简单并且易于理解的复合指标，可以用于评估研究人员的学术产出数量与学术产出水平。*h*指数是2005年由美国加利福尼亚大学圣地亚哥分校的物理学家乔治·希尔施（Hirsch，赫希）提出的，又称*h*因子、高引用次数等。

❷ 译者注：*h*指数存在的局限性：对于年轻科学家来说，由于发表论文数量比较少，计算其*h*指数意义不大，所以不太适合用于评价年轻科学家。它也不适合评价历史上科学大师的成就，比如，根据SCI的数据，物理学家费曼的*h*指数仅为21。对于那些频繁自引的科研人员的论文会存在被引次数高的假象，而导致*h*指数变高。

11.6 出版伦理 --

与许多其他领域一样，科学文献的出版也存在潜在的不当行为。温哥华小组于1979年首次会面时，他们发布的文件主要集中在投稿的格式问题。如今，国际医学期刊编辑委员会（International Committee of Medical Journal Editors，ICMJE）（icmje.org）在防止科学研究不端行为等几个方面付出了更多的努力，而不限于格式问题。从定义谁应该被列为文章的作者、不同形式的合作者到如何声明竞争利益，ICMJE提出了一系列建议，期刊编辑和作者应该注意这些建议。

抄袭或剽窃（plagiarism）是另一种潜在的学术不端行为。抄袭被定义为有意或无意地挪用或复制作品（如想法、表达、文本）作为自己发表的部分或全部内容，而未指明原著的来源或作者。抄袭有几个潜在的原因，包括故意抄袭（intentional copying）、错误理念（misbelief）（即研究人员认为只要引用，抄袭总归会被接受）、不成熟的写作技巧和糟糕的时间管理。为避免抄袭，作者应使用释义、引用和引文。原始作品的参考文献必须始终列出完整的参考文献（Masic，2012、2014）。期刊编辑使用新技术（如相似性检查）来识别抄袭的文本。

出版道德委员会 (Committee on Publication Ethics，COPE) 是一个国际合作机构，旨在制定出版业的道德准则。COPE 创建了一系列流程图，用于疑似学术不端行为的不同案例（publicationethics.org）。作者应该意识到，其中一些指南建议"联系作者的机构"甚至其他机构，并希望机构调查以识别欺诈文章带来的利益。

11.6.1 数据共享

方法论研究人员越来越多地批评已发表的文章缺乏可重复性，这是低质量研究存在的主要症状。克服不适当的统计方法和满足亚分析或亚组分析的需求是共享原始数据集有利于整个科学的两个原因。

一些研究资助政策现在鼓励研究人员与其他研究人员分享他们的原始研究数据。期刊开始要求数据共享作为发表的条件。有些非营利组织正在努力实现负责任的数据共享，通过开发公共和免费数据库，如开放科学框架（OSF, https://osf.io/），为许多数据类型提供一个集中存放的地方。

参考文献 ---

ALA Presidential Committee on Information Literacy. Final report: American Library Association. 1989.

Almarsdottir A, Granas A. Social pharmacy and clinical pharmacy – joining forces. Pharmacy. 2016;4(1):1.

Almarsdottir AB, Kaae S, Traulsen JM. Opportunities and challenges in social pharmacy and pharmacy practice research. Res Social Adm Pharm. 2014;10(1):252–5. https://doi.org/10.1016/j.sapharm.2013.04.002. S1551-7411(13)00053-3 [pii].

Alper BS, Hand JA, Elliott SG, Kinkade S, Hauan MJ, Onion DK, Sklar BM. How much effort is needed to keep up with the literature relevant for primary care? J Med Libr Assoc. 2004;92(4):429–37.

American Pharmacists Association. Drug information handbook. 15th ed. USA: Lexi-Comp Inc; 2007. ISBN: 1591952034.

Berland GK, Elliott MN, Morales LS, Algazy JI, Kravitz RL, Broder MS, Kanouse DE, Munoz JA, Puyol JA, Lara M, Watkins KE, Yang H, McGlynn EA. Health information on the internet: accessibility, quality, and readability in English and Spanish. JAMA. 2001;285(20):2612–21.

Bernknopf AC, Karpinski JP, McKeever AL, Peak AS, Smith KM, Smith WD, Timpe EM, Ward KE. Drug information: from education to practice. Pharmacotherapy. 2009;29(3):331–46. https://doi.org/10.1592/phco.29.3.331.

Börner K, Chen C, Boyack K. In Annual Review of Information Science & Technology, editor. Visualizing knowledge domains. Medfor, NJ: Information Today, Inc./American society for Information Science and Technology; 2003.

Budapest Open Access Initiative. 2002. Available from: http://www.budapestopenaccessinitiative. org/read. Accessed.

Chapman D. Advanced search features of PubMed. J Can Acad Child Adolesc Psychiatry. 2009;18(1):58–9.

Clauson KA, Marsh WA, Polen HH, Seamon MJ, Ortiz BI. Clinical decision support tools: analysis of online drug information databases. BMC Med Inform Decis Mak. 2007;7:7. https://doi.org/10.1186/1472-6947-7-7.

Cornelius JL. Reviewing the review process: identifying sources of delay. Australas Med J. 2012;5(1):26–9. https://doi.org/10.4066/AMJ.2012.1165.

Cummings M. The role of the National Library of Medicine in the national biomedical library network. Ann N Y Acad Sci. 1967;142(2):503–12.

Davies K, Harrison J. The information-seeking behaviour of doctors: a review of the evidence. Health Inf Libr J. 2007;24(2):78–94. https://doi.org/10.1111/j.1471-1842.2007.00713.x.

Dee C. The development of the medical literature analysis and retrieval system (MEDLARS). J Med Libr Assoc. 2007;95(4):416–25.

Eisenberg M. Information literacy: essential skills for the information age. DJLIT. 2008;28(2):39–47.

EQUATOR Network. Enhancing the QUAlity and Transparency Of health Research. 2019. http://www.equator-networkorg/.

Eysenbach G, Powell J, Kuss O, Sa ER. Empirical studies assessing the quality of health information for consumers on the world wide web: a systematic review. JAMA. 2002;287(20):2691–700.

Fernandez-Llimos F. Collaborative publishing: the difference between 'gratis journals' and 'open access journals'. Pharm Pract. 2015;13(1):593. https://doi.org/10.18549/pharmpract.2015.01.593.

Fernandez-Llimos F. Differences and similarities between journal Impact Factor and CiteScore. Pharm Pract. 2018a;16(2):1282. https://doi.org/10.18549/PharmPract.2018.02.1282.

Fernandez-Llimos F. Pharmacy practice 2017 peer reviewers. scholarly publishing depends on peer reviewers. Pharm Pract. 2018b;16(1):1236. https://doi.org/10.18549/PharmPract.2018.01.1236.

Gagnon ML. Moving knowledge to action through dissemination and exchange. J Clin Epidemiol. 2011;64(1):25–31. https://doi.org/10.1016/j.jclinepi.2009.08.013.

Ghaibi S, Ipema H, Gabay M. ASHP guidelines on the pharmacist's role in providing drug information. Am J Health Syst Pharm. 2015;72:573–7.

Hersh WR, Gorman PN, Biagioli FE, Mohan V, Gold JA, Mejicano GC. Beyond information retrieval and electronic health record use: competencies in clinical informatics for medical education. Adv Med Educ Pract. 2014;5:205–12. https://doi.org/10.2147/AMEP.S63903.

Higgins JP, Altman DG, Gotzsche PC, Juni P, Moher D, Oxman AD, Savovic J, Schulz KF, Weeks L, Sterne JA. Cochrane bias methods G, Cochrane statistical methods G. The Cochrane collaboration's tool for assessing risk of bias in randomised trials. BMJ. 2011;343:d5928. https://doi.org/10.1136/bmj.d5928.

Irwin AN, Rackham D. Comparison of the time-to-indexing in PubMed between biomedical journals according to impact factor, discipline, and focus. Res Social Adm Pharm. 2017;13(2):389–93. https://doi.org/10.1016/j.sapharm.2016.04.006.

Iwanowicz SL, Marciniak MW, Zeolla MM. Obtaining and providing health information in the community pharmacy setting. Am J Pharm Educ. 2006;70(3):57.

Jakovljevic M, Ogura S. Health economics at the crossroads of centuries – from the past to the future. Front Public Health. 2016;4:115.

Janke KK, Bzowyckyj AS, Traynor AP. Perspectives on enhancing manuscript quality and editorial decisions through peer review and reviewer development. Am J Pharm Educ. 2017;81(4):73. https://doi.org/10.5688/ajpe81473.

Kier K, Goldwire M. Drug information resources and literature retrieval, 7th edn. ACCP's pharmacotherapy self-assessment program. 2018.

Liesegang TJ, Albert DM, Schachat AP, Minckler DS. The editorial process for medical journals: I. Introduction of a series and discussion of the responsibilities of editors, authors, and reviewers. Am J Ophthalmol. 2003;136(1):109–13. https://doi.org/10.1016/s0002-9394(02)02272-9.

Lindberg D. Internet access to the National Library of medicine. Eff Clin Pract. 2000;3(5):256–60.

Malone P, Kier K, Stanovich JE, Malone MJ. Drug information: a guide for pharmacists. 5th ed. USA: McGraw-Hill Education; 2014. ISBN: 978-0-07-180434-9.

Masic I. Plagiarism in scientific publishing. Acta Inform Med. 2012;20(4):208–13. https://doi.org/10.5455/aim.2012.20.208-213.

Masic I. Plagiarism in scientific research and publications and how to prevent it. Mater Sociomed. 2014;26(2):141–6. https://doi.org/10.5455/msm.2014.26.141-146.

Mendes AM, Tonin FS, Buzzi MF, Pontarolo R, Fernandez-Llimos F. Mapping pharmacy journals: a lexicographic analysis. Res Social Adm Pharm. 2019;15:1464. https://doi.org/10.1016/j.sapharm.2019.01.011.

Mendes AE, Tonin FS, Fernandez-Llimos F. Analysis of ten years of publishing in pharmacy practice. Pharm Pract. 2016;14(4):847. https://doi.org/10.18549/PharmPract.2016.04.847.

Minguet F, Salgado TM, Santopadre C, Fernandez-Llimos F. Redefining the pharmacology and pharmacy subject category in the journal citation reports using medical subject headings (MeSH). Int J Clin Pharm. 2017;39(5):989–97. https://doi.org/10.1007/s11096-017-0527-2.

Minguet F, Salgado TM, van den Boogerd L, Fernandez-Llimos F. Quality of pharmacy-specific medical subject headings (MeSH) assignment in pharmacy journals indexed in MEDLINE. Res Social Adm Pharm. 2015;11(5):686–95. https://doi.org/10.1016/j.sapharm.2014.11.004. S1551-7411(14)00392-1 [pii].

Miranda GF, Vercellesi L, Bruno F. Information sources in biomedical science and medical journalism: methodological approaches and assessment. Pharmacol Res. 2004;50(3):267–72. https://doi.org/10.1016/j.phrs.2003.12.021.

Moher D, Liberati A, Tetzlaff J, Altman DG, Group P. Preferred reporting items for systematic reviews and meta-analyses: the PRISMA statement. Ann Intern Med. 2009;151(4):264–9., W64. https://doi.org/10.7326/0003-4819-151-4-200908180-00135.

Mononen N, Jarvinen R, Hameen-Anttila K, Airaksinen M, Bonhomme C, Kleme J, Pohjanoksa-Mantyla M. A national approach to medicines information research: a systematic review. Res Social Adm Pharm. 2018;14:1106. https://doi.org/10.1016/j.sapharm.2018.01.011.

National Library of Medicine. MeSH (Medical Subject Headings). 2019. https://www.ncbi.nlm.nih.gov/mesh.

Pintor-Marmol A, Baena MI, Fajardo PC, Sabater-Hernandez D, Saez-Benito L, Garcia-Cardenas MV, Fikri-Benbrahim N, Azpilicueta I, Faus MJ. Terms used in patient safety related to medication: a literature review. Pharmacoepidemiol Drug Saf. 2012;21(8):799–809. https://doi.org/10.1002/pds.3296.

Porter D. The history of public health: current themes and approaches. Hygiea Int. 1999;1(1):9–21.

Rawat S, Meena S. Publish or perish: where are we heading? J Res Med Sci. 2014;19(2):87–9.

Rodriguez RW. Delay in indexing articles published in major pharmacy practice journals. Am J Health Syst Pharm. 2014;71(4):321–4. https://doi.org/10.2146/ajhp130421.

Rodriguez RW. Comparison of indexing times among articles from medical, nursing, and pharmacy journals. Am J Health Syst Pharm. 2016;73(8):569–75. https://doi.org/10.2146/ajhp150319.

Rotta I, Salgado TM, Felix DC, Souza TT, Correr CJ, Fernandez-Llimos F. Ensuring consistent reporting of clinical pharmacy services to enhance reproducibility in practice: an improved version of DEPICT. J Eval Clin Pract. 2015;21(4):584–90. https://doi.org/10.1111/jep.12339.

Rotta I, Souza TT, Salgado TM, Correr CJ, Fernandez-Llimos F. Characterization of published randomized controlled trials assessing clinical pharmacy services around the world. Res Social Adm Pharm. 2017;13(1):201–8. https://doi.org/10.1016/j.sapharm.2016.01.003.

Sackett D. Evidence-based medicine. Lancet. 1995;346(8983):1171.

Schulz KF, Altman DG, Moher D, Group C. CONSORT 2010 statement: updated guidelines for reporting parallel group randomized trials. Ann Intern Med. 2010;152(11):726–32. https://doi.org/10.7326/0003-4819-152-11-201006010-00232.

Schunemann HJ, Cuello C, Akl EA, Mustafa RA, Meerpohl JJ, Thayer K, Morgan RL, Gartlehner G, Kunz R, Katikireddi SV, Sterne J, Higgins JP, Guyatt G, Group GW. GRADE guidelines: 18. How ROBINS-I and other tools to assess risk of bias in nonrandomized studies should be used to rate the certainty of a body of evidence. J Clin Epidemiol. 2019;111:105–14. https://doi.org/10.1016/j.jclinepi.2018.01.012.

Sharp M, Bodenreider O, Wacholder N. A framework for characterizing drug information sources. AMIA Annu Symp Proc. 2008;2008:662–6.

Skau K. Pharmacy is a science-based profession. Am J Pharm Educ. 2007;71(1):11.

Stansfield C, Brunton G, Rees R. Search wide, dig deep: literature searching for qualitative research. An analysis of the publication formats and information sources used for four systematic reviews in public health. Res Synth Methods. 2014;5(2):142–51. https://doi.org/10.1002/jrsm.1100.

Sterne JA, Hernan MA, Reeves BC, Savovic J, Berkman ND, Viswanathan M, Henry D, Altman DG, Ansari MT, Boutron I, Carpenter JR, Chan AW, Churchill R, Deeks JJ, Hrobjartsson A, Kirkham J, Juni P, Loke YK, Pigott TD, Ramsay CR, Regidor D, Rothstein HR, Sandhu L, Santaguida PL, Schunemann HJ, Shea B, Shrier I, Tugwell P, Turner L, Valentine JC, Waddington H, Waters E, Wells GA, Whiting PF, Higgins JP. ROBINS-I: a tool for assessing risk of bias in non-randomised studies of interventions. BMJ. 2016;355:i4919. https://doi.org/10.1136/bmj.i4919.

Touchette DR, Bearden DT, Ottum SA. Research publication by pharmacist authors in major medical journals: changes over a 10-year interval. Pharmacotherapy. 2008;28(5):584–90. https://doi.org/10.1592/phco.28.5.584.

van Assen MA, van Aert RC, Nuijten MB, Wicherts JM. Why publishing everything is more effective than selective publishing of statistically significant results. PLoS One. 2014;9(1):e84896. https://doi.org/10.1371/journal.pone.0084896.

von Elm E, Altman DG, Egger M, Pocock SJ, Gotzsche PC, Vandenbroucke JP, Initiative S. The strengthening the reporting of observational studies in epidemiology (STROBE) statement: guidelines for reporting observational studies. Ann Intern Med. 2007;147(8):573–7. https://doi.org/10.7326/0003-4819-147-8-200710160-00010.

Wallach JD, Egilman AC, Gopal AD, Swami N, Krumholz HM, Ross JS. Biomedical journal speed and efficiency: a cross-sectional pilot survey of author experiences. Res Integr Peer Rev. 2018;3:1. https://doi.org/10.1186/s41073-017-0045-8.

Whiting P, Savovic J, Higgins JP, Caldwell DM, Reeves BC, Shea B, Davies P, Kleijnen J, Churchill R, Group R. ROBIS: a new tool to assess risk of bias in systematic reviews was developed. J Clin Epidemiol. 2016;69:225–34. https://doi.org/10.1016/j.jclinepi.2015.06.005.

Wiedenmayer K, Summers R, Mackie C, Gous A, Everard M. Developing pharmacy practice: a focus on patient care. Geneva: WHO; 2006.

World Health Organization (WHO). Good pharmacy practice (GPP) in community and hospital pharmacy settings [WHO/PHARM/DAP/96.1]. Geneva: WHO; 1996.

第12章

药学实践中的系统综述和荟萃分析

Syed Shahzad Hasan, Therese Kairuz, Kaeshaelya Thiruchelvam, Zaheer-Ud-Din Babar

摘要

　　系统综述是通过收集、研究和总结所有符合预定纳入和排除标准的经验证据得出综合性证据结论的过程。系统综述是使用系统性方法进行的,通常包括涉及统计技术进行定量综合的荟萃分析(meta-analysis)。世界各地区参与学术界、医院和社区环境实践的药师越来越多地使用这种方法来提供实施新服务和干预措施的证据,并将它们与其他医务人员或对照组提供的服务进行比较。本章介绍了系统综述方法的开始及其在药学实践中的应用。讨论了系统综述和荟萃分析相关的质量。快速指南概述了进行系统综述的重要步骤,并介绍了荟萃分析报告中使用的一些模型,例如直接和间接证据模型以及合并效应量。

缩写

CINAHL　护理及健康相关文献累积索引

EBP　循证实践

EMBASE　荷兰医学文摘

GRADE　建议、评估、制定和评价的分级工具

IPA　国际药学文摘

MA　荟萃分析

NICE　英国国家医疗规范研究所(英国国家卫生与临床优化研究所)

OR　优势比

PICO　患者、干预、比较、结果的思维模型

PRISMA　系统综述和荟萃分析的优先报告项目

QUAROM　荟萃分析质量报告

RCT　随机对照试验

RR　[相对] 风险比率

SIGN　苏格兰校际指南网络

SR　系统综述

12.1　循证实践的重要性

在20世纪90年代初期，出现了对特定领域内"所有"证据进行全面总结的需求，而不是来自原始研究证据的总结；这是为了促进临床医师的知情决策过程（Grant和Booth，2009）。然而，这些医学领域内和循证实践 (EBP) 时代之前的综述文章在方法上基本上不具系统性。此外，它们有时在确定治疗的效果大小时在统计上不准确，从而导致错误和有偏见的结论（Mulrow，1987）。著名的英国流行病学家Archie Cochrane 于 1992 年发起建立了全球 Cochrane 协作网，为医学和医疗领域相关的RCT提供更新系统综述的平台（Mulrow，1987）。这为提供高质量的系统综述带来了曙光，这些综述是紧跟科学知识发展的支柱。

12.2　多种形式的综述

柯林斯词典对"review"作为动词时，给出多种定义，与我们的上下文相关："查看或再次检查"和"通读或检查以便更正"。当用作名词时，适用以下定义："第二考虑；重新检查"和"对书籍、电影、戏剧、音乐会等的批判性评估，尤其是在报纸或期刊刊登的评价"（柯林斯词典，2019）。这些定义也适用于学术评价/综述。

综述（review）之间的一个显著特征是严格程度和过程的不同，这些差异在综述的结构和方法上很明显（Grant和Booth，2009）。Grant 和 Booth（2009）使用SALSA（搜索、评估、综合、分析）方法对综述类型进行的评价中描绘了主要评论类型的特点，概述了 14 种不同类型：批判性文献综述（critical review）、文献综述（literature review）/叙述性文献综述（narrative review）、图解式综述（mapping review）/系统性图释（systematic map）、荟萃分析（meta-analysis）、混合研究评价（mixed study review）/混合方法评价（mixed method review）、概述（overview）、定性系统评价（qualitative systematic review/）/定性证据综合（qualitative evidence synthesis）、快速审查（rapid review）、范围审查（scoping review）、最高水平审查（state-of-the-art review）、系统综述（systematic review）、系统搜索和评价（systematic search and review）、系统性评价（systematized review）及总括性评价（umbrella review）。作者提供了每种类型的描述、认知的优势和劣势以及示例（Grant 和 Booth，2009）。

叙述性文献综述被认为是系统综述的同义词，而事实并非如此（Grant和Booth，2009；Uman，2011）。它们之间的一个显著区别是，系统综述涉及对文献的系统性搜索，重点关注研究主题相关的研究子集，而叙述性评论主要是提供描述获得结论，不包括系统性检索文献的过程（Uman，2011）。在本章中，我们将着重于系统综述和荟萃分析。

12.3　系统综述方法的创建 ------------------------------

　　詹姆斯·林德（James Lind）是一位苏格兰海军外科医生，以发起RCT研究而闻名，鲜为人知的是，他引入了系统综述方法（Chalmers，2003）。林德扔掉了"垃圾信息"，总结了余下有价值的信息，这被认为是系统综述的精髓（Chalmers，2003）。Cochrane用户网络将系统综述定义为"对精心设计的现有医疗卫生研究（对照试验）结果进行总结，为医疗干预措施的有效性提供高质量的临床证据"（Cochrane Consumer Network，2019）。

　　系统综述涉及一个详细的综合计划和预先建立的检索策略，其目的是通过识别、评估和综合特定主题的相关研究来减少偏倚（Uman，2011）。系统综述有一个不断发展的组成部分，称为荟萃分析。这种方法使用统计方法来综合多个研究（定量综合）的数据，这些研究通常是从系统综述中获得的，并将其转化为治疗效果大小的单一定量估值或汇总估值（Petticrew和Roberts，2006）。荟萃分析的结果通常被认为是最高等级的证据，因为总结效应大小描述了两个变量之间的关联强度，这是确定因果关系的先决条件，通常也是荟萃分析的目的。要确定**效应大小（effect size）**的类型取决于研究设计、干预类型、纳入系统评价的研究的质量，最重要的是，还取决于已发表的随机对照试验的研究结果。荟萃分析中确定的最常见效应大小包括优势比（odds ratio，OR）和（相对）风险比（risk ratios，RR）。同样重要的是，说明效应大小的**置信区间（confidence intervals）**，因为它们提供了效应大小估算的精度度量。理解系统综述/分析（Naghavi，2019）中使用的术语"不确定性区间"也很重要。不确定性区间是一系列数值，可能包括对给定原因造成健康损失的正确估值（IHME，2019）。

　　自1999年以来，多个作者已经制定了系统综述和荟萃分析的报告指南，作者必须遵守最新的指南。其中包括荟萃分析报告质量评价工具（QUORUM）的声明（Moher等，1999）及使用注册规则，如Cochrane图书馆的方法注册。2009年，发布了PRISMA声明，其中包含涉及RCT的系统综述和荟萃分析中必须报告的循证要求或最小项目集。PRISMA指南也可作为报告其他研究（如评估干预措施）评价的基础（Moher等，2009）。PRISMA指南的出现促进了系统综述和荟萃分析质量的标准化和持续改进（Willis和Quigley，2011）。

12.4　药学实践的系统综述和荟萃分析 ------------------

　　自20世纪90年代以来，已经进行了药学实践的系统综述，以评价药物实践对经济、临床和人文结局产生的影响。目的是收集有说服力的证据，以制定临床指南并为实践中的政策变化提供信息（Melchiors等，2012）。然而，随着药学实践不断发展，早期的努力只产生了少数已发表的系统综述，这些综述经过批判性分析，提供了改进药学实践的建议。

大多数研讨药师进行健康干预以改善药学服务的系统综述似乎在研究问题和研究设计方面缺乏质量。在综述中使用相似的检索周期、方法学和目标人群导致评价中原始研究总数存在相当大的差异。系统综述在干预、检验、暴露、干预比较的描述和利益结局方面也存在缺陷（Melchiors等，2012）。

12.5　药学实践中系统综述和荟萃分析的质量

作为本章的一部分，我们系统地检索了药学学者、执业者或研究人员等发表的系统综述和荟萃分析，这些综述和荟萃分析的目的是引入干预措施或者改善药师或包括药师在内的跨专业团队的服务或实践质量。2000年1月1日至2019年4月19日期间，两位作者检索了PubMed Central（美国国家医学图书馆，美国马里兰州Bethesda）、CINAHL、EMBASE、EMCARE、国际药学文摘（IPA）、MEDLINE和Scopus数据库。根据以下标准筛选了发表的英文综述摘要：①药师的干预或作用；②药师或包括药师在内的跨专业团队实施的干预、服务或实践；③结局测量和干预措施对成本节约（药物）产生的影响。检索词包括药物的药理成分、疗效、危害和成本。因为只有系统综述，包括或不包括荟萃分析，原始研究、叙述或真实性评价被排除在外。

本次综述共纳入156篇系统综述和荟萃分析。近年来有显著增加：我们在2000—2005年的5年期间确定了10项研究，而在2016—2019年期间确定了70项研究（图12.1）。Melchiors等（2012）也指出系统综述越来越多，在当时，大约70.0%的综述发表于2005年1月至2009年6月（Melchiors等，2012）。

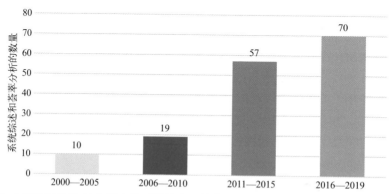

图12.1　2000年至2019年发表的系统综述和荟萃分析数量

在大多数情况下，系统综述报告没有定量综合（或荟萃分析）。这在很大程度上是由于原始研究中干预和结果的异质性，使得研究不适宜进行荟萃分析。因此我们发现，大多数系统综述发表时没有进行荟萃分析；在当前研究的156篇评论中，只有

42篇评论进行了荟萃分析（表12.1）。

表12.1 药学实践系统综述和荟萃分析的数量汇总

年份	综述的数量	系统综述+荟萃分析	仅有系统综述
2000—2005年	10	1	9
2006—2010年	19	6	13
2011—2015年	57	14	43
2016—2019年	70	21	49
总数	156	42	114

　　研究人员根据最低标准清单（PRISMA）仔细评估了这些研究成果。PRISMA声明是一份由27个项目组成的问题清单，每个问题都以"是""否"或"不适用回答"来判断（必须注意的是，第14、16和23项仅适用于荟萃分析）。每个"是"的答案得1分，其他所有答案得0分（范围0～27），从而得出总分（Liberati等，2009）。

　　图12.2显示，大多数系统综述/荟萃分析（66.99%）涉及药师干预（pharmacist intervention）、药房服务（pharmacy service）或药学监护（pharmaceutical care），（不）适当使用或（不）恰当处方（13.59%）；用药重整（medicine reconciliation）、用药依从性（medicine adherence）或优化用药（medicine optimization）（10.19%）及用药管理（medicine management）（9.22%）。

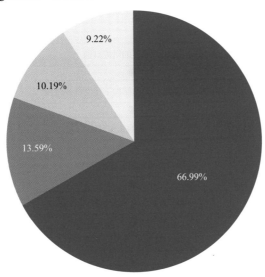

■ 药师干预、药房服务或药学监护
■ (不)适当使用或(不)恰当处方
▨ 用药重整、用药依从性或优化用药
□ 用药管理

图12.2 **系统评价/荟萃分析中确定的四个主题**
同一项研究可能有多个主题，因此该研究可能被归类到多个主题下

PRISMA 得分的总体平均值为19.47分（可能为27分）。如图12.3所示，PRISMA 得分从16.80分（2000—2005 年）稳步上升至20.08分（2016—2019 年）。

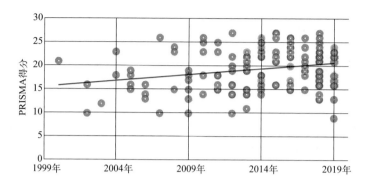

图12.3 描述 2000—2019 年间发表的综述 PRISMA 得分（质量得分）的散点图

12.6 系统综述过程：快速指南

图12.4为系统评综述过程的流程图。实施系统综述的第一步是根据文献中已确定的空白制定研究问题。在此阶段，PICO（患者、比较、干预、结果）思维模型有助于建立研究问题和查询策略（Ahn 和 Kang，2018）。综述的范围可以通过明确的纳入和排除标准来确定。

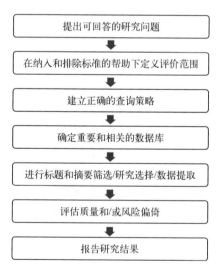

图12.4 说明系统综述过程的流程图

使用各种检索词和同义词、布尔逻辑运算符（and，or，not or，and not）、截断词（如 chemist/pharm* 对于涉及药师的系统检索）和拼写（英国或美国）制订检索策略。下一步是确定用于检索合格研究的信息源和数据库，以及检索的时间段/持续时间。应该检索的数据库类型在很大程度上取决于系统综述的主题；例如，CINAHL（护理及健康相关文献累积索引）适用于护士、足病医师、理疗师和其他医务人员相关的数据。

应仔细筛选标题、摘要和全文，并提供在线软件产品（如Covidence），以提高筛选和提取数据过程的效率。一旦所有文章筛选过后，任何被认为不合格的研究都将被排除在外，但应给出排除的原因。通常两名评审员参与数据提取，数据提取是独立完成的。如果前两名评审员之间存在无法解决的意见分歧，则将聘请第三名评审员。

报告中必须说明数据提取/收集过程、研究特征和数据项。

纳入低质量和有偏倚风险的研究将影响系统综述和荟萃分析的质量，导致结果不准确（Guyatt等，2008）。即使综述包括高质量的随机对照试验，仍有必要确定证据的质量，因为这将有助于衡量系统综述或荟萃分析中报告建议的强度。

有许多工具和清单可用于质量或偏倚风险的评估。例如包括Newcastle-Ottawa量表（由渥太华医院研究所开发）（Kang，2015）、证据推荐、评估、开发和评估等级系统（GRADE system）（Dijkers，2013；Ahn和Kang，2018）以及SIGN（苏格兰校际指南网络）观察性研究方法检查表（苏格兰校际指南网络，2012）。RCT和非RCT中的偏倚风险可通过Cochrane协作网工具（Higgins等，2011）和有效实践与诊疗组织（EPOC）（2019）进行评估标准；后者基于十个标准：随机序列生成、分配隐藏、盲法、不完整结果数据、选择性报告、其他偏倚风险、相似的基线结局测量、相似的基线特征、可靠的主要结局测量以及充分防止沾染[1]（contamination）。作者应该汇报其对纳入研究的判断，以确定其是低风险、高风险或具有"不明确偏倚"。上述一些标准在《Clinical Research Methodology I: Introduction to Randomized Trials》（Kao等，2008）的论文中进行了解释。

一旦完成对研究的评估，那些高质量的研究文献将纳入系统综述。每个变量的大小和格式可能不同，因此，**结局变量**[2]（outcome variable）的大小和格式也会有所差异。数据合并时，需要进行细微调整（Ahn和Kang，2018年）。这是确定系统综述是否可以进行荟萃分析的关键阶段。数据合并时变量的差异可能会造成很多难点，也许是由于相同结局变量的不同评估工具、在不同时间点进行的评估、效应量和方向的差异以及各个研究同质性的差异。在这种情况下，分析可能仅限于一次系统综述。

结果的陈述或报告包括（系统）综述中每项研究的摘要说明。除了汇总表外，

---

[1] 译者注：沾染干预组或对照组受试者接受了原本不是该组的干预措施时，即发生了沾染。

[2] 译者注：结局变量是指研究感兴趣的目标变量。该变量假设依赖于独立变量，或者由独立变量引起。

在荟萃分析中，还将通过汇总估计得出结论。有报告指南帮助研究人员以标准化的方式报告研究结果。PRISMA是报告系统综述和荟萃分析结果最广泛使用的检查表。Cochrane手册提供了实施和报告干预措施进行系统综述的方法信息，也可以用于诊断试验准确性的系统评价（Higgins等，2019）。

12.7 荟萃分析

与系统综述不同，荟萃分析的重点是跨研究效应的方向和大小（Doi和Barendergt，2013）。荟萃分析不是一个简单的合并过程，而是一种按照特定顺序进行组合和比较的方法（以避免出现Simpson悖论之类的逆转）（Doi和Barendergt，2013）。一些常用的效应量包括标准化平均差和相关性（测量值本身是连续的，用于分组对照研究、治疗组和自然发生组）、优势比或相对风险度（用于分组对照研究尽管测量值本质是二分法的）以及比例或诊断研究（用中心趋势研究，患病率、敏感性和特异性）。表12.2给出了在药学实践相关荟萃分析中使用不同效应大小的示例。

表12.2　不同效应量在药学实践研究中的使用

效应量	示例
标准平均差	Babar等（2019）
优势比	Carter等（2009）
相对风险	Holland等（2007）
比例	Hasan等（2019）

12.8 直接和间接的证据模型

执行荟萃分析的方法有多种，各种方法的创建也促进了不同类型荟萃分析的发展。荟萃分析技术综合定量数据产生比单个研究更准确的效果估算（Doi和Barendregt，2013）。一般来说，荟萃分析可以提供两种类型的数据——聚合数据和个体参与者数据。聚合数据通常在荟萃分析中报告，代表了我们在本章中讨论的汇总估算。聚合数据来自直接证据或间接证据。直接聚合数据或证据可以在概念上相似的研究中直接合成（例如，在随机试验或传统荟萃分析中药物A和药物B的头对头比较），而间接聚合数据通过共享一个共同比较指标的多个直接比较来估计效果（例如，在药物C与药物A是利益比较时，药物C与药物D的对比试验，加上药物A与药物B的对比试验，）（Debray等，2013；Thomas等，2015）。

个体参与者数据（individual participant data，IPD）是从研究中心收集的原始数据，使用一步聚类或两步聚类荟萃分析方法来综合证据。一步聚类方法（one-step clustering method）同时对所有研究中的个体参与者数据建模，考虑研究中的参与者聚类。聚类（clustering）指的是识别多个变量数据集中的类似组，例如，分层聚类法❶（hierarchical clustering）。另外，两步聚类模型将单个研究的聚合数据汇总成统计数据，然后将整体统计数据作为研究统计数据的加权平均值制成表格。聚合数据的使用更稳健，因此当个体数据可用时可以转换为聚合数据（Debray 等，2013；Thomas 等，2015）。

12.9 汇集效应量

荟萃分析考虑的方法类型很大程度上取决于用于数据聚合或汇集的统计模型。传统的荟萃分析使用随机对照试验的直接比较作为各个组织的标准指南，如 NICE（2014）和 Cochrane 协作网（Higgins 等，2011）的指南倾向于选择直接证据而不是间接证据。以下是一些用于显示聚合数据的统计模型。

12.9.1 固定效应模型

对于直接证据的聚合数据，有各种模型可用于汇集效应量。固定效应模型（fixed effect model），也称为逆方差法（inverse variance method），是用于计算所有各类研究平均效应量的标准方法之一（Woolf，1955）。在该模型中，大型研究和随机变化较小的研究比小型研究具有更大的权重（Doi 和 Barendergt，2013）。当研究结果的可变性较小且研究方法和研究设计相似时，使用固定效应模型。该模型认为治疗的效果相同时，任何变化都是由随机误差引起的。其主要的局限性在于没有考虑到研究之间存在的固有变异性导致了随机效应模型的发展（Doi 和 Barendergt，2013）。

12.9.2 随机效应模型

随机效应模型（random effect model）是用于综合异质性研究的最常用技术之一（DerSimonian 和 Laird，1986）。当各种研究中的治疗效果大小不同时，使用该模型。因此，该模型假设正在合并的研究之间存在异质性，在本质上不是随机的（Ahn 和 Kang，2018）。"加权平均"分两步实现：①逆方差法；②通过应用随机效应方差分量（REVC）取消逆方差加权。在此过程中，效应量和未加权的可变性可能会达到一个点，即总体结果只是成为整个研究中未加权的平均效应量（Doi 和 Barendergt，2013）。Doi 等在随机效应（RE）模型中引入了"逆方差准似然替代（IVhet）"的模型。IVhet 模型覆盖率在置信区间内保持在标定水平（通常为95%），并且还保持了个体研究的逆方差权重（Doi 等，2015）。

---

❶ 译者注：分层聚类法就是对给定数据对象的集合进行层次分解，根据分层分解采用的分解策略，分层聚类法又可以分为凝聚的(agglomerative，即自上而下)和分裂的(divisive，即自下而上)分层聚类。

12.9.3 质量效应模型

另一个模型称为质量效应模型（quality effect model）（Doi和Thalib，2008），是直接证据汇总数据融入附加信息的模型。该方法通过纳入相关（质量）成分的方差来调整研究间的可变性。其除了考虑在固定效应模型中使用的随机误差外还考虑了方差。质量效应荟萃分析的优势之一是，允许研究人员使用可用的方法学证据而不是主观随机效应，缩小了临床研究中方法学和统计学之间的差距。根据质量信息将合成偏倚方差制成表格，以调整权重，并在荟萃分析中使用调整后的权重（Doi和Thalib，2008）。

12.9.4 网络荟萃分析

对于间接证据的聚合数据，例如，当在单个过程中评估多种治疗方案时，使用网络荟萃分析方法。有两种方法可用于网络荟萃分析。第一种是Bucher方法，该方法通过保留最初分配患者组的随机性间接比较治疗方案（Bucher等，1997）。该方法允许对结果进行简单的间接比较，或在治疗网络中进行比较，将不同的干预措施与常用的比较指标进行比较（Bucher等，1997）。

第二种方法，贝叶斯（Bayesian）NMA，涉及在更复杂的多臂试验治疗网络中进行间接治疗比较。这种方法结合了对直接和间接证据正在比较的干预措施（Lu和Ades，2004）。这种方法允许标准的成对荟萃分析，即在干预措施之间进行多重成对比较，以产生相对的治疗效果（Lu和Ades，2004）。

12.10　同质性测试

应进行**同质性测试**（homogeneity test），以测试几项研究的结果是否足够相似，从而保证将其合并到汇聚估算中。这将有可能确定不同研究估计的效应量是否相同。可以进行三种类型的同质性测试：①森林图（forest plot）；②Cochrane的Q检验（卡方检验）；③Higgin的I^2统计数（Ahn和Kang，2018）。

12.11　总结

本章详细描述了系统综述和荟萃分析及其方法，循证方法包括一份综合的参考文献清单。有趣的是，在20年的时间里，药学实践中的系统综述和荟萃分析的数量和质量都有所增加。今后，药学实践中的系统综述和荟萃分析应根据各种检查表中列出的标准进行。这将提高证据的质量以及药学实践证据的可接受性。

致谢　感谢Lincoln Medical School (UK)的Keivan Ahmadi博士在荟萃分析组件方面提供的有建设性的反馈。

参考文献

Ahn EJ, Kang H. Introduction to systematic review and meta-analysis. Korean J Anesthesiol. 2018;71(2):103–12.

Babar ZU, Kousar R, Hasan SS, Scahill S, Curley LE. Glycemic control through pharmaceutical care: a meta-analysis of randomized controlled trials. J Pharm Health Serv Res. 2019;10(1):35–44.

Bucher HC, Guyatt GH, Griffith LE, Walter SD. The results of direct and indirect treatment comparisons in meta-analysis of randomized controlled trials. J Clin Epidemiol. 1997;50(6):683–91.

Carter BL, Rogers M, Daly J, Zheng S, James PA. The potency of team-based care interventions for hypertension: a meta-analysis. Arch Intern Med. 2009;169(19):1748–55.

Chalmers I. The James Lind initiative. J R Soc Med. 2003;96(12):575–6.

Cochrane Consumer Network. What is a systematic review? 2019. Available from: https://consumers.cochrane.org/what-systematic-review.

Collins Dictionary. Definition of 'review'. 2019. Available from: https://www.collinsdictionary.com/dictionary/english/review.

Debray TP, Moons KG, Abo-Zaid GM, Koffijberg H, Riley RD. Individual participant data meta-analysis for a binary outcome: one-stage or two-stage? PLoS One. 2013;8(4):e60650.

DerSimonian R, Laird N. Meta-analysis in clinical trials. Control Clin Trials. 1986;7:177–88.

Dijkers M. Introducing GRADE: a systematic approach to rating evidence in systematic reviews and to guideline development. Knowl Translat Update. 2013;1:1–9.

Doi SAR, Barendregt JJ. Meta-analysis I: computational methods. In: Doi, Williams, editors. Methods of clinical epidemiology. Berlin, Heidelberg: Springer Publishing; 2013. p. 229–52.

Doi SA, Barendregt JJ, Khan S, Thalib L, Williams GM. Advances in the meta-analysis of heterogeneous clinical trials I: the inverse variance heterogeneity model. Contemp Clin Trials. 2015;45(Pt A):130–8.

Doi SA, Thalib L. A quality-effects model for meta-analysis. Epidemiology. 2008;19(1):94–100.

Effective Practice and Organisation of Care (EPOC). Norwegian Knowledge Centre for the Health Services. Suggested risk of bias criteria for EPOC reviews. 2019. Available from: https://epoc.cochrane.org/sites/epoc.cochrane.org/files/uploads/Suggested%20risk%20of%20bias%20criteria%20for%20EPOC%20reviews.pdf.

Grant MJ, Booth A. A typology of reviews: an analysis of 14 review types and associated methodologies. Health Inf Libr J. 2009;26(2):91–108.

Guyatt GH, Oxman AD, Vist GE, Kunz R, Falck-Ytter Y, Alonso-Coello P, et al. GRADE: an emerging consensus on rating quality of evidence and strength of recommendations. BMJ. 2008;336:924–6.

Hasan SS, Zaidi STR, Nirwan JS, Ghori MU, Javid F, Ahmadi K, Babar ZD. Use of central nervous system (CNS) medicines in aged care homes: a systematic review and meta-analysis. J Clin Med. 2019;8:1292.

Higgins JPT, Altman DG, Sterne JAC. Chapter 8: Assessing risk of bias in included studies. Cochrane statistical methods group and the Cochrane Bias methods group. 2011. Available from: http://handbook.cochrane.org/chapter_8/8_assessing_risk_of_bias_in_included_studies.htm.

Higgins JPT, Thomas J, Chandler J, Cumpston M, Li T, Page MJ, Welch VA, editors. Cochrane handbook for systematic reviews of interventions version 6.0 (updated July 2019). Cochrane. 2019. Available from www.training.cochrane.org/handbook.

Holland R, Desbororough J, Goodyer L, Hall S, Wright D, Loke YK. Does pharmacist-led medication review help to reduce hospital admissions and deaths in older people? A systematic review and meta-analysis. Br J Clin Pharmacol. 2007;65(3):303–16.

Kang H. Statistical considerations in meta-analysis. Hanyang Med Rev. 2015;35:23–32.

Kao LS, Tyson JE, Blakely ML, Lally KP. Clinical research methodology I: introduction to randomized trials. J Am Coll Surg. 2008;206(2):361–9.

Liberati A, Altman DG, Tetzlaff J, et al. The PRISMA statement for reporting systematic reviews and meta-analyses of studies that evaluate healthcare interventions: explanation and elaboration. BMJ. 2009;339:b2700.

Lu G, Ades AE. Combination of direct and indirect evidence in mixed treatment comparisons. Stat Med. 2004;23(20):3105–24.

Melchiors AC, Correr CJ, Venson R, Pontarolo R. An analysis of quality of systematic reviews on pharmacist health interventions. Int J Clin Pharm. 2012;34:32–42.

Moher D, Cook DJ, Eastwood S, Olkin I, Rennie D, Stroup DF. Improving the quality of reports of meta-analyses of randomised controlled trials: the QUOROM statement. Quality of reporting of meta-analyses. Lancet. 1999;354:1896–900.

Moher D, Liberati A, Tetzlaff J, Altman DG, The PRISMA Group. Preferred reporting items for systematic reviews and meta-analyses: the PRISMA statement. BMJ. 2009;339:b2535. https://doi.org/10.1136/bmj.b2535.

Mulrow CD. The medical review article: state of the science. Ann Intern Med. 1987;106:485–8.

Naghavi M. Global, regional, and national burden of suicide mortality 1990 to 2016: systematic analysis for the Global Burden of Disease Study 2016. BMJ. 2019;364:194.

National Institute for Health and Clinical Excellence (NICE). Developing NICE guidelines: the manual. London: National Institute for Health and Clinical Excellence; 2014.

Petticrew M, Roberts H. Systematic reviews in the social sciences: a practical guide. Malden, MA: Blackwell Publishing; 2006.

Scottish Intercollegiate Guidelines Network. Methodology checklist 3: cohort studies. Scottish Intercollegiate Guidelines Network: Scotland, Edinburgh; 2012.

The Institute for Health Metrics and Evaluation (IHME). Available from http://www.healthdata.org/gbd/faq#What%20is%20an%20uncertainty%20interval? Accessed 06 Dec 2019.

Thomas PAD, Moons KGM, van Valkenhoef G, Orestis E, Hummel N, Rolf GHH, Johannes RB, on behalf of the GetReal Methods Review Group. Get real in individual participant data (IPD) meta-analysis: a review of the methodology. Res Synth Methods. 2015;6(4):293–309.

Uman LS. Systematic reviews and meta-analyses. J Can Acad Child Adolesc Psychiatry. 2011;20(1):57–9.

Willis BH, Quigley M. The assessment of the quality of reporting of meta-analyses in diagnostic research: a systematic review. BMC Med Res Methodol. 2011;11:163.

Woolf B. On estimating the relation between blood group and disease. Ann Hum Genet. 1955;19:251–3.

第13章

药学实践研究的未来

Zaheer-Ud-Din Babar, Anna Birna Almarsdóttir

摘要

本章首先概述了与当前和未来药学实践研究相关的预测。然后通过讨论与实践研究相关的问题来设置情景。这些问题是人口结构变化、技术变化、药房作为机构的作用、消费者行为以及药房行业的变化。还概述了药学实践研究的重大转变，包括跨专业与患者组成的团队合作，描述和衡量干预措施的结果以及患者的文化多样性。最后提请人们注意未来药学实践研究中最常用的方法。未来的一些方法学挑战可能是如何利用正在兴起的大型复杂的数据库，如何处理电子健康档案，以及药学实践研究人员如何采用各种混合方法学。本章最后还包括一个概念模型。

13.1 引言

据估计，81% 的美国成年人每周至少服用1种药物，其中四分之一的人每周至少服用5种药物（Slone Epidemiology Center at Boston University, 2005）。药物仍然是最常见的向患者提供的治疗方法，药物费用占据巨大的医疗预算（Babar 和 Susan，BMJ Open 4 : e004415, 2014）。

在全球范围内，随着疾病模式的变化以及科学技术的进步，药物使用也正在发生变化（Kaplan 等，WHO, 2013）。然而，药物使用质量不佳通常会产生不良的健康结果和不必要的费用。配药、发药和管理的传统角色属于药学实践的范畴，但药物的最佳使用及与此相关的活动也是如此。本章讨论了药学实践的现状以及该领域的相关研究。此外，重点关注所使用的方法、未来实践研究的背景和可能的内容以及此类研究的潜在政策影响。影响药学实践研究领域主要变革的驱动因素包括：①人口；②技术（信息学和健康/制药/设备技术）；③pharmcy 一词既表达"机构"又表达"专业的意思"；④医疗服务的消费者；⑤增强技术变革研究的新能力。这里考虑了药学实践研究变革的这些驱动因素，并讨论了未来几十年可能出现的4种转变。

13.2 人口

根据联合国（UN）人口官方估计，2030 年世界人口将从 77 亿增至 85 亿，2050 年将进一步增至 97 亿，2100 年将增至 109 亿（联合国，2019）。

预计现在到 2050 年期间的人口增长将来自发展中国家。预测的增长将发生在高生育率的国家，主要是撒哈拉地区以南的非洲国家。相比之下，较发达地区的人口预计在 2019 年至 2050 年间变化很小甚至减少，因为生育率持续低迷，在某些地方，移民率很高。2018 年，全球 65 岁及以上人口首次超过 5 岁以下儿童人口数量。预计到 2050 年，65 岁以上人口将是 5 岁以下儿童的两倍多。到2050年，全球65岁及以上的人口也将超过15 ~ 24岁的青少年和青年的数量（联合国，2019）。

全球人口变化不仅仅包括生育率下降和人口老龄化。社会和人力资本的流动性远超以往。移民现象导致多数发达国家出现多元文化的人口结构（Kymlicka，2010）。例如，在美国，有321种不同的语言。到 2050 年，目前的种族和少数族裔将占美国总人口的 50%（美国人口普查局，2014）。

这些人群之间的健康差异尤其令人担忧（Ling 等，2008），重要的是要考虑这些人口变化将如何影响药物使用、健康、疾病和公共政策。这种人口结构变化将伴随着技术变革以及长期生活在各种疾病下的老龄化人口。总之，这些问题将对药学实践活动和最佳使用药物产生相当大的影响（Babar 等，2014）。因此，有必要制定一项针对这些挑战的前瞻性研究议程。

全球化进程导致世界的联系日益紧密，这给卫生部门带来了好处，也带来了成本。共享信息的速度和便利性、医疗服务和卫生政策的进步，以及通过国际研究合作加快发现新药的速度，都可以促进人口健康的改善。与此同时，国际性旅行的显著增加推动了传染病的传播，例如 2003 年严重急性呼吸综合征（SARS）的流行和耐抗生素肺炎球菌的增长。我们越来越需要以全球视野来看待卫生优先事项，尤其药物供应和使用更是重中之重（Murdan 等，2014）。

13.3 技术

社区药房的传统模式正在受到挑战，技术是药学实践变革的最大驱动力。越来越多的技术得到使用，包括自动化（机器人）、电子处方、电子通信技术、综合病历、电子健康监测和互联网零售。这些技术进步影响了患者和消费者获取和使用药房服务和药物的方式（Smith 等，2013）。机器人技术和电子处方正在重塑药物调配，这有可能让药师投入到更多以患者为中心的治疗服务中（Smith 等，2013）。然而，技术发展的步伐因国家而异。例如，与英国相比，在荷兰等一些国家，机器人配药在医院药房和社区药房中已经很普遍。

无论是独立使用还是作为智能手机的一部分，越来越多的药物基因组学检测和电子健康监测设备投入使用。这意味着消费者现在可以更加了解自己的健康状况。谷歌和苹果等公司开发了新的应用程序、工具和设备，使消费者能够更加了解自己的健康状况，并能够存储他们的电子健康档案（EHR）。这种技术发展意味着消费者已经更加了解疾病状态和药物，因此，药师需要掌握最新的技能和知识。技术发展也引入了商业企业已经利用的重要数据流，但药学实践的研究人员需要做好利用的准备。

运用互联网（如通过亚马逊等成熟网络）供给药品也变得越来越普遍。这些参与者甚至有可能接管大部分标准化剂型药品的分销。患者可自行使用药物基因组学检测，这推动了行业和药师提供服务和药物时应该考虑给予每个患者的信息（The Medical Futurist，2016）。目前药物打印（所谓药物打印和 3D 打印技术）取得了进展，可以根据每位患者的需求和生活方式量身定制特定的治疗方案（Kaae 等，2018）。尚不确定在医疗和社区药房领域如何使用这项新技术，目前正在提出许多方案；可以设想，药房将从医师那里收到每位患者个性化用药的"理想"处方，然后使用化学"笔墨"为患者打印给药剂量（Kaae 等，2018；Gayomali，2013）。通过这种方式，其活性成分、赋形剂和剂量可以根据个人的特定需求进行定制（Gayomali，2013）。人工智能 (AI) 正在进入医疗领域，其至少在三个方面影响药学实践：首先，随着人工智能能够处理收集到每个患者的数据，为他们的医疗提供解决方案，药物选择将更加满足个人需求；其次，人工智能可能会取代人类提供信息的许多角色；最后，人工智能将影响医务人员（其中包括药师和药房技术人员）的培训和教育。

诸如此类的发展已经在发生变化，并且有望进一步彻底改变医疗和药学实践以及支持此类研究的面貌。考虑到这一点，未来的研究议程必须与解决这些影响和挑战保持一致。

13.4 pharmacy 一词既表达"机构"也表达"专业"的意思

13.4.1 社区药房作为"机构"

仅在英格兰就有超过 40000 名注册药师，药学是仅次于医学和护理的第三大健康专业。在国际上，卫生系统越来越认识到药学监护和社区药房的作用（苏格兰政府，2013；Pharma ceudical Care，2012）。由于资金和人力短缺，许多卫生系统面临压力，社区药房在许多国家有机会作为最容易获得医疗服务的窗口。

在英格兰，社区药房面临压力，因为 NHS 用于配药和其他服务的资金受到限制，药品费用报销正在减少，非药品销售额正在下降，药房和药师供过于求也加剧了这种压力（Health and Social Care Information Centre，2012）。在国际上，只有当药房能够基于以患者为中心服务创建扩展新的角色，并说服经费资助者购买服务，作为更广泛的公共卫生、常见疾病治疗、长期病患者诊疗等计划的一部分时，这种情况才会逆转（Smith 等，2013）。

　　然而，有关药房作为社会公共机构的角色发挥其作用——"药房在哪里"和"药房应该往哪发展"之类的文章很多，社区药房似乎在国家和地方层面的社会医疗卫生系统中被边缘化了。药学被其他人视为一个孤立的职业，忙于处理自己的问题，错过了参与其他卫生和社会医疗组织对广泛的卫生政策的辩论和决定（Smith 等，2013；Lewis 等，2014）。

　　医疗和社会专业人士、政策制定者、患者和广大民众不清楚"药学监护"和"优化用药"这两个术语的含义。即使在药房内部，对于这些概念以及药师哪些服务属于这些概念的范畴（Blöndal，2017）也缺乏共识。消费者对药师的角色也存在误解。

　　英国 2008 年的一项消费者调查发现，43% 的人会考虑向药师咨询与他们长期疾病相关的一些检测报告，但实际上只有 6% 的人这样做了（Which，2008）。相比对药房提供此类治疗服务的潜力而言，事实上提出关于药师可为患者提供服务及其可及性的问题是非常重要的（Smith 等，2013）。

　　作为一个公共机构，全球社区药房的定位也相当多样化。在世界的一些地区，就像在美国看到的那样，药房已经站稳了脚跟（Lewis 等，2014）。相反，相对强大的专业人员体系已经被拆分和重组，药学已经转向更为商业的身份，例如在一些北欧国家（Almarsdóttir 和 Traulsen，2009；Wisell 等，2019）。人们可能会提出这样一个问题，如果社区药房仅仅被视为药品的商业经销商，而被邮购、机器人技术以及药品的自动配送服务所取代，那么社区药房的当前形式是否会消失。然而，社区药房未来的这种严峻前景可能会被以下事实所抵消：一些国家背负沉重的医疗系统时，越来越多地要求社区药师承担更多的以患者医疗服务为导向的新使命，例如疫苗接种、依从性辅导和赋予非医生处方权。利用患者在药房治疗以及在其他系统治疗产生的大量诊疗数据，为药学实践中的研究创造了新的机会。

　　在未来几十年里，社区药房（与其他医疗机构一样）比以往任何时候都将更多地使用虚拟现实和在线咨询，这是受到新一代患者需求的推动，他们借助这种交流方式感到更加自在。药品向客户分销主要可以通过互联网零售、无人机或销售亭进行（The Medical Futurist，2016）。必须为社区药房提出和设计新的薪酬和激励制度（Nagaria 等，2019）。这种沟通和报酬的变化为药学实践研究开辟了一条富有成效的途径。

13.4.2　pharmacy也指"药学专业"

　　按照药学作为"机构"的发展，早期研究关注社区药师的双重角色，即作为商人的作色与作为医务人员的角色形成对比（Kronus，1975；Hindle 和 Cut，2002）。在这方面，他们的教育、工作内容和满意度一直很受关注。这项研究中去专业化和丢失对商业的自主权一直是重要的课题。加拿大和澳大利亚的研究人员认为，尽管加大了力度并采取了重要的政策举措（加拿大药师协会，2008；第五版社区药房合作协议，2010），但药师本身是变革的最终障碍（Rosenthal 等，2010；Mak 等，2011），而其他人则认为，需要更加重视专业能力、增强领导技能和推动组织变革（Tsuyuki 和 Schindel，2008；Scahill 等，2009）。每年，84% 的英格兰成年人至少去一次药房，其中 78% 是出于健康相关的原因。虽然现在药房中已广泛提供用药审查和慢性病的新药指导服务，但一些药房仍未利用这些计划创造机会来提供疾病筛查、小病诊断、治疗建议、药物支持和公共卫生服务。这一领域需要进行重大改变，因为药师的准备不足表明，关于药师以及世界如何看待他们的研究并不是最有前景的发展方向。相反，研究重点需要转移到患者、其他医务人员与药师如何合作上，即临床服务的开展地点和方式、这些服务的结果以及如何通过创新的诊疗模式将药师最好地融入医疗团队。与此同时，药房行业必须适应新技术，例如机器人技术、人工智能和虚拟通信模式的应用，这带来了一个颠覆性的增值场景，值得研究。

另一个重要方面是农村（特权较低）地区与城市（特权较高）地区之间的可及性差异越来越大，因此，要为偏远地区提供服务，药师必须成为更广泛的医疗服务提供者。药师如果被安置在偏远地区，将在特定社区中占有特殊位置，了解患者病史，并为患者提供适宜的药物，提供基本的诊疗服务（The Medical Futurist，2016），这将有助于对农村地区进行药学实践的重点研究。

13.5 消费者的角色和期望

与 20 ～ 30 年前相比，普通大众的文化和教育程度越来越高，提供给他们使用的资源也越来越多。解决医疗消费趋势的文献将"新消费者"定义为具有以下特征：信息丰富、寻求更多信息、非武断者以及要求越来越高（Winkler，1987；Herzlinger，1997；Traulsen 和 Noerreslet，2004）。

一个非常重要的现象是出生于生育高峰期的一代人开始进入退休年龄（Barr，2014）。如上所述，这种人口变化将对医疗系统造成压力，并要求加速开发具有成本效益、综合性医疗团队的全新治疗模式。"婴儿潮"一代具有政治能力和庞大的人数将迫使药房适应这一变化，仔细监测该群体对药学和更广泛医疗领域的需求以及该群体可能影响医疗议程的方法。数字健康赋予这些公民权力并在患者和医疗服务提供者之间建立一种更平等的伙伴关系。多重用药的患者是老年人中的一个特殊群体，多重用药的现象仍不断发生。这一医疗领域的趋势促使了对减少用药（处方精简）的研究成为药学实践领域内的一个关注点。与这一焦点相关的有许多可行的研究途径，例如快速的技术和社会发展（即患者赋权和药物打印）将如何影响处方精简。

另一个重要且有影响力的现象是"数字一族"，他们是出现互联网和计算机普及后出生的年轻一代。这些年轻人（与老一代相反）感觉在互联网交流更自在，使用手机满足他们广泛的需求，并且认为面对面交流作为交流方式并不比电子交流更自然。当然"婴儿潮"一代也精通技术并使用 IT，但他们也有兴趣面对面咨询健康问题。

许多人，尤其是慢性病患者，使用社交媒体在医疗相关方面获得支持并赋能（Kingod，2018）。赋能的手段之一是使用增强现实技术 (AR)，它提供患者用药的更真实和生动的信息，而不是患者很难理解的信息手册。从广义上讲，由于技术进步以及年轻一代更自然地成为医疗合作伙伴，医务人员和患者之间的信息不对称正在减少。

医疗的常态化（什么是疾病、什么状况应该使用药物和医疗器械进行治疗）正变得越来越不固定。这种现象表现为与生活方式相关的问题越来越多地使用药物治疗。相反，对于某些患者群体，诸如慢性疼痛患者，越来越多地通过非药物手段而不是药物来治疗。

13.6 药学实践研究的新视野

随着药学机构和职业在快速变化的医疗技术、医疗系统和患者群体领域内的发展，它将面临未来的挑战且必须勇于应对这些变化。这将意味着药学实践中，其研究存在4种类型的主要转变。其中一些转变在许多国家正顺利进行。

13.6.1 药师与跨学科团队及患者合作实施干预

有人表示，药学实践研究往往旨在评估狭义的药房服务和这些服务的世界观（Almarsdottir 等，2013）。此外，医疗系统面临的挑战正迫使医疗服务者和专业人士，以更大的团队规模来提供医疗服务。这是药师积极参与和/或建立已在国际上形成的医疗模式的一次机会。由药学界内热情的"开拓者"发起的较小项目通常显示出积极的成果，因为这些作为先驱的药师已在他们工作的社区内具备极高的积极性和良好的沟通。促使这些模式转化成更大规模并应用于不同环境是实践者和研究人员双方所面临的挑战。药学实践研究人员可以发挥重要作用，因为他们具备药物政策分析和实施研究方面的知识。因此，必须更加重视精通实施科学和行动研究的研究人员。行动研究和相关研究方法本质上涉及项目和实施组织变革以改善药物使用的所有利益相关者。

为了在跨专业合作中获得更多的认可，药学实践研究人员必须准备与主流进行卫生服务研究以外学科（如人类学、语言心理学、创新科学、哲学、教育和修辞学）的研究人员结盟。这些不太"正统"的学科越来越得到资助方的认可，被视为是有助于理解和改变医疗系统重要的相关研究领域。药学实践研究人员的工作通常不使用社会科学理论和模型，但以联盟形式延伸到新学科时，强调研究的理论基础是非常重要的。例如，使用药师-全科医师协作模型时，应该评估现有模型可以解释构建和测试协作的方法（Bardet 等，2015）。

13.6.2 从描述和衡量干预措施走向系统化实施大规模计划

政策制定者和管理者委托医疗服务并购买专门的临床干预措施。仅计划干预措施而不能基于理论和实证优点，向购买者展示其价值是不够的。需要回答的问题包括：

- 干预措施包括什么？
- 为什么选择干预措施的各个组成部分？
- 对于组织机构来说，长期成本是多少？
- 干预措施对组织、医疗系统或社会是否具有成本效益？
- 干预措施会对组织的运作方式产生什么影响？

已经对效果和结果进行了足够的研究（Smith 等，2013）。需要的是将重点转向实施研究以及如何影响决策者将药学纳入大规模卫生服务的规划。研究人员还需要顺应医疗领域增加团队合作的趋势，避免凭空研究药房进行的干预措施。

药学实践研究的弱点一直是侧重于将自身问题作为研究对象，而不是将患者置于系统的中心。未来的药学实践研究将必须转向研究协作模式、确定问题领域并就系统化方法达成共识。更重要的是倾听与药师们合作的各个职业以及社会和组织科学家的意见，以避免由于未观察到负面的态度而造成项目失败。临床药理学是最重要的合作学科之一（Burckart，2012）。同样，医疗当局及其管理人员可能希望通过实施用药评估等新服务来给人留下深刻印象，但可能忽略了设定真正的结果目标和建立过程指标，这并不改善过程。例如，以药师向全科医生建议的干预措施数量，作为衡量结果实际上可能适得其反，并导致项目质量下降和医生对项目的疏远。研究成功的协作方法将是未来药学实践中最重要的方向之一（如参见 Snyder 等，2010）。

13.6.3 利用IT分析患者文化多样化，以发挥专业决策

随着"婴儿潮"一代的老龄化，还会有一个占主导地位的群体期望能实现健康老龄化，这个群体采取许多预防疾病和改善生活的方法。他们比前几代人更具有健康素养、批判性思维和信息寻求的能力，他们在医疗政策制定中拥有更大的发言权（Barr，2014）。年轻一代还带来了使用医疗和健康信息的新方式。这将影响到所有的医疗研究领域。药学实践方面也会以某种方式紧跟实践证据的需求而发展。因此，药师也会像其他医务人员一样受到各方质疑。这意味着干预措施不仅需要基于专业的合理性，也要基于患者合理性来解释和建立。

回顾"婴儿潮"一代人口老龄化的发展趋势，再加上面向患者和医务人员提供

快速发展的 IT 决策支持系统，将意味着他们有更多触手可及的健康和药物的循证信息可供使用。由于他们具有高水平的健康素养，很少或几乎不服从权威，而是将医务人员视为他们在医疗和生活方式决策中的合作伙伴。这将使医生、药师和其他医务人员成为"指导者/促进者/倡导者"，而不是无所不知的专家。另一个重要的发展是，由于社交媒体的原因，受到保护的患者社区正在形成。这些社区进一步增强和充实自己的理性思考，因此在决策中更不愿意接受医疗信息（Kingod，2018）。

执业药师及其药学研究人员同事将不得不通过研究他们如何使用可用的信息学以及这些信息/信息学如何影响公民来适应这一新现实。对于药师来说，坚持以患者为中心的理念变得更加重要，因为信任医疗专业的各年龄段患者都需要药师对他们有一个整体的看法，并在他们追求良好健康的过程中成为指导者。

尤其在有大量移民的国家内部，文化差异使得药学实践领域内的研究课题迅速增长。赋权公民主要是工业化发达国家居民的一种现象，这种趋势将会升级。世界上这一地区还将有大量的少数族群，最近他们移民过来，由于健康和 IT 素养较低，他们将需要一种完全不同的医疗方式。

13.6.4　药学实践研究与相关领域之间的界限模糊

许多将自己归类为药学实践的研究人员，也在那些将其工作界定为药物利用研究（DUR）、临床药学研究、药物政策研究、卫生服务研究、卫生经济学或社会药学研究的部门工作。一些药学实践研究人员甚至可以涉足其中一个或多个作为专业领域。随着参与大型多学科研究联盟的压力越来越大，那些在DUR、药物流行病学、社会科学理论和临床药学研究领域工作的人员之间的关系预计将会加强，并发展面向公众的共同阵线。因此，人们越来越关注在药房采集真实世界数据的能力。这些数据可以出售给有兴趣的各方，如制药行业。这反过来意味着药学实践研究与健康经济学、结果研究、DUR 和药物流行病学等学科之间的界限将变得模糊。其他研究领域，如药物遗传学和药物制剂——传统上与药学实践研究没有整体关联——也可能越来越多地受邀"参与这个领域"的研究，或者其专业能力可能成为许多人认定自己是药学实践研究人员的一种能力。

13.7　药学实践研究方法的未来应用 ------------------------

正如本书之前章节所示，药学实践研究中使用了各种各样的方法。从历史上看，这一研究领域的特点是比药物流行病学和药物利用研究等相关药物学科更加包容定性的方法。其原因是在药学实践研究中纳入了患者/用户的观点。正如本书中关于药物流行病学方法章节所概述的那样，这在目前是更加易变不稳定的。这些相关领域在方法论和设计选择方面正朝着更广泛的方向发展（Wettermark 等，2016）。

另一个重要的发展是全球许多国家"大数据"的可用性增加。医疗大数据是指非常庞大和复杂的电子健康数据库，它们难以（或不可能）使用传统软件和/或硬件进行管理，也无法使用传统或通用数据管理工具和方法轻松管理（Raghupathi 和 Raghupathi，2014）。这一发展将增加药学实践研究人员的压力，他们需要了解如何使用广泛的数据库来理解患者/用户的观点以及评估药学实践相关的医疗倡仪计划。尽管那些参与定性方法论的研究人员可能还必须在使用大量二级定性数据方面变得更加老练，但该领域的研究人员需要掌握更广度的知识。

药学实践研究人员将越来越多地使用新的社会科学方法。社会科学在使用方法上越来越多地跨越学科的界限。这方面的例子包括计算机辅助内容分析、模拟行为者的行为情景、对可能未来的比较场景分析以及越来越多地使用案例研究，来识别数据收集的漏洞并解释在使用较大数据集时的异常案例。叙事法（narrative）、影像发声法（photovoice）、网络志（netnography）、行为学（praxiography）、心理语言学（psycholinguistics）和修辞分析（rhetorical analysis）等定性方法并不是全新的，但在未来会被更多地使用。而机器学习（machine learning）、数据挖掘（data mining）和语言识别（language recognition）等定量方法也不是全新的，在未来也将越来越多地得到使用。已使用方法的其他可能进展是使用各种虚拟形象作为访谈者以及文本、音频和视觉数据的语法和语言处理有所改进的机器学习。由于时间序列和其他现实世界大数据集的可用性增加，使用自然实验（也称为准实验）的可能性将增加。为了让药学实践在瞬息万变的环境中得以生存，基于这些大型数据集的预测将变得越来越重要。

由于可用技术和面临挑战的不断增加，研究人员必须能够使用更多的方法，并准备好使用混合方法。在不同教育背景的研究团队中工作时，他们必须更深入了解各种设计和方法。药学实践的研究人员需要更清楚自己的角色，自己所处于认识论谱系的位置以及自己为大型跨学科项目带来了什么特殊能力。

研究资助者对他们想要实现的目标以及如何评估这些目标有自己的看法。作为主要利益相关者，他们可能会要求广泛关注医疗服务，并且不太可能资助以药学为重点的研究领域。这些项目通常由受过社会科学培训的人员领导和管理，他们对资金的关键决定起着决定性作用。因此，药学实践研究人员必须密切关注社会科学领域内方法和理论的发展。

13.8　药学实践的未来模型

该模型描述了多个元素可能影响药学实践未来的因素。如图 13.1 所示，该模型的多个层面，展示了不同因素是如何超越、相互作用以及它们对未来的总体影响。影响未来的核心是"药物"或"药品"，因为这是药房的核心业务。但是，"获取"和"使用"药物的方式可能会影响患者的健康结局。然而，当前和未来的药物使用在很大程度上取决于"劳动力""数字健康"和"专业接受度"。这些因素很重要，它们会影响未来和药学的实践方式。

外层是"健康"，药房和药品是健康的基本组成部分，如果没有更广泛的健康背景，讨论未来可能很困难。"公共政策""消费者""患者"和"政府"位于"健康"外的另一个重要层面。这些关键角色将为更广泛地参与健康的未来并最终迈向"药学的未来"奠定基调。最外一层是"变化"。这种变化是永恒的，可能有许多外部、内部、内因和外因在不断地驱动变化。

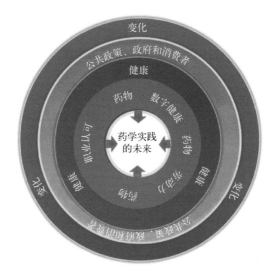

图13.1　药学实践发展的未来模型

13.9　总结

本章概述了药学实践研究的变化。影响药学实践研究变革的关键驱动因素是人口参数、技术变革、医疗服务的消费者以及建立在技术变革基础上的研究创新能力。随着药学作为一种机构和一种职业在快速变化的医疗技术领域内逐步发展，它面临着未来的挑战，且必须应对这些挑战。对药学实践研究的日益关注将包括与患者跨专业合作和团队合作，描述和衡量干预措施的结局以及理解患者的文化多样性。未来药学实践研究的方法论发展将面临大数据的出现和处理庞大而复杂的电子健康档案。由于可用技术和面临挑战的不断增加，研究人员必须能够使用更多的方法，并准备好使用混合方法。此外，由于大多数研究项目通常由社会科学研究人员领导和管理，药学实践研究人员必须密切关注社会科学领域方法和理论的发展。

参考文献

Almarsdottir AB, Kaae S, Traulsen JM. Opportunities and challenges in social pharmacy and pharmacy practice research. Res Social Adm Pharm. 2013;10(1):252–5.

Almarsdóttir AB, Traulsen JM. Multimethod research into policy changes in the pharmacy sector – the Nordic case. Res Social Adm Pharm. 2009;5(1):82–90.

Babar ZU, Gray A, Kiani A, Vogler S, Ballantyne P, Scahill S. The future of medicines use and access research: using the Journal of Pharmaceutical Policy and Practice as a platform for change. J Pharm Policy Pract. 2014;7:8. http://www.joppp.org/content/7/1/8.

Babar Z-U-D, Susan F. Identifying priority medicines policy issues for New Zealand. BMJ Open. 2014;4(5):e004415.

Bardet JD, Vo TH, Bedouch P, Allenet B. Physicians and community pharmacists collaboration in primary care: a review of specific models. Res Soc Adm Pharm. 2015;11:602–22.

Barr P. The boomer challenge. Trustee. 2014;67:13–6.

Blöndal AB. Bringing pharmaceutical care to primary care in Iceland. Doctoral dissertation, University of Iceland. 2017.

Burckart GJ. Clinical pharmacology and clinical pharmacy: a marriage of necessity. Eur J Hosp Pharm. 2012;19:19–21.

Canadian Pharmacists Association. Blueprint for pharmacy: designing the future together. Ottawa, ON: Canadian Pharmacists Association; 2008. http://blueprintforpharmacy.ca/docs/pdfs/2011/05/11/BlueprintVision.pdf. Accessed 11 Nov 2014.

Gayomali C. Can you 3D print drugs? The week, 26 June. 2013. http://theweek.com/article/index/246091/can-you-3d-print-drugs.

Health and Social Care Information Centre. General pharmaceutical services in England: 2002–03 to 2011–12. 2012. www.hscic.gov.uk/searchcatalogue?productid¼9731&q¼title%3a%22general+pharmaceutical+services%22&sort¼relevance&size¼10&page¼1#top.

Herzlinger RE. Market-driven health care: who wins, who loses in the transformation of America's largest service industry. New York: Addison–Wesley; 1997.

Hindle K, Cutting N. Can applied entrepreneurial education enhance job satisfaction and financial performance? An empirical investigation in the Australian Pharmacy Profession. J Small Bus Manag. 2002;40:162–7.

Kaae S, Lind JLM, Genina N, Kälvemark Sporrong S. Unintended consequences for patients of future personalized pharmacoprinting. Int J Clin Pharm. 2018;40:321–4.

Kaplan W, Wirtz VJ, Mantel-Teeuwisse A, Stolk P, Duthey B, Laing R. Priority medicines for Europe and the World: 2013 update. Geneva: World Health Organization; 2013.

Kingod N. The tinkering m-patient: co-constructing knowledge on how to live with type 1 diabetes through Facebook searching and sharing and offline tinkering with self-care. Health. 2018:1–17. https://doi.org/10.1177/1363459318800140.

Kronus CL. Occupational values, role orientations and work settings: the case of pharmacy. Socio Q. 1975;16:171–83.

Kymlicka W. The current state of multiculturalism in Canada and research themes on Canadian multiculturalism 2008–2010. 2010. http://www.cic.gc.ca/english/pdf/pub/multi-state.pdf.

Lewis NJW, Shimp LA, Rockafellow S, Tingen JM, Choe HM, Marcelino MA. The role of the pharmacist in patient-centered medical home practices: current perspectives. Integr Pharm Res Pract. 2014;3:29–38.

Ling AM, Panno NJ, Shader ME, Sobinsky RM, Whitehead HN, Hale KM. The evolving scope of pharmacy practice: perspectives from future pharmacists. 2008. http://www.pharmacy.ohiostate.edu/forms/outreach/intro-to-pharmacy/Evolving_Scope_of_Pharmacy_Practice.pdf.

Mak VSL, Clark A, Poulsen JH, et al. Pharmacists' awareness of Australia's health care reforms and their beliefs and attitudes about their current and future roles. Int J Pharm Pract. 2011;20(1):33–40.

Murdan S, Blum N, Francis SA, Slater E, Alem N, Munday M, Taylor J, Smith F. The global pharmacist. UCL School of Pharmacy. 2014. http://www.ioe.ac.uk/Global_Pharmacist_-_FINAL. PDF.

Nagaria RA, Hasan SS, Babar ZUD. Pharmacy, pharmaceuticals and public policy: solving the puzzle. Res Soc Adm Pharm. 2019; https://doi.org/10.1016/j.sapharm.2019.07.010.

Pharmaceutical Care. Policies and practices for a safer, more responsible and cost-effective health system. European Directorate for the Quality of Medicines & HealthCare. 2012. https://doi. org/EDQM.www.edqm.eu/en/pharmaceutical-care-1517.html.

Raghupathi W, Raghupathi V. Big data analytics in healthcare: promise and potential. Health Inform Sci Syst. 2014;2:3.

Rosenthal M, Austin Z, Tsuyuki RT. Are pharmacists the ultimate barrier to pharmacy practice change? CPJ. 2010;143(1):37–42.

Scahill SL, Harrison J, Sheridan J. The ABC of New Zealand's ten year vision for pharmacists: awareness, barriers and consultation. Int J Pharm Pract. 2009;17(3):135–42.

Scottish Government. Prescription for excellence: a vision and action plan for the right pharmaceutical care through integrated partnerships and innovation. Edinburgh: Scottish Government; 2013. www.scotland.gov.uk/publications/2013/09/3025.

Slone Epidemiology Center at Boston University. Patterns of medication use in the United States 2005: a report from the Slone Survey. 2005. http://www.bu.edu/slone/SloneSurvey/AnnualRpt/ SloneSurveyWeb.Report2005.pdf. Accessed 23 June 2008.

Smith J, Picton C, Dayan M. Now or never: shaping pharmacy for the future, the report of the Commission on future models of care delivered through pharmacy November 2013. London: Royal Pharmaceutical Society of Great Britain; 2013. http://www.rpharms.com/promoting-pharmacy-pdfs/moc-report-full.pdf.

Snyder ME, Zillich AJ, Primack BA, Rice KR, McGivney MAS, Pringle JL, Smith RB. Exploring successful community pharmacist-physician collaborative working relationships using mixed methods. Res Social Adm Pharm. 2010;6(4):307–23.

The Fifth Community Pharmacy Agreement between the Commonwealth of Australia and the Pharmacy Guild of Australia. 2010. http://www.guild.org.au/docs/default-source/public-documents/tab%2D%2D-the-guild/Community-Pharmacy-Agreements/fifth-community-pharmacy-agreement.pdf. Accessed 11 Nov 2014.

The Medical Futurist. The bright future of pharmacies. Downloaded 29. 2016. July 2019 from: https://medicalfuturist.com/the-bright-future-of-pharmacies/.

Traulsen JM, Noerreslet M. The new consumer of medicine – the pharmacy technicians' perspective. Pharm World Sci. 2004;26:203–7.

Tsuyuki RT, Schindel TJ. Changing Pharmacy Practice: The Leadership Challenge. Canadian Pharmacists Journal / Revue Des Pharmaciens Du Canada, 2008;141(3):174–180. https://doi. org/10.3821/1913701X2008141174CPPTLC20CO2.

U.S. Census Bureau. Population projections, U.S. interim projections by age, sex, race, and Hispanic origin: 2000–2050. 2014. http://www.census.gov/ipc/www/usinterimproj/.

United Nations, Department of Economic and Social Affairs, Population Division. World population prospects 2019: highlights (ST/ESA/SER.A/423). 2019.

Wettermark B, Elseviers M, Almarsdottir AB, Andersen M, Benko R, Bennie M, Eriksson I, Godman B, Krska J, Poluzzi E, Taxis K, Vander Stichele R, Vlahovic-Palcevski V. Introduction to drug utilization research. In: Elseviers M, et al., editors. Drug utilization research: methods and applications. Chichester: Wiley-Blackwell; 2016. p. 3–12. ISBN: 978-1-118-94978-8.

Which. A test of your own medicine. Oct 2008. p. 12–15.

Winkler F. Consumerism in health care: beyond the supermarket model. Policy Polit. 1987;15(1):1–8.

Wisell K, Winblad U, Kälvemark Sporrong S. Diversity as salvation? – a comparison of the diversity rationale in the Swedish pharmacy ownership liberalization reform and the primary care choice reform. Health Policy. 2019;123:457. https://doi.org/10.1016/j.healthpol.2019.03.005.